专业出版30年·千万妈妈的信赖之选

怀孕分娩育儿全书

ibaby母婴项目组◎编著

中国妇女出版社

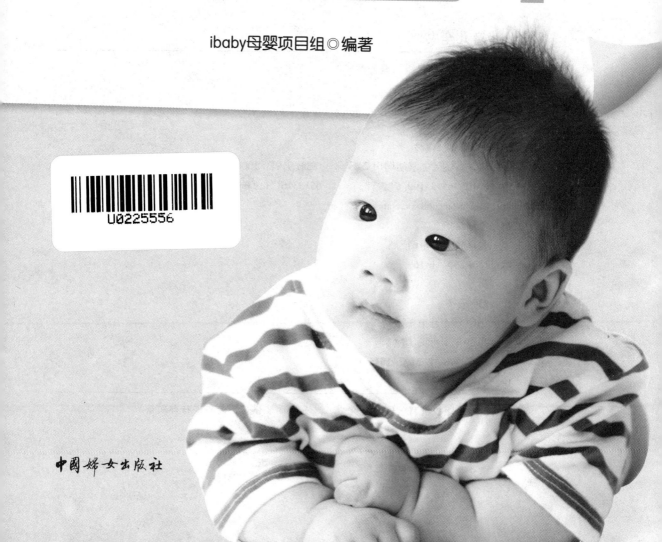

图书在版编目（CIP）数据

怀孕分娩育儿全书／ibaby 母婴项目组编著. —北

京：中国妇女出版社，2015.1

ISBN 978 - 7- 5127- 1016- 0

Ⅰ.①怀…　Ⅱ.①i…　Ⅲ.①妊娠期—妇幼保健—基

本知识②分娩—基本知识③婴幼儿—哺育—基本知识

Ⅳ.①R715.3②R714.3③R174

中国版本图书馆 CIP 数据核字（2014）第 292963 号

怀孕分娩育儿全书

作　　者：ibaby 母婴项目组　编著

责任编辑：朱　娜

封面设计：柏拉图

责任印制：王卫东

出版发行：中国妇女出版社

地　　址：北京东城区史家胡同甲 24 号　　邮政编码：100010

电　　话：(010) 65133160（发行部）　　65133161（邮购）

网　　址：www. womenbooks. com. cn

经　　销：各地新华书店

印　　刷：北京联兴华印刷厂

开　　本：185×250　1/16

印　　张：24

字　　数：430 千字

版　　次：2015 年 1 月第 1 版

印　　次：2015 年 1 月第 1 次

书　　号：ISBN 978 - 7- 5127- 1016- 0

定　　价：39. 80 元

目录

中篇　分娩与坐月子·207

下篇　0~1岁育儿·277

上篇

孕前准备和孕期保健

孕前准备，完美孕期的开始

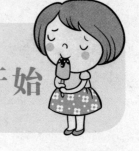

做好生育准备

从二人世界到三口之家，怀孕、分娩、育儿的过程既充满幸福甜蜜，也会有辛劳和矛盾，夫妻双方都要做好充分的心理准备。事实证明，有心理准备的夫妻与没有心理准备的夫妻相比，前者的孕期生活要顺利从容得多，准妈妈的早孕反应也轻得多，家庭充满幸福、安宁和温馨，胎儿在这样的环境中会发育成长得更健康、更聪明。

接受准妈妈身体和心理的变化

从怀孕到分娩，甚至是产后较长的一段时间，准妈妈的身体和心理会发生巨大的变化，包括体形的变化，饮食和生活习惯的变化，情绪的变化，准妈妈会对准爸爸更加依赖。夫妻双方要慢慢适应这种变化，尤其是准爸爸，要多给妻子心理上的支持和生活上的关爱。

接受未来生活空间的变化

新生命的诞生在给小家庭带来喜悦和幸福感的同时也会增加许多繁杂的家务，使夫妻双方感觉生活空间和自由度变小了，往往会感到一时难以适应。如果没有充分的心理准备，双方不能互相体谅，养育孩子的最初两三年往往会成为家庭矛盾频发的时期，有的家庭甚至走向了解体。

接受未来情感的变化

无论夫妻哪一方，在孩子出生后都会自觉或不自觉地将自己情感的一部分转移到孩子身上，从而使另一方感到情感缺乏或不被重视。夫妻双方都要有意识地调整自己的心态，不要用生育前二人世界的思维方式来要求对方，要看到自己的爱人爱孩子其实就是爱自己、爱这个家。如果在情感上还像以前一样要求对方，不仅会增加自己的烦恼，而且会使对方感到无所适从，不利于夫妻感情的维护和家庭的稳定。

接受家庭责任与应尽义务的变化

怀孕的妻子需要丈夫的理解与体贴，尤其平时妻子可以做的家务，在孕期大部分都会转移到丈夫身上。孩子出生后，夫妻双方对孩子的责任和对家庭的义务都在随着时间的推移而增加。双方要合理安排家庭事务，各自承担起应尽的责任和义务。比如说，妻子怀孕后家庭的经济重担由谁来承担，孩子出生后是自己带，还是请保姆或老人带，等等。

总而言之，只有有了充分的心理准备，夫妻俩才能以平和、自然的心情和愉快、积极的态度顺利完成为人父母这一社会角色和家庭角色的转换。

专家提示 TIP

对于即将到来的新生命应该满怀喜悦之情，并将这种喜悦体现在平日的生活之中。夫妻恩爱，保持良好的夫妻感情尤为重要。抛弃各种烦恼，保持充足的睡眠和规律的生活对精神状态大有益处。

做好家庭财务预算

孕育和抚养一个新生命会给小家庭带来许多额外的开支，孕前应该好好算一笔经济账，做好家庭的财务预算。

1. 孕期费用清单

★孕前和孕期检查的费用

在孕前就接受检查及咨询不但可以让备孕夫妻在最健康的状态下孕育下一代，也可以事先知道是否要做特殊的产前诊断。特别是现在我国已经不再要求婚前必须进行身体检查，许多遗传性疾病或备孕夫妻自身的疾病无法事先了解，进行孕前体检就显得格外重要了。建议计划怀孕的夫妻都要进行孕前检查，等怀上了孩子才发现有问题就晚了。

在孕期，为保证胎宝宝和准妈妈的健康和安全，常规的产前检查是必须要做的。整个孕期大约要进行13次产前检查，其中孕早期1次、孕中期4次、孕晚期8次，最少也应检查8次以上。产前检查的费用不同的地区、不同等级的医院略有差异，符合计划生育政策的产前检查费用在分娩后可以凭检查单据报销一部分。

★准妈妈补充营养的费用

从准备怀孕开始，为保证胎宝宝的发育和自身的健康，准妈妈需要补充大量的营养。除了正常的饮食外，有时还需要补充一些营养制剂，如叶酸、钙剂、铁剂等，还有专门针对准妈妈的孕妇奶粉。在计划怀孕时一定要将这部分开支考虑在内。需要注意的是，营养的补充主要还是要依靠日常的饮食，营养制剂的补充一定要听从医生的安排，并不是补得越多越好；相反，如果补充得不合理还会对胎宝宝造成不良影响。在这一点上，准妈妈的态度一定要坚决，不要轻易听信商品推销人员的宣传，应该多听听医生的建议。

★添置孕期用品的费用

怀孕后，准妈妈的体形会发生很大改变，有条件的可以添置一些孕妇装、孕妇内衣、保护准妈妈和胎宝宝的腹带、防辐射服等衣物。怀孕后一般不建议再用普通人群使用的护肤品、化妆品，需要购买孕期专用的护肤品，必须保证对胎宝宝是安全的。当然，这笔费用伸缩空间比较大。亲戚朋友用过的孕妇装、防辐射服都可以拿来再用；如果觉得孕期专用的护肤品价格高，用婴儿专用护肤品也应该是安全的。

★学习孕产育儿知识的费用

孕育一个新生命是一个具体而又系统的工程，需要正确的理念和科学的方法。第一次生孩子的夫妻应该从孕期开始注意学习这方面的知识，包括适时进行胎教。可以参加医院产科组织的定期课程，也可以自己购买一些育儿书籍，还可以参加一些育儿机构的课程。这些都会有相应的费用支出，但不会很高。泡网上的育儿社区，特别是有经验的妈妈汇集的亲子社区，是一种经济实惠的学习方式，不仅可以学到孕产育儿知识，而且可以和其他妈妈分享孕期心情和育儿感受。

★住院分娩的费用

应事先考虑到所选择医院的分娩费用、住院费用以及宝宝出生后的费用等，具体费用究竟是多少可以事先向分娩医院咨询。

★应对意外情况的费用

在怀孕期间，准妈妈和胎宝宝可能会出现一些意想不到的事情，如妊娠期合并症、前置胎盘、早产等。在计划怀孕时应将这些可能出现的意外考虑在内，做适当的心理和费用准备，以免事到临头时慌乱不堪。

2. 育儿费用清单

★带宝宝的费用

宝宝出生后由谁来带？如果是妈妈自己带，可能妈妈的工作就会有所调整，家庭收入可能会相应减少；如果请保姆带，需要支付保姆工资；如果请老人带也会产生一些相应的费用。

★购买宝宝用品的费用

增加一个小宝宝会增加许多生活用品，从奶瓶、奶嘴、纸尿裤到小床、小衣服，都

专家提示

对于0~1岁的宝宝来说，没有任何人可以代替妈妈。宝宝最需要的是你香甜的乳汁和温暖的怀抱，这对于宝宝性格的形成和情感模式的建立非常重要。你可能想的是早些工作为宝宝挣奶粉钱，而宝宝却希望妈妈陪伴在他身边。

需要购买，而且更新频率相当高。购买宝宝用品，这里面的学问大着呢。有经验的妈妈都知道，宝宝出生前疯狂采购的那些东西，很多宝宝都用不上，而宝宝真正需要的却没有提前准备好。所以，在宝宝出生前一定要多听听其他妈妈的建议，什么有用、什么没用列一个清单，千万不要冲动消费。宝宝的小床、小车等大件物品可以淘一些亲戚朋友的二手货，这样能省下不少钱。

★宝宝医疗保健的费用

0~1岁的宝宝需要定期接种疫苗，到医院进行体检。宝宝6个月~1岁有一个免疫力不完善的时期，容易生病，带宝宝看病、吃药甚至住院，都会产生相应的费用。

★宝宝营养的费用

对于0~1岁的宝宝来说，吃是生活中的一件大事。从婴幼儿专用奶粉到各种罐装辅食，也是一笔不小的开支。当然，这项开支的弹性比较大，如果妈妈的奶水好，至少在宝宝出生半年内可以省去奶粉钱。宝宝半岁以后需要添加辅食，有条件的妈妈可以亲自下厨给宝宝做，既安全、营养又节省开支。

★宝宝早教的费用

这部分的费用可能是养育宝宝最大的一笔开支，从各种益智玩具到早教机构的课程，名目繁多，父母也最容易动心。在为宝宝选择早教机构的时候一定要慎重，不要被一些玄而又玄的概念所迷惑，课程的科学性、老师的责任心和环境的安全性十分重要，还有就是妈妈们的口碑。给宝宝买玩具也是这样，许多时候是妈妈喜欢就买下了，宝宝玩两天就扔到一边。其实，宝宝的玩具不必多，经典的玩具有几种就可以了，很多生活用品在宝宝眼里都是玩具，同样可以起到早教的目的。

专家提示

不要小看了这早教课程和玩具的开支，稍微理性一些就可以省下一大笔钱。而且最重要的是，过多的早教课程和玩具对宝宝并不是一件好事。

总之，夫妇双方必须事先计划好怀孕后的经济支出，做好充分的物质准备。经济方面合理计划会使你的育儿生活更加从容，也会减少很多家庭矛盾。

认真做好孕前保健

做一次全面的孕前检查

孕前体检的目的是查出潜在的、隐性的有可能影响生育或伤害胚胎的疾患，一般在孕前 3~6 个月时进行。主要内容包括心、肺、肝、肾、传染病、血生化及血、尿常规检查，男性必要时做精液分析，女性要做全面的妇科检查。还有 ABO 血型和 Rh 血型检查、病毒抗体（TORCH）系列检查、宫颈防癌检查，必要时还要查生殖功能、女性内分泌及夫妇双方的染色体。

1. 普通体检 ≠ 孕前体检

有些人觉得自己每年都进行身体检查，不用再做专门的孕前体检了。这种想法是不正确的，普通体验不能代替孕前体检。

与我们共生存的许多致病菌，我们称之为"条件致病菌"。条件致病菌常常是导致女性流产的罪魁祸首。它们寄生在生殖道中，一遇机会便会兴风作浪，或者引起女性生殖器官慢性炎症，或者引起胚胎发育停止，如支原体、衣原体和某些病毒。这种致病菌可以寄生在健康人的体内，当人体健康状态良好时，它们不能生长繁殖，或者只引起轻微的炎症，所以人体感觉不到它们的存在。只有当人体抵抗力下降时它们才会生长繁殖，伤害人体。

我们都曾经有过切身的体会，当我们患感冒、盆腔炎或旧病复发时，往往都是在劳累或受凉之后，这就说明了劳累和受凉导致了人体抵抗力降低而容易引发疾病。

这些致病菌不做身体检查是不易被发现的。目前已经发现的能导致胚胎异常或停止发育的致病微生物有风疹病毒、巨细胞病毒、弓形虫、细小病毒、单纯疱疹病毒、支原体、衣原体、肝炎病毒、梅毒螺旋体、HIV 等，随着医学的发展还将会发现新的致病菌。在孕前检查时医生都会有针对性地对它们进行检测并及时做消除治疗，以确保生殖道的健康。

孕前检查的主要内容之一是优生咨询，这是普通体检所没有的。通过与医生的交谈，就个人的特殊情况向医生提问，医生通过了解孕前夫妇的工作生活状态、生殖功能状态、家族遗传状况以及既往病史等情况，可以就每对夫妇有可能存在影响健康生育的问题进行有针对性的指导。这种方法贯彻了国家大力提倡的预防为主的医疗方针，也是目前国际推崇并流行的医疗方法，事实也证明了优生遗传咨询是一种既经济又有效的医疗方法。

2. 孕前检查的主要项目

★相关医学询问

检查内容：在孕前检查的时候医生会常规性地对夫妻双方的整个身体情况和家庭情况进行详细的询问，主要内容包括月经是否规律、最近的一次是什么时候来的、以前是否做过流产手术、有无流产史、有没有生产过畸形儿或者有遗传疾病的新生儿、以前得过哪些病、准备怀孕期间是否接触过有害物质以及婚姻史和家族史等。

你该怎么做：千万不要因为医生的这些问题涉及隐私，或者感到不好意思而拒绝回答，或提供不真实的答案。了解真实、正确的情况是医生作出正确诊断的重要前提，医生只是从医学优生的角度进行判断，并且会为就诊者保密。

★妇科检查

检查目的：了解女性的外阴、阴道、宫颈、子宫、卵巢和输卵管的健康情况，以确定其是否适合妊娠、分娩。

检查内容：

①窥器检查

置入阴道窥器，观察阴道前、后侧壁黏膜颜色，有无瘢痕、肿块、出血；分泌物的量、性质、颜色、有无异味；观察宫颈大小、颜色、外口形状，有无糜烂、撕裂、外翻、囊肿、息肉或肿块等。

②双合诊检查

医生会把一只手的食指和中指放入被检者阴道内，另一只手放在其耻骨联合上方，并向深部加压，这样可以清楚地摸到子宫的大小和质地情况，进而了解双侧卵巢和输卵管的情况。

③三合诊检查

腹部、阴道、直肠联合检查称为"三合诊"。在进行三合诊检查时医生会将一只手的食指放入阴道，中指放入直肠，另一只手放在耻骨联合上方，其余具体检查步骤与双合诊时相同。通过三合诊可以了解被检者后位子宫的大小，发现子宫后壁、韧带及双侧盆腔病变。

④阴道清洁度检查

阴道清洁度是有无阴道炎症的判断指标，同时也有助于了解卵巢的内分泌机能。阴道清洁度检查一般是提取阴道分泌物在显微镜下观察，以其含阴道杆菌、上皮细胞、脓细胞的多少来区别清洁度，分为Ⅰ~Ⅳ度，其中Ⅰ~Ⅱ度为正常，Ⅲ~Ⅳ度为不清洁。不清洁的情况大多数是由于阴道炎造成，也可能是由病原菌、阴道霉菌或阴道滴虫等引起的。

⑤B超检查

超声检查可以帮助准备怀孕的女性了解自己用来孕育宝宝的子宫是否万无一失，自己的卵子是否能够按期排出，质量是不是足够优秀，能不能顺利和精子结合。准备妊娠前的任何时间都可以做，建议在月经后进行检查。阴道出血时不宜做B超检查。

你该怎么做：在进行妇科检查时需要使用窥器撑开阴道，有些女性会非常紧张，其实只要自己放松并不会有特别不舒服的感觉。注意，在检查前要完全排空膀胱。由于医生还要进行阴道清洁度的检查，为了不影响诊断，不要在检查之前清洗阴道或在阴道上药，24~48小时内不宜有性生活。在三合诊时医生要将手指放入直肠内，要充分配合医生，深呼吸并同时做向下排便的动作，这样会相应减轻不适感。

有些女性会因为妇科检查的方式比较尴尬、有不适感而有抵触心理，这是不正确的。医生的肉眼观察和触诊是最简单、方便的检查手段，能及时发现一系列潜在的问题，如阴道炎、宫颈炎以及一些常见的妇科疾病，如子宫肌瘤、宫颈病变等，甚至少见的生殖器官的先天畸形也有可能被发现。

B超检查要求先憋尿，因为子宫位于骨盆中央，膀胱与直肠之间，呈前倾前屈位。当膀胱充盈、直肠空虚时，子宫底被托起向上伸直，更有利于观察子宫形状、大小；膀胱不够充盈时，在图像上无法对膀胱后方的子宫和宫腔进行详尽的观察，易引起误诊、漏诊。为了节省候诊时间，你可以从早上一起床就开始憋尿，到医院后先进行B

超检查。也有的医院 B 超检查需要提前预约。

在妇科检查时发现的疾病，如附件炎、阴道炎，应先行治疗；宫颈炎如为中度或轻度在经过防癌检查排除癌变或癌前病变后可以不治疗，先怀孕。

如宫颈防癌检查有病变或宫颈有人乳头瘤病毒即 HPV 感染应暂缓怀孕，经进一步病理切片确诊并治疗后再怀孕。

宫颈衣原体或支原体阳性时也要先消炎治疗，待检查转阴后再怀孕。

月经不调的原因较多，月经异常本身会影响受孕能力，常常导致不孕，要先查明病因并进行治疗。

★血常规检查

检查目的：主要是了解准备怀孕的女性有无贫血、感染及其他血液系统疾病，花费大概 15 元。

你该怎么做：护士会抽取大约 5 毫升的静脉血，结果一般在检查完 30 分钟后就能拿到。

★尿常规检查

检查目的：主要是为了了解准备怀孕的女性肾脏和全身营养情况，确认有无泌尿系统感染、肾脏疾病和糖尿病。尿常规检查的价格很便宜，结果出得也比较快。

你该怎么做：任何时间留取尿液都可以做常规化验检查，但以晨起第一次排尿为佳。女性的阴道分泌物有时会混杂在尿液中，影响尿常规检查的结果，混淆医生的判断。所以，在留取尿液前要充分清洁外阴，留尿时先排出一部分尿，以冲掉留在尿道口及前尿道的细菌，然后将中段尿留取送检。留尿的容器由医院检验科免费提供，是一个可以容纳不少于 20 毫升的广口塑料瓶（每个地区和医院由于情况不同，所提供的容器也会有所区别），尿液量占据容器的大概一半左右就足够了，一般 5 毫升~10 毫升，但如果要测尿比重则不能少于 50 毫升，过少的尿液会导致结果出现误差。

★肝、肾功能检查

检查目的：主要是为了了解准备怀孕的女性孕前身体状况和营养状况，有无肝脏、肾脏疾病。

你该怎么做：一般应在准备怀孕前 3 个月左右进行检查，花费大概 200 元（不同级别医院的费用会有一定差异）。此项检查需要空腹进行，因为进食过多油腻食物或是大量饮酒后，即使是正常人肝肾功能有时也会出现升高的现象，但不一定说明身体一定有异常。这种由于饮食因素导致的假异常结果会影响医生的判断，并给你带来不必要的经济花费或担忧。化验的过程和血常规检查时差不多，护士会抽取大约3毫升的静脉血，结果在下午或第二天才能拿到。

★ 优生五项检查

检查目的：所谓"优生五项"，即医生们常说的"TORCH 筛查"。"TORCH"是几种致畸病毒抗体的首个英文字母的缩写，T 代表弓形虫抗体，O 代表其他病毒抗体，R 代表风疹病毒抗体，C 代表巨细胞病毒抗体。由于这几种病毒已经被确认可伤害人类胚胎，处于其中某种微生物感染状态下的妊娠会造成严重胚胎畸形。检查方法是用被检者血清免疫学方法了解是否已经具备抵抗这些病毒的能力。

检查内容：检查项目包括 IgM 和 IgG，这是两种不同意义的抗体。当我们感染了某种病毒后，身体就会产生针对这种病毒的特殊抗体。抗体是保护我们身体不被再感染的防守卫士，身体一旦产生了这种抗体，这种抗体就可以存在于体内多年甚至终生，并一直保护着我们的身体。

由于检测的是抗体，有些人一看到阳性结果就非常紧张，甚至不敢妊娠。我们来分析一下筛查后的 4 种不同的结果：

IgM 阴性，IgG 阴性：说明从未受到过感染，身体无抵抗力，孕前需加以预防。

IgM 阴性，IgG 阳性：说明以前曾经有过感染，身体已经具备了抵抗力，随时可以妊娠。

IgM 阳性，IgG 阴性：说明可能身体近期正在感染此种病毒，需要等待3 个月后复查，近期不能妊娠。

专家提示

防止病毒感染，提高自身素质或抵抗病毒能力是很重要的。环境因素我们左右不了，但身体状况和妊娠的时机我们是可以调整和把握的。

IgM 阳性，IgG 阳性：说明感染已经有一段时间了，3 个月后复查，很快就可以妊娠了。

你该怎么做：随时都可以进行检查，晨起空腹抽血检查。

★ 抗感染筛查

检查目的：主要是为了了解夫妻双方是否患有感染性疾病，如乙肝、丙肝、梅毒、艾滋病等。

检查内容：

①乙肝筛查

我国是乙型肝炎高发地区，乙肝病毒人群感染率高达 10% 左右。传染源主要是患者及乙肝病毒无症状携带者，血液、性接触、母婴和生活密切接触都是乙肝传播的重要方式。易感者感染乙肝病毒后约经 3 个月发病。由于母婴垂直传播是乙型肝炎的重要传播途径之一，使很多新生儿从一出生就成为乙肝病毒携带者，他们中 85%～90% 会发展成慢性乙肝病毒携带者，其中 25% 的婴儿在成年后会患肝硬化或肝癌。

②丙肝筛查

丙型肝炎是由丙型肝炎病毒引起的传染性疾病，主要通过输血、血制品、不洁注射、母婴和密切接触等途径传播，通常容易和乙型肝炎合并感染。丙型肝炎往往发病隐匿，因此容易延误治疗，相较乙型肝炎更容易发展成为肝硬化或肝癌，是人们往往忽视但影响深远的一种传染性疾病。患有丙型肝炎的准妈妈往往也合并有乙型肝炎，需要到专门的传染病医院进行产前检查，避免将传染病通过血液广泛传播给其他人。同时，在孕期要控制病毒对准妈妈肝脏的损害，减少母婴传播的比例。丙型肝炎目前尚无有效的疫苗预防。

③梅毒筛查

梅毒是一种可以累及下一代的传染性疾病，以性传播为最主要的传播途径。有明显症状的梅毒病人一般是在生殖器黏膜出现无痛性溃疡，此时传染性最强，也最容易被发现。在免疫力正常的成年人中有相当一部分在感染梅毒螺旋体后没有任何不适发生，称为"潜伏梅毒"。潜伏梅毒仍然有一定的传染性，一旦在此时怀孕，胎儿有可能受到传染，称为"胎传梅毒"。此种情况一般发生在妊娠 4 个月以后。但近年有国外资料指出，早在妊娠 7~9 周时，梅毒螺旋体即可通过绒毛使胎儿感染梅毒，导致流产、早产、死胎或分娩胎传梅毒儿等严重后果。

尽管梅毒患者的不孕率要比正常人高，但育龄期梅毒女性患者是可以怀孕的。如果孕前检查患有梅毒应积极治疗，痊愈后再怀孕，这样对胎儿和新生儿都不会有什么影响。如果在妊娠期发现存在梅毒感染，需要马上到医院就诊，请医生评估胎儿的状况，再决定下一步的处理方式。

④艾滋病筛查

艾滋病是一种目前尚无有效治愈方法但是完全可以预防的严重传染病，发病率在逐年升高。如果不做普遍的筛查，那些艾滋病携带者有可能仍然不会被发现，已感染艾滋病病毒的人在发展成艾滋病病人以前可能外表看上去完全正常、没有任何症状的生活很多年，但他们能够将病毒传染给其他人。也就是说，感染艾滋病病毒的准妈妈可以在妊娠期间、分娩过程中或产后哺乳将艾滋病病毒传染给下一代。因此，已感染艾滋病病毒的女性应避免怀孕。如果已经怀孕要如实告诉医生，在孕期服用相应的药物，并结合剖宫产、人工喂养等措施降低母婴传染率。

你该怎么做：这项检查最好在准备怀孕前6~9个月进行。如果检查出夫妻双方或者一方有传染病要暂缓怀孕，因为病原微生物也是一种重要的致畸因素。这些病原体会直接把自己的遗传信息整合到人类的染色体上，造成宝宝的DNA出现异常。也许宝宝在出生时没有什么异常，但患癌症、代谢性疾病的危险可能比别的孩子高。另外，如果准妈妈感染了病毒，出现宫内感染，那胎儿畸形的可能性就更高了。而且，有很多治疗传染病的药物会对精子和卵子有影响。

 提前进行疫苗接种

对有些人来说，孕前需要接种某种特异性防病疫苗，以保护腹中胎儿的安全。这种孕前防御手段既安全又有效，目前在许多发达国家都在利用这种孕前接种疫苗的预防手段来降低胎儿出生缺陷率，如风疹血清抗体阴性的备孕妈妈，且可能接触风疹患者时，孕前需要接种风疹疫苗；有的地区对全体未婚的年轻女性采取了普种风疹疫苗的方式。另外，因需要有可能进入某种传染病的疫区前也需要做特异性疫苗接种。

1. 孕前9个月接种乙肝疫苗

母婴传播是乙型肝炎重要传播途径之一，如果妈妈是乙肝大三阳者可通过胎盘屏障直接感染胎宝宝，使85%~90%的胎宝宝一出生就成为乙肝病毒携带者，其中25%的患儿在成年后会转化成肝硬化或肝癌。同时，乙肝病毒还可使胎宝宝发育畸形。所以，准备要宝宝的女性应该在孕前注射乙肝疫苗。按照0、1、6的程序注射，即从第一针算起，在此后1个月时注射第二针，在6个月的时候注射第三针。加上注射后产生抗体需要的时间，最好在孕前9个月开始注射。疫苗的免疫率可达95%以上，免疫有效期在7年以上。如果有必要可在注射疫苗后5~6年时再加强注射一次。

2. 孕前 6 个月接种水痘疫苗

孕早期感染水痘可致胎宝宝先天性水痘或新生儿水痘，怀孕晚期感染水痘可能导致准妈妈患严重肺炎甚至致命。由于水痘—带状疱疹病毒没有特效药物治疗，主要以预防感染为主。通过接种水痘—带状疱疹病毒疫苗可在孕期有效防止感染水痘。如果需要注射，至少在受孕前 3~6 个月接种，免疫效果可达 10 年以上。此外，育龄女性在怀孕前后应避免接触水痘患者。

3. 孕前 3 个月接种甲肝疫苗

甲型肝炎也是我国的常见传染性疾病之一，甲肝病毒可以通过水源、饮食传播。而妊娠期因为内分泌的改变和营养需求量的增加，肝脏负担加重，抵抗病毒的能力减弱，极易被感染，因此建议高危人群（经常出差或在经常在外面吃饭的女性）应该在孕前注射疫苗。注射时间最好选择在孕前 3 个月，免疫时效可达 20~30 年。

4. 孕前 3 个月接种风疹疫苗

1964 年在美国历史上发生了一件灾难性的事件，那一年出生的新生儿先天畸形突然增多。有 2 万多新生儿发生了先天畸形，有的患先天性心脏病，有的患先天性耳聋，另外还有 3 万多孕妇不明原因地发生了自然流产或胎死宫内。事件发生之后，科学家发现，那一年美国恰逢风疹大流行。风疹是由风疹病毒引起的上呼吸道传染病，风疹致畸问题开始引起全世界的广泛关注。1988 年，我国的一项调查也发现，0~6 岁的耳聋患者中，61% 的母亲怀孕期间有风疹病毒感染史。

1964 年美国风疹病毒感染事件发生后，人们进一步发现，妊娠期的风疹病毒感染可造成胎儿严重的畸形，而且发生的概率很高。研究发现，风疹病毒感染可引起胚胎眼睛、心脏及神经系统的发育障碍，造成先天失明、先天耳聋和先天性心脏病等。风疹病毒对胎儿的影响程度与妊娠期感染时间有关，感染时的孕周越小，胎儿受损的程度越高，畸形就越严重。妊娠早期的胎儿感染率可达 50% 以上。此外，风疹病毒还可能感染胎盘，造成胎盘出血和坏死，引起妊娠早期流产。妊娠晚期感染风疹病毒，胎宝宝出生后大多会出现脑炎、肝脾肿大等病症，同时还会遗留智力低下的问题。

那么妊娠期有没有办法防止风疹病毒的感染呢？可以肯定地说，妊娠期完全可以预防风疹病毒感染，目前我们采取的预防措施十分有效。

在我国的育龄女性中，风疹的易感人群为 4.5% 左右。孕前进行风疹病毒感染的筛查就是要了解我们的身体是否具备抗风疹病毒感染的能力。风疹病毒的感染是经呼吸飞沫感染的一种呼吸道传染病，人感染风疹病毒后一般症状较轻，有时就像一次普通感冒那样几天后就自然痊愈了，很多人对感染风疹病毒是毫不知情的。所以，在我们的儿童时期多数人就已经感染过风疹病毒了，而且体内已经产生了对抗风疹病毒的抗体了。人体一旦产生了抗风疹病毒的抗体，那么对身体的保护就是终生有效的，也就是说获得了终生的免疫力。

目前，我国 80%~90% 的成人已经具有了对风疹病毒的免疫力。妊娠前当风疹病毒检测结果抗体 IgG 为阳性时，说明身体是有抵抗力的，妊娠后可以保护胎儿不受风疹病毒的感染。

当检测结果抗体为阴性时有两种处理方法：一是妊娠，但要注意防止感染，要尽量少接触儿童群体，因为风疹病毒的主要感染对象是儿童，儿童是传染风疹病毒的高危人群；二是如果因工作关系需要大量接触儿童或小学生，有可能接触到风疹病毒，建议注射风疹疫苗，待体内产生了抗风疹病毒抗体后再妊娠。体内产生抗体的平均时间是 3 个月。

另外，风疹病毒的感染在春季多发，准备在春季怀孕的女性更要考虑提前接种风疹疫苗。

专家提示　　　　　　　　　　　　　　　　　　　　**TIP**

　　从接种疫苗到身体产生抗体需要一定的时间。由于各种疫苗的制作原理不尽相同。产生抗体的时间也不同，一般来说，为了安全，最好在接种疫苗 3 个月后妊娠比较适宜。

5. 孕前 3 个月接种流感疫苗

流感疫苗属短效疫苗，抗病时间只能维持 1 年左右，且只能预防几种流感病毒，未准妈妈可根据自己的身体状况自行选择。如果准备怀孕的前 3 个月刚好是在流感疫苗注射期可考虑注射，如果已怀孕应询问医生安全与否。

 ## 保护好精子和卵子

　　生殖细胞是人类延续生命的种子，它在一代又一代的传承中不断地与环境抗争，使生命的物种既稳定传承又不断进化，这个生命的接力棒就是精子和卵子。精子和卵子是人类的生殖细胞，精、卵的结合意味着一个新生命的开始，对生命的呵护从保护好精子和卵子那一刻就已经开始了。

　　精子集结在男性的睾丸中，随时等待着冲锋的号角。科学研究发现，男性的精子从发育成熟到衰亡前后大约50天，甚至可以活到70天。现代社会中，男性参与的生产及社会活动比女性要多，因此，容易受到的伤害也多，比如过劳、生活不规律、吸烟、饮酒、炎症及物理、化学的作用，都会使精子的数量及活动能力下降，以致死亡，还会出现畸形精子，如双头、双尾和无尾等。体检时对精液分析的描述往往只包括精子数量、活动率，以及精子的质量等级，但这些仅是精子的表面现象，而精子所携带的遗传基因正常与否多是检查不出来的。精子质量下降不仅会造成女性不孕和流产，也会使胎儿的质量受到影响，遗传基因的突变会造成下一代的遗传病。

　　卵子深藏在女性盆腔的卵巢中，从女性一出生，卵子就静静地等待着性成熟期的到来。女性进入生育年龄以后，每个月成熟一个卵子，这个成熟的卵子等待着与精子结合。卵子好像一个既弱不禁风又敏感的小芽，从卵巢排出后如果没有遇到心仪的精子的保护，那么大约只能存活24小时。而此时此刻的卵子又极易受到伤害，对外界的"风吹草动"很敏感，一旦遇到侵害性物质则可能发生基因突变。所以，对稚嫩的卵子必须呵护有加。

　　那么，怎样才能保护好精子和卵子呢？按时吃饭，按时起居，适度锻炼，平衡膳食营养，消除亚健康，以提高自身抗病能力。孕前做到"八不""八防"：不接触传染病患者，不接触带菌动物，不食不洁动物食品，不去有污染的环境，不做不必要的放射检查，不乱服药物，不吸烟少饮酒和不要劳累过度；防止过度疲乏，防止营养不良，防止焦虑，防止抑郁，防辐射穿防护服，防止细菌病毒感染，防止乱用药，防止家庭不和睦。

精子是陆续生产的，精子成熟是随时发生的，在成熟分裂的过程中对环境很敏感，药物、烟酒、温度、炎症及射线都可能伤到精子，所以保护精子免受伤害应该是时时刻刻的。准妈妈孕前一切的用药注意事项都同样适用于准爸爸，孕前男性也要服用叶酸。

孕前用药原则

药物的种类很多，用药的方法也不一样，用药量有多有少，用药的时间，这些都是造成胚胎伤害的相关因素，我们该如何应对呢？

事实已经非常明确，胚胎细胞分裂的最早期对药物最敏感，往往造成胚胎的严重畸形。因此，从孕前开始养成正确用药的习惯，慎重选择用药，未来的宝宝健康就有了基本保障。从国际趋势来看，一对夫妇在计划妊娠前的最佳准备时间为半年到一年，这其中就包括慎重选择用药，具体方法有如下几种。

1. 孕前停止服用各类减肥药

特别是对不明成分的药物要慎重。孕前需要减肥时宜采用增加运动量、调节饮食、控制高热量食物摄入等方法，这些方法对妊娠一般不会有什么影响。

2. 不道听途说选择药物

有病遵从医生指导，对于特殊药物可以咨询专业医生。有些人喜欢套用别人的治病公式，遇到相似的症状就吃朋友推荐的药。用了不正确的药物不仅贻误病情，还会对人体产生毒副作用，特别是在准备怀孕阶段更要慎重。

3. 用药种类不宜过多

用药不是品种越多越好，而是越准越好。一般的头痛脑热和感冒用两三种药物已经足够，如退热药、清热解毒药，或有一种抗菌药就完全够了。治疗的同时最好配合休息和全身调养。用药种类太多既增加肝肾代谢的负担，又会增加药物的毒性作用，蓄积在体内长期排泄不掉。

4. 孕前应有充足的停药时间

慢性病长期用药后停药时间要相应延长。药物的代谢需要时间，用药时间越长体内蓄积的残留药物越多，代谢所需时间越长。肝肾功能不好的人，药物代谢所需时间会增加。一般性的用药，建议停止用药后经过 1~2 个月经周期再妊娠。

5. 坚决制止滥用药物

临床上见过许多女孩子，有病没病都在不断地服用各种药物，诸如减肥药、保健品等，仅复合维生素就同时服用几种，一旦生病更是乱用抗菌素，经常自己到药店买药吃，年纪轻轻就把自己弄成个药罐子，造成了许多药物引起的不适。如阴道稍有不适，白带稍微发黄就不停地试用各种药物，反而引起了阴道菌群紊乱性阴道炎。这种用药方式本身就对身体有害而无利，如果准备生育，难免会造成对胚胎的伤害。

 积极预防妇科炎症

专家提示

在生殖道感染的状态下妊娠极易造成妊娠失败。大量数据表明，妊娠失败的女性多数是由各种感染引起的，感染还可造成早产、死产及胎儿发育异常。

细菌、病毒感染女性生殖器官后，患者会出现下腹持续性疼痛、坠胀、白带增多并有异味、经期腹痛及月经量增多等症状。急性炎症还会出现全身感染症状，如持续性高热和盆腔脓肿。争性盆腔炎如未得到及时治疗容易转为慢性盆腔炎，出现盆腔包块，久治不愈的下腹痛，使治疗变得十分困难。慢性盆腔炎还会导致输卵管因炎症而堵塞，引发不孕症。

准备妊娠前的妇科检查及宫颈分泌物的检测十分重要，为的是孕前给子宫生殖道来一次大扫除，干干净净、安安全全地迎接宝宝的到来，给宝宝一个安全的宫内环境。

1. 及时治疗生殖器官的各种炎症

瘙痒处应避免过度搔抓、摩擦、热水洗烫，不用碱性强的肥皂洗浴，避免经常使用洗液或冲洗阴道而引起阴道 pH 值改变，导致阴道正常菌群失调，从而破坏阴道酸性抗菌屏障；不滥用刺激性强的激素类外用药物；避免大量长期使用广谱抗生素，引起阴道正常菌群失调；如果长期口服避孕药而导致阴道炎反复发作应停用避孕药，改用其他方法避孕；在妇科炎症治疗期间应禁止性交，或采用避孕套以防止交叉感染，如果炎症反复发作丈夫也要一起治疗。

2. 注意个人卫生

避免不洁性交，勤换洗内裤，平时注意保持外阴部位的清洁干爽，特别是在月经期间更要注意及时更换护垫；不用盆浴或是坐浴，选择淋浴，防止病原体进入体内；内衣应柔软宽松，以纯棉制品为好，不穿化纤内裤及牛仔裤；不与他人共用浴巾、浴盆，患病期间用过的浴巾、内裤等均应煮沸消毒；男性平时洗澡时应将包皮翻转，洗净包皮囊内的包皮垢，是预防炎症的最简单而又行之有效的办法。

3. 学习一些医学知识

定期接受妇科检查，消灭传染源。

4. 日常生活中应养成良好的习惯

首先，不要长期使用卫生护垫，要让外阴呼吸到新鲜的空气。如果外阴一直处于"闷热"的状态，就会引起细菌滋生，进而导致白带异常，引发阴道炎、宫颈糜烂等疾病；其次，内衣裤一定要单独清洗，不能和袜子一起洗，因为寄生在各个地方的细菌很容易互相传染；此外，应稳定情绪，注意饮食营养，加强锻炼，增强体质，提高自身免疫功能。

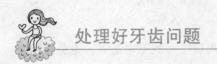 ## 处理好牙齿问题

1. 怀孕前要治愈牙龈炎

怀孕后的女性体内的雌性激素，尤其是黄体酮水平，会明显上升，使牙龈血管增生、血管的通透性增强。如果口腔卫生欠佳，容易诱发牙龈炎，称为"妊娠性牙龈炎"。研究证实，怀孕前患牙龈炎的女性怀孕后患妊娠性牙龈炎的概率和严重程度均高于孕前没有患牙龈炎的女性；而在孕前就患有牙龈炎或牙周炎的女性怀孕后炎症会更加严重，牙龈会出现增生、肿胀，出血显著，个别的牙龈还会增生至肿瘤状，称为"妊娠性龈瘤"。妊娠性龈瘤极易出血，严重时还会妨碍进食。有些患者由于牙周袋中细菌毒性增加，对牙周骨组织的破坏加重，往往引起多颗牙齿的松动脱落。

2. 怀孕前要治愈蛀牙

孕期由于生理机能的改变和饮食习惯的变化，以及对口腔护理的疏忽，常常会加重蛀牙病情的发展。如果蛀牙病情持续严重，可能会引发牙髓炎或根尖炎等更为严重的口腔疾病。一旦暴发急性牙髓炎或根尖炎，不但会给准妈妈带来难以忍受的痛苦，而且如果治疗时服药不慎也会给胎宝宝造成不利影响。另外，有调查证明，若怀孕时妈妈患有蛀牙，生出的宝宝患蛀牙的可能性也远远大于怀孕时没有蛀牙的妈妈所生的宝宝，因为妈妈口腔中导致蛀牙的细菌是宝宝蛀牙的最早传播者。所以，怀孕以前要治愈蛀牙。

3. 怀孕前最好拔掉智齿

阻生智齿是指口腔中的最后一颗磨牙，受颌骨和其他牙齿的阻碍不能完全萌出，造成部分牙体被牙龈覆盖，以下颌第三磨牙最为常见。阻生智齿的牙体与牙龈之间存在较深的间隙，容易积留食物残渣，导致细菌滋生、繁殖而直接引起各种急、慢性炎症，即通常所说的"智齿冠周炎"。由于智齿多在18岁以后萌出，且智齿冠周炎又最容易发生在20~35岁，而这个年龄段恰好是育龄女性选择怀孕的时间。所以，要想防治这种病的发生就应该在孕前将阻生智齿拔除。

远离有毒有害环境

我们都知道，生命与自然界是浑然一体的，大千世界给了我们无尽的丰富多彩的养料，养育了自然界的万千生物，让我们人类得以繁衍。但任何事物都有双重性，大自然同时也丢给我们许多糟粕，如细菌、病毒、放射物质，另外还有人类生产活动所产生的放射物质、理化物质等，我们每天必须接触到的食物、动物、大气和水都有可能受到环境的污染，都可能伤害到我们人类。

妊娠前的准备期是精子和卵子准备成熟的受精阶段，卵子从多年的沉睡中醒来，进行最后的细胞分裂，也就是遗传物质的减数分裂。遗传物质的载体是染色体，生殖细胞在分裂成熟的过程中，需要将染色体的数目由 46 条减为 23 条，成熟精子和卵子的染色体数目各只有 23 条，当精卵结合受精后，染色体才又恢复到 46 条。在这个过程中，生殖细胞中全部的遗传物质都在进行着复制、交换和分离，而外界的任何干扰都会使基因发生意外突变，或者使染色体发生畸变。所以在妊娠前期，或者更精确地说，受孕前期是优生的关键时期，一个即将受精的生殖细胞受到伤害后是无法弥补的，不是死亡就是基因突变和染色体畸变。所以，妊娠前防止环境因素伤害生殖细胞至关重要。如果我们忽视对自身的保护，特别是当身体已经存在潜在疾病还没意识到，或者对相关的健康常识一无所知时，这样的妊娠容易造成终生的遗憾。

1. 微生物伤害

防止细菌、病毒的侵袭，如女性生殖道的炎症，日常生活常常发生的上呼吸道感染、口腔牙龈炎、病毒性感染、细菌性感染及动物带来的弓形虫感染等。

近年，随着猫、狗等小宠物走进千千万万个家庭，孕前准备与预防弓形虫感染的问题也越来越突出。自然界中的弓形虫是一种细胞内寄生的原虫，它的最终宿主是猫科动物，猫的粪便可以排出弓形虫的卵囊，人及哺乳类动物，如猪、牛、羊及禽类动物是中间宿主。当人类不慎食入弓形虫的卵囊后，卵囊中的孢子体会感染人体。如果准妈妈体内没有抗弓形虫抗体而受到感染，弓形虫会通过胎盘感染胚胎。

人感染弓形虫的途径主要是猫的粪便，其传播方式为：经食物——食入含有弓形

虫卵囊的肉类、乳类及蛋类；经日常生活密切接触——养猫者接触猫的粪便后经手—口传播；经母婴传播——孕期感染后经胎盘感染胎儿。妊娠早期胎儿感染弓形虫常发生自然流产和死胎，孕中晚期的感染可导致胎儿发生视网膜脉络膜炎、脑积水、脑钙化及先天性心脏病等异常。

　　孕前及妊娠期的防护措施有：不食未煮熟的肉、蛋、乳；孕前避免接触猫、狗等宠物，接触后一定要洗净双手；接触生的牛、羊、猪肉后要洗净双手，特别是因职业接触者；孕前检查血清弓形虫抗体，必要时给予治疗。

2. 物理因素伤害

　　如放射线、电磁波、微波等。日渐使用频繁的各种家用电器，特别是几乎人人都离不开的计算机、手机、电视、鼠标、电扇及微波炉，它们对生育到底影响有多大？目前的观点是，尽管大多数电器设备是较为安全的，但备孕夫妻还是要适量使用，保持适当距离，孕前适当防护。

　　通常人们说的辐射就是电离辐射，也包括 X 射线。它是一种高速的带电粒子，穿透力很强，通过与物质作用时产生次级粒子，引起物质电离，导致组织细胞的损伤，可引起基因突变和染色体的畸变。在妊娠 2 个月之前接触到的辐射最易诱发畸形且畸形程度最严重。当年在日本广岛和长崎受到原子弹爆炸辐射影响后幸存的妊娠女性，流产者占 28%，产下的婴儿第一年死亡率达 25%，另有 25% 的婴儿出生时有小脑发育不全或智力低下等畸形。

　　我们周围环境中的电离辐射包括天然辐射和人工辐射。天然辐射来自宇宙辐射、地球辐射和体内放射物质。宇宙辐射来自外层空间并逐渐衰减，到达地球后的辐射量极其微小，一般不会对人类构成伤害；地球辐射来自各种天然放射性元素，存在于多种岩石和土壤中，其辐射量与地球的不同地区有关，一般情况下我们的生活环境中的放射量不足以伤害人体；体内放射物质存在于生存必需的空气、水和食物中。

　　人工辐射来自放射性工作环境、医疗照射和核试验时落下的灰尘中。

尽管人类生存于电离辐射的环境之中，但早已经与生物界达到了一种平衡，总体人工辐射一直处于本底辐射，对人类的影响并不严重，不必为此过于担忧，地球的生物是离不开辐射的。但随着社会的发展，医疗辐射和职业性辐射有可能会超过本底辐射量，生活中我们使用的一些家用电器也会产生瞬间的电离辐射。对此，人们要防护，特别是准备生育的夫妇的正当防护是十分必要的。为安全起见，为把引起伤害的可能性降到最小，专家建议：

● 妊娠前要在尽可能长的时间内避免接触人为的电离辐射，尽量减少不必要的放射性检查。孕前非必要时不做腰腹部放射线检查。

● 家用电器不要过于密集摆放和使用，使用各种电器时注意与人体保持一定距离或缩短使用的时间。

● 减少使用显像管显示器的电脑和电视机的时间。近年对电脑是否对孕妇造成伤害这个问题关注较多，目前尚未发现因使用电脑造成的先天缺陷的证据。研究发现，电脑的电离辐射量是比较安全的，一般人群是不必做防护的，但是备孕夫妇对于电脑的使用应该持慎重态度。因工作需要必须使用电脑的女性应该改用液晶显示屏，且尽量缩短每日在电脑前工作的时间。

● 避免过多接触天然建筑石料，如少去、尽量不去家装建材市场。

3. 化学因素伤害

最常见的就是各种药物，将在下一节重点介绍。有些工作会接触化学物品，如化学实验和家庭装修等。随着装修材料越来越高档化，装修造成的环境污染以及对人体带来的伤害近年来越来越多见了。装修材料中的苯、甲醛、铅以及放射性污染，还有一些我们暂时还不清楚的化学物质对胎儿都有致畸性。因装修造成胎儿畸形的事例越来越多。由于对装修致畸的研究尚不完善，许多机理不是很清楚，所以专家建议还是以避开为主。给一些小小的建议，供参考：

● 不要久留于装修的环境中。装修环境如果味道重、刺鼻、咽喉不适，说明污染物质含量多，应该马上离开。

● 装修后的环境尽量长时间多通风，不住人。

● 选择环保装修材料。

● 装修后 3 个月内最好避孕。

保持健康科学生活方式

1. 不要吸烟

　　吸烟对女性生殖健康极为有害。吸烟时间越久，产生的伤害就越大。烟草中的有害化学物质，如多环芳香烃可以吸附在卵细胞表面，引起细胞染色体畸变和脱氧核糖核酸即 DNA 的突变。吸烟会造成女性不孕、流产及胎儿死亡，引发女性月经异常、卵巢早衰。有人做过试验，将烟草中的多环芳香烃注入到雌鼠的体内，很快发生了一系列的化学变化，雌鼠的卵子全部死亡。

　　职场里有相当多的女性朋友每日都在无奈地吸着二手烟。据最新调查资料显示，在职场工作的女性朋友中有 80% 在遭受着二手烟的侵害；在家庭中有 60% 的女性朋友在被动吸烟，说明烟草的伤害在我国是相当普遍的。调查发现，被动吸烟的女性发生流产的概率比没有被动吸烟女性高 2.5 倍，临床上的一些不明原因的出生缺陷儿，与烟草对胎儿的伤害有一定的因果关系。有吸烟饮酒习惯的女性朋友往往会有营养不良的现象，因为大量烟酒常常会抑制人们的食欲，使食物的摄入量不足，长时间的食欲不好，妊娠后容易引起胎儿先天营养不良。

　　吸烟对男性而言，除危害身体健康外，还会影响精子的质量，削弱性功能，引起精子畸形、染色体异常等。同时，丈夫吸烟会造成妻子被动吸烟，也会影响胎宝宝的健康。因此，丈夫在妻子怀孕前 3 个月应戒烟。

2. 不要酗酒

无论男性还是女性，酗酒都会使发育中的精子和卵子发生畸变，这种畸变的生殖细胞相结合，就会把有病的遗传基因传给后代，引起胎儿酒精中毒综合征，表现为生长迟缓、中枢神经系统发育障碍、面容不正常、头小、前额突出、眼裂小、心脏及四肢畸形等。另外，喝酒的准妈妈在早产、流产及死产方面都高于不喝酒的准妈妈。妈妈饮酒，酒精可以通过乳汁排泄，对宝宝造成不良影响。

国外早有报道，慢性酒精中毒的母亲，有17%的可能发生死胎，胎儿常伴有小头畸形、发育迟缓。吸烟女性所分娩的婴儿比不吸烟女性所分娩的婴儿体重平均低200克。还有研究发现，烟酒对宝宝的危害是随接触量的增加而增加的。吸烟、饮酒的女性孕前必须戒掉，而且越早越好。

3. 洗澡水温度不宜过高

洗个热水澡舒适又解乏，然而，你知道吗？热水在汽化时会产生一种叫氯仿的致癌物质，并随蒸汽被身体部分吸收，会影响未来胎宝宝的健康。因此，准备当爸爸的男性在洗澡、用热水时尽量不要用温度过高的热水，34℃左右为宜。另外，精子的适宜温度是35.5℃~36℃，温度过高会影响睾丸的精子质量，特别是桑拿浴，会造成死精。因此，准备要孩子的男性应提前3个月停洗桑拿浴。

4. 不要穿紧身裤

紧身裤包裹使女性的阴道分泌物不能透发，适宜细菌滋生繁殖，易引起阴道炎；而男性穿紧身牛仔裤不但压迫生殖器官，影响睾丸正常发育，还因不透气、不散热而不利于精子的生存。为了将来的宝宝还是穿一些宽松、纯棉、透气的裤子吧。

准备要孩子的夫妻最好选择工作不是太忙、太紧张的时期，同时尽可能选择气候冷热适宜的季节怀孕。经历紧张工作、外出长途旅游后最好能等两三个月时间，让身体恢复后再考虑怀孕。除此之外，还要注意防范现代生活方式的危害。现代人，尤其是城市青年往往喜欢熬夜，不是看电视、看碟到深夜，就是玩电脑、上网、唱卡拉OK、打牌、舞厅跳舞到深夜，或者是捧一本好书就一口气看到天亮，常熬得身体、大脑疲乏不堪，早上却又不喜早起，结果人劳累不说，生物钟也完全乱了套，还错过了选择工作淡季、气候冷热宜人的时节怀孕。

注意休息，不熬夜，不过分消耗体力。

起居一定要规律化，尽可能早睡早起。

长期案头工作的人要有调节，多抽时间活动。

早上空气新鲜、对人最有利的活动时间。

专家们经研究发现，脑垂体主要是在人睡眠时（特别是熟睡时）分泌生长激素。如果总是晚睡或熬夜，激素分泌就会受到影响，喜欢这样的生活节奏的人最好暂时不要怀孕，要在纠正不良起居习惯后3个月再考虑怀孩子。早睡早起有利于人的健康，有利于与生物钟协调，每晚睡觉不应迟于10点半。

有的知识分子由于工作性质关系，整天坐着不动，晚上喜欢熬夜，看书、写字又需要人处于气血相对静止的状态。按中医的观点，这样的生活方式对人没有好处，身体渐渐会变得气滞、气虚，肺部及其他呼吸器官也易变得虚弱，这不仅对准妈妈自身不利，对胎宝宝的生长发育也不利，因为胎宝宝的生长没有了良好的气血环境。不少知识分子的后代体质较弱可能就是这个原因。所以，最好能提前调整一下生活方式，每天早晚多活动活动，并尽可能增加室外活动的时间，这样坚持几个月后再考虑怀孕。

运动有利于成功受孕

要给后代一个强壮的体魄，父母自己的身体强壮、气血畅通是很重要的。由于现代生活使人的体力劳动时间大大减少，人的体质有普遍下降的趋势。这一点尤其表现在城市人群中。目前，城市人群患心脏病、糖尿病、高血压、肥胖症、癌症、肾脏病、白血病和不孕症的比率比以往有了很大提高，主要原因除了环境污染之外，与人的体力劳动减少、室外活动减少、又不注意体育锻炼有关。

现在有很大一部分城市人的生活是：早上出门坐车去单位，在单位几乎是一整天坐在办公桌、会议桌、电脑前，下班时再坐车回家。到家吃完晚饭后马上又坐到沙发上看电视，看到半夜就上床睡觉。体力劳动或活动可以说是零，尤其是有车族，连赶车、挤车这样的活动都没有。现在，不少农村地区的人群也开始过上城市化生活，即白天去乡镇工厂上班，晚上坐在沙发上看电视，也出现了室外活动逐渐减少、体力劳动相对不足的趋势，这种生活方式的一大不足是：容易使人失去强健的体魄和旺盛的气血。

女性长期久坐容易造成血液循环不顺畅，月经前及月经期常有剧烈疼痛；有的则因久坐导致经血逆流入输卵管、卵巢，引起下腹痛、腰痛，甚者伴有严重的痛经，此即所谓巧克力囊肿。此外，气滞血瘀也易导致淋巴或血行性的栓塞，使输卵管不通；更有因久坐及体质上的关系，使子宫内膜组织因气滞血瘀而增生至子宫以外，形成子宫内膜异位症，这些都是不孕的原因。如果工作几乎都离不开坐，那么每40分钟后休息10分钟，做做伸展动作，或下班后多散散步、游游泳、练练瑜伽，都能有效改善因久坐造成的循环障碍。运动可以增加机体的免疫力，使精子和卵子更有活力，更有利于受孕。科学的锻炼还可使全身肌肉更有力量，可以减轻日后分娩时的困难和痛苦，而且运动还可以使心情愉悦。

此外，尽可能自己动手干些家务活儿，给自己增加些体力劳动，而不要再找小时工做家务。美国不少人开始意识到缺乏体力活动带来的长期害处，开始了一个经久不衰的"自己干"运动，不少教授自己爬高修房子，不少家庭主妇自己给栏杆刷油漆、打扫卫生等，家务活儿很少请人帮忙。我们国家的城市人口实在也该考虑来个"自己干"运动了，否则在健康方面会有不可乐观的长期损害。

怀孕后，准妈妈也要适当参加力所能及的体力劳动，不要一怀孕就当甩手掌柜，万事不再管、不再参与，只想让人伺候自己。古人很推崇孕妇适当劳动对胎儿血气方面和日后顺利生产方面的好处。所以，孕妇要自觉，日常生活杂事要坚持自己料理，尽可能少依赖他人。

为怀孕储备营养

营养的"营"字有谋求的意思，"养"字是养生的意思，放在一起就是谋求养生。营养对人体来说就是机体通过摄取食物，经过体内消化、吸收和代谢，利用食物中对人体有益的物质构建组织器官，满足生理功能和体力活动需要的过程。随着生活水平的提高，营养早已经不限于吃的数量，更重要的是饮食的结构。

女性良好的营养状态是正常排卵和生育的保障，肥沃的子宫内膜能随时恭候受精卵的光临。孕前的母体需要充足的营养储备，这样胎儿就能从母亲体内吸取养料。为了宝宝，母亲必须不停地补充各种营养，来满足宝宝生长发育的需要，良好的营养储备能孕育健康的宝宝。

补充营养叶酸先行

叶酸又称"喋酰谷氨酸"，是人体必需的水溶性 B 族维生素之一。因为最早是从菠菜叶子中提取出来的，故而得名"叶酸"。叶酸参与氨基酸之间的相互转化，以及血红蛋白、肾上腺素、胆碱等的合成，与细胞增殖、组织生长及机体发育密切相关。妊娠期母体红细胞的生成以及胎宝宝和胎盘生长所必需的 DNA 的合成都需要叶酸的参与。

1. 我国育龄女性普遍存在叶酸缺乏的情况

即便是营养良好的准妈妈，血清和红细胞中的叶酸含量也会随着妊娠进程而逐渐减少。叶酸不足的准妈妈很容易患上巨幼红细胞贫血，使先兆子痫、胎盘早剥的发生率增高，甚至出现胎儿宫内发育迟缓、早产以及新生儿低出生体重等现象。叶酸不足的胎宝宝更容易出现巨幼红细胞贫血。特别是孕早期（孕 3~4 周时）叶酸缺乏，可以引起胎宝宝神经管畸形。神经管畸形的发生率在各种出生缺陷中是最常见的，会造成脊柱裂（椎骨未能融合）、无脑畸形（脑或颅顶缺失）等中枢神经系统发育异常，是造成围产儿死亡的主要原因之一。

2. 叶酸对于准备做爸爸的男性也非常重要

当男性体内叶酸含量不足时，精液的浓度会降低，精子的活动能力会减弱，使卵子受孕就会比较困难。另外，叶酸在人体内还能与其他物质合成叶酸盐，它对于孕育优质宝宝也起着关键作用。如果男性体内的叶酸盐不足或缺乏，就可能增加发生染色体缺陷的概率，增大孩子长大后患严重疾病的危险性。

多年来，科学家发现了一个现象，即在饮食品种单一或烹饪方法不科学的地区，胎儿先天畸形的发生率较高，特别是神经管畸形的发生率很高。进一步调查发现，我国北方地区神经管畸形的发生率要高于南方地区。这是为什么呢？原来在我国北方地区，多年来一直是萝卜、白菜当家，饮食品种比较单一，不如南方地区食物种类多，能经常吃到新鲜蔬菜；另一原因是我国的烹饪方法以煎、炒、烹、炸为主，高温下食物中的叶酸多被破坏了，所以人体中的叶酸水平是偏低的。

3. 补充叶酸的科学方法

服用叶酸一定要早，要从准备怀孕、尚未怀孕之时开始。因为神经管的正常发育是在怀孕早期，确切地说，是从受精卵植入子宫的第 16 天开始的。此时，绝大部分准妈妈尚不知道自己已经怀孕。也就是说，神经管发育和确诊怀孕有一定的时间差。要是等确诊怀孕再开始服用叶酸就来不及了。所以服用叶酸必须提前开始。如果是计划怀孕，自受孕前 3 个月起直至孕早期 3 个月（也可以一直服用到分娩前），每天应该额外摄入 400 微克的叶酸。

如果在孕前或者孕早期补充叶酸，能够有效预防神经管畸形的发生，减少比率约为 70%。我国卫生部从 2009 年开始实施增补叶酸预防神经管畸形项目，利用中央财政补助经费，为全国准备怀孕的农村女性免费增补叶酸。准备怀孕的农村女性可以在指定机构免费领取叶酸补充剂，每人每天 400 微克（1000 微克＝1 毫克），在孕前 3 个月至孕早期 3 个月服用。服用 6 个月尚未怀孕的育龄女性，应在医生指导下自行购买继续增补叶酸。现在，不单农村，很多城市也为准备怀孕的女性提供免费的叶酸补充剂。

该项目主张服用合成叶酸（叶酸补充剂）。因为合成叶酸结构较为简单，溶解性好，在小肠更容易吸收，生物利用度能达到 85%。而天然食物中的叶酸结构较为复杂且不稳定，在小肠内吸收较差，生物利用率不到 50%。有研究表明，合成叶酸的效果比天然食物更为可靠。在摄入同等数量的情况下，前者是后者的 1.7 倍。

当然，虽不及合成叶酸，天然食物中的叶酸也是有效的。补充叶酸可以多吃以下食物：动物肝、红苋菜、菠菜、生菜、芦笋、龙须菜、豆类、苹果、柑橘、橙汁。

一些食物中叶酸的含量（按 100 克可食部计算）

食物	叶酸含量（微克）	食物	叶酸含量（微克）	食物	叶酸含量（微克）	食物	叶酸含量（微克）
胡萝卜	4.8	洋葱	15.6	小麦粉	20.7	绿豆芽	24.6
韭菜	61.2	大米	6.8	黄豆芽	10	小葱	25.5
苹果	6.3	茄子	12.2	大白菜	25.9	梨	8.8
西红柿	8.3	小白菜	43.6	桃	3.0	甜椒	10.9
油菜	46.2	樱桃	9.9	冬瓜	9.4	卷心菜	20.9
葡萄	9.9	黄瓜	29	菜花	29.9	草莓	31.8
南瓜	10.9	菠菜	87.9	柑橘	52.9	丝瓜	8.3
芹菜	28.6	香蕉	20.2	西葫芦	7.2	生菜	31.6
西瓜	4.0	香菇	41.3	莲藕	30.7	猪肝	335.2
土豆	15.7	豆腐（北）	39.8	猪肉（瘦）	8.1	豆腐干	54.2
赤小豆	87.9	鸡蛋	6.5	绿豆	393	花生仁	107.5
牛奶	5.5						

数据来源：表格中数据摘自《中国食物成分表 2004》（中国疾病预防控制中心营养与食品安全所编著，杨月欣主编，北京大学医学出版社 2005 年出版）。

4. 叶酸不是万能的

尽管补充叶酸可以预防神经管畸形，但不能过度依赖于叶酸。叶酸不是万能的，引起先天缺陷的原因是多方面的。需要明确的是，神经管畸形的发生，环境污染和家族遗传也是致病的原因。所以，在服用叶酸的同时不能忽视其他方面的致畸因素。

有些人在服用叶酸后出现了便秘、月经不调等异常症状，并因此反复就医。就目前的观点，服用叶酸后出现便秘、月经不调的情况不是叶酸本身的错，因为叶酸本身就是我们身体需要的一种营养素，我们所用的叶酸量很小，仅作为一种摄入不足的补充。至于为什么有些人出现了异常现象，大概有两种可能：一种可能是服叶酸的目的性过强导致的心理紧张，服用叶酸就是为妊娠做准备，使一些人产生了心理暗示作用，在此期间，对月经期和排卵日又格外关注，便造成了短时间的月经紊乱；另一种可能是空腹服用叶酸造成的便秘，所以建议叶酸与食物一起吃。

 保证优质蛋白质的摄入

1. 蛋白质的重要作用

蛋白质是人体所需要的最重要的营养素，人体任何一个重要的部位，如皮肤、肌肉、骨骼、血液、内脏、四肢、大脑，它们的主要成分都是蛋白质。不仅如此，我们身体内许许多多发挥生理功能的活性物质，如抗体、激素、酶、血红蛋白等，也都属于蛋白质。蛋白质是生成精子的重要原料，充足的优质蛋白质可以提高精子的数量和质量，还可以帮助女性排卵。所以，蛋白质摄入是否充足对于成功受孕非常重要。

人体内的各种蛋白质都是人体细胞按照基因编码程序组装的，其原料主要是来自日常食物中的氨基酸。日常食物含有动植物细胞自己利用各种氨基酸组装的蛋白质。食物中蛋白质在人肠道内被消化液分解成各种氨基酸，各种氨基酸进入血液，继而进入细胞，供人体细胞利用（合成各种蛋白质）。这个过程看上去比较复杂，有点分分合合的意思。

2. 蛋白质的营养价值

食物蛋白质的营养价值取决于所含氨基酸的种类和数量，可依据食物蛋白质的氨基酸组成分为完全蛋白质、半完全蛋白质和不完全蛋白质三类。

★完全蛋白质

所含必需氨基酸（人体不能自己合成或合成速度不够快，必须由食物供给的氨基酸）种类齐全，数量充足，比例适当，不但能维持成人的健康，而且能促进儿童的生长发育，如乳类中的酪蛋白、乳白蛋白，蛋类中的卵白蛋白、卵磷蛋白，肉类中的白蛋白、肌蛋白，大豆中的大豆蛋白，小麦中的麦谷蛋白，玉米中的谷蛋白等。

★半完全蛋白质

所含必需氨基酸种类齐全，但有的氨基酸数量不足，比例不适当，可以维持生命，但不能促进生长发育，如小麦中的麦胶蛋白等。

★不完全蛋白质

所含必需氨基酸种类不全，既不能维持生命，也不能促进生长发育，如玉米中的玉米胶蛋白，动物结缔组织和肉皮中的胶质蛋白，豌豆中的豆球蛋白等。

3. 蛋白质的食物来源

蛋白质的食物来源可分为植物性蛋白质和动物性蛋白质两大类。

植物性蛋白质中，谷类含蛋白质10%左右，虽然含量不算高，但因为是人们的主食，所以仍是膳食蛋白质的主要来源。豆类含有丰富的蛋白质，特别是大豆，蛋白质含量高达36%~40%，氨基酸组成也比较合理，人体利用率较高，是植物蛋白质中非常好的蛋白质来源。

富含动物性蛋白质的食物包括三文鱼、牡蛎、深海鱼虾等，这些海产品不仅污染程度低，还含有促进大脑发育和增进体质的DHA等营养素。除此之外，各种瘦肉、动物肝脏、乳类、蛋类也含有较多的优质蛋白质，可以增加精子的营养，提高精子成活率。

粮食类食物中蛋白质的含量（以可食部计算）

食物	蛋白质含量（%）	食物	蛋白质含量（%）	食物	蛋白质含量（%）	食物	蛋白质含量（%）
小麦富强粉	10.3	挂面	10.3	切面	7.3	方便面	9.5
馒头	7	花卷	6.4	面包	8.3	饼干	9
稻米	7.4	米饭	2.6	糯米	7.3	玉米面	8.1
小米	9	荞麦	9.3				

坚果类食物中蛋白质的含量（以可食部计算）

食物	蛋白质含量（%）	食物	蛋白质含量（%）	食物	蛋白质含量（%）	食物	蛋白质含量（%）
核桃	14.9	大杏仁	19.9	腰果	17.3	花生（炒）	21.7
葵花子（炒）	22.6	西瓜子（炒）	32.7	白芝麻	18.4		

蔬菜类食物中蛋白质的含量（以可食部计算）

食物	蛋白质含量（%）	食物	蛋白质含量（%）	食物	蛋白质含量（%）	食物	蛋白质含量（%）
土豆	2	胡萝卜	1.4	荷兰豆	2.5	四季豆	2
茄子	1.1	西红柿	0.9	青尖椒	1.9	冬瓜	0.4
黄瓜	0.8	大白菜	1.5	油菜	1.8	菠菜	2.6

豆类食物中蛋白质的含量（以可食部计算）

食物	蛋白质含量（%）	食物	蛋白质含量（%）	食物	蛋白质含量（%）	食物	蛋白质含量（%）
大豆	35	豆腐	8.1	内酯豆腐	5	豆浆	1.8
豆腐卷	17.9	腐竹（干）	44.6	豆腐干	16.2	素鸡	16.5
烤麸	20.4	绿豆	21.6	蚕豆	21.6		

禽类食物中蛋白质的含量（以可食部计算）

食物	蛋白质含量（%）	食物	蛋白质含量（%）	食物	蛋白质含量（%）	食物	蛋白质含量（%）
鸡腿	16	鸡胸脯肉	19.4	鸡翅	17.4	鸡肝	16.6
鸡（整只）	19.3	鸭（整只）	19.7	鹅（整只）	19.9	火鸡腿	20

蛋类食物中蛋白质的含量（以可食部计算）

食物	蛋白质含量（%）	食物	蛋白质含量（%）
鸡蛋	13.3	鸭蛋	12.6

奶类食物中蛋白质的含量（以可食部计算）

食物	蛋白质含量（%）	食物	蛋白质含量（%）	食物	蛋白质含量（%）	食物	蛋白质含量（%）
牛奶	3	酸奶	2.5	奶酪	25.7	奶油	0.7

海鲜类食物中蛋白质的含量（以可食部计算）

食物	蛋白质含量（%）	食物	蛋白质含量（%）	食物	蛋白质含量（%）	食物	蛋白质含量（%）
对虾	18.6	基围虾	18.2	海蟹	13.8	鲍鱼	12.6
扇贝（鲜）	11.2	海参（干）	50.2	海参（水发）	6	鱿鱼（鲜）	17.4
海蜇皮	3.7						

畜肉类食物中蛋白质的含量（以可食部计算）

食物	蛋白质含量（%）	食物	蛋白质含量（%）	食物	蛋白质含量（%）	食物	蛋白质含量（%）
猪肉（肥瘦）	13.2	猪肉（肥）	2.4	猪肉（瘦）	20.3	猪蹄	22.6
猪小排	16.7	猪肝（新鲜）	19.7	猪血	12.2	午餐肉	9.4
肉松	23.4	火腿肠	14	蒜味肠	7.5	牛肉（肥瘦）	19.9
牛肚	14.5	牛肉干	45.6	羊肉（肥瘦）	19	羊肝	17.9
羊血	6.8	狗肉	16.8	兔肉	19.7		

鱼类食物中蛋白质的含量（以可食部计算）

食物	蛋白质含量（%）	食物	蛋白质含量（%）	食物	蛋白质含量（%）	食物	蛋白质含量（%）
草鱼	16.6	鲤鱼	17.6	泥鳅	17.9	鲢鱼	17.8
带鱼	17.7	黄花鱼	17.7	鲅鱼	21.2	鲳鱼	18.5
比目鱼	20.8	鳗鱼	18.6				

其他类食物中蛋白质的含量（以可食部计算）

食物	蛋白质含量（％）	食物	蛋白质含量（％）	食物	蛋白质含量（％）	食物	蛋白质含量（％）
茶水	0.1	大雪糕	2.2	果味奶	0.9	鲜橘汁	0.1
豆油	0	花生油	0	巧克力	4.3	蜂蜜	0.4
田鸡腿	11.8						

数据来源：数据引自《中国食物成分表 2004》（中国疾病预防控制中心营养与食品安全所编制，北京大学医学出版社 2005 年出版），想查询更多食物的蛋白质含量请参阅此书。

4. 蛋白质的互补作用

不同食物蛋白质中的必需氨基酸含量和比例不同，其营养价值不一。通过将不同种类的食物相互搭配，可提高食物蛋白质的营养价值。比如，玉米、小米、大豆单独食用，其生物价（反映食物蛋白质消化吸收后，被机体利用程度的一项指标）分别是60、57、64，如果按23％、25％、52％的比例混合食用，生物价可提高到73。如果在植物性食物中添加少量动物性食物，蛋白质的生物价还会提高。如面粉、小米、大豆、牛肉单独食用时，其蛋白质的生物价分别是67、57、64、76，若按39％、13％、22％、26％的比例混合食用，其蛋白质的生物价可提高到89。

烹饪方法对食物中营养素的消化吸收有重要影响，如黄豆的一般吃法是煮、炒等，其中蛋白质的消化吸收率仅为50％~60％，而加工成豆腐后，吸收率可达90％以上。

常见食物蛋白质的生物价

蛋白质	生物价	蛋白质	生物价	蛋白质	生物价	蛋白质	生物价
鸡蛋黄	96	鸡蛋	94	鸡蛋白、鱼	83	脱脂牛奶	81
大米	77	牛肉	76	猪肉	74	扁豆、红薯	72
小麦、马铃薯	67	熟大豆	64	玉米	60	花生	59
蚕豆	58	生大豆	57	白面粉	52		

数据来源：摘自《中国营养师培训教材》，人民卫生出版社出版。

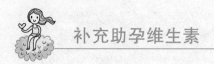

补充助孕维生素

1. 维生素A

维生素A是第一个被发现的维生素，它的生理功能非常广泛，如促进生长发育，尤其是骨骼和生殖系统的发育，保持皮肤和黏膜的完整性，影响眼睛视力。维生素A被认为与女性体内的性激素和黄体素的分泌有关，也是男性制造精子的重要原料。维生素A缺乏可导致男性睾丸萎缩，精子数量减少、活力下降，还会影响人的免疫功能。

专家提示 TIP

中国营养学会2000年提出的中国居民膳食维生素A参考摄入量成年男性为800微克视黄醇当量。如果通过日常饮食补充维生素A，一般不必担心过量的问题。但如果服用含维生素A的补充剂，则要注意合适的维生素A剂量，每天不要超过6000IU。

维生素A在动物性食物中含量丰富，如动物内脏（每100克猪肝含4972微克，鸡肝含10414微克），蛋类（每100克鸡蛋含310微克），乳类（每100克牛奶含24微克）。

在体内，胡萝卜素可以转化为维生素A，发挥与维生素A相同的作用，只是胡萝卜素吸收率比较低。胡萝卜素在深色蔬菜中含量较高，如西蓝花（每100克含胡萝卜素7210微克）、胡萝卜（每100克含胡萝卜素4010微克）、菠菜（每100克含胡萝卜素2920微克）、苋菜（每100克含胡萝卜素2110微克）、生菜（每100克含胡萝卜素1790微克）、油菜（每100克含胡萝卜素620微克）、荷兰豆（每100克含胡萝卜素480微克）。水果中以芒果（每100克含胡萝卜素8050微克）、橘子（每100克含胡萝卜素1660微克）、枇杷（每100克含胡萝卜素700微克）含量较丰富。

2. 维生素 B₆ 和维生素 B₁₂

有研究认为，维生素 B_6 会影响卵泡刺激素及黄体生成激素制造，影响女性卵子的生成和排出。某些研究显示，维生素 B_6 供给充分可改善月经不规则的问题。维生素 B_{12} 也被认为与排卵周期有关。

中国营养学会 2000 年提出的中国居民膳食参考摄入量中维生素 B_6 的适宜摄入量为每日 1.2 毫克，维生素 B_{12} 为每日 2.4 微克。

维生素 B_6 的食物来源很广泛，动物性和植物性食物中均有，通常肉类、全谷类产品（特别是小麦）、蔬菜和坚果中最多，但动物性来源的维生素 B_6 比植物性来源的利用率要高。维生素 B_{12} 主要来源于动物性食物，如肉类、动物内脏、鱼、贝壳类及蛋类，乳及乳制品中含量较少。植物性食物基本不含维生素 B_{12}。

专家提示

> 膳食结构搭配平衡才能保证各种 B 族维生素的供应。如果饮食搭配不够平衡，应该服用 B 族维生素补充剂（最好是复合型营养补充剂）。

B 族维生素为水溶性维生素，超出人体需要的部分很容易随尿液排出体外，所以它们的毒性极低，副作用极少。即使服用超过正常需要量数十倍的 B 族维生素，也没发现有什么明显的不良后果。

3. 维生素 C

维生素 C 又称"抗坏血酸"，是人体需要量最大的维生素。维生素 C 是一种保护人体组织免受氧化损害的强力抗氧化剂。有研究发现，维生素 C 可促使人体排出对生育能力有害的铅、尼古丁等有毒物质，还可促进抗体形成，促进铁的吸收。

中国营养学会 2000 年提出的中国居民膳食参考摄入量中维生素 C 的推荐摄入量为每日 100 毫克。富含维生素 C 的食物主要是新鲜的蔬菜和水果。蔬菜中，辣椒、茼蒿、苦瓜、豆角、菠菜、韭菜、土豆、卷心菜、西蓝花、菜花等维生素 C 含量丰富；水果中，酸枣、红枣、草莓、猕猴桃、柑橘、柠檬等维生素 C 含量最多。

4. 维生素D

维生素D被称作"光的荷尔蒙"，可直接和子宫、输卵管、脑垂体及乳腺里的接收器互相作用。中国营养学会2000年提出的中国居民膳食参考摄入量中维生素D的推荐摄入量为每日5微克。

维生素D有两个来源，一个是食物来源，另一个是通过阳光照射由人体皮肤产生。动物性食物中含维生素D3，以鱼肝和鱼油含量最丰富，其次是鸡蛋、乳牛肉、黄油和海鱼（如鲱鱼、鲑鱼、沙丁鱼）。植物性食物如蘑菇含有维生素D2。

维生素D主要来源于人体自身皮肤的合成。人体借助紫外线的作用可以合成并转化为具有活性的维生素D，即体表皮肤中7-脱氢胆固醇经日光或人工紫外线照射激活后，可转化为维生素D3。产生的量与季节、年龄、暴露皮肤的面积和照射时间长短有关。所以，多晒太阳或多进行户外活动是非常必要的。有报道说，皮肤被太阳晒红时，维生素D的血液浓度可与摄入250微克~625微克维生素D相当。

5. 维生素E

维生素E为动物正常生殖所必需。缺乏时，雌性动物受孕率下降，流产增多。维生素E还参与精子的生成，缺乏时，雄性动物可发生永久性不育，所以维生素E也叫"生育酚"。

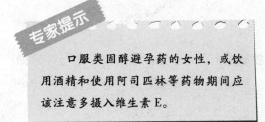

专家提示

口服类固醇避孕药的女性，或饮用酒精和使用阿司匹林等药物期间应该注意多摄入维生素E。

维生素E对人体健康也有重要的保护作用。它是一种很强的抗氧化剂，在体内保护细胞免受自由基的损害，使细胞维持其完整性。另外，它还参与其他营养素的合成及利用，如参与维生素C的合成及维生素A的吸收利用。它还能够促进碳水化合物、脂肪及蛋白质释放热能。

一般不必特意补充维生素E，因为富含维生素E的食物比较多，包括植物油、新鲜蔬菜、坚果、蛋类、肉类、奶类和大豆类等，所以日常饮食很容易满足人体对维生素E的需要。而且，考虑到维生素E毕竟是人体所需重要的营养素之一，所以绝大多数复合型营养补充剂都含有维生素E。根据中国营养学会2000年的建议，成人每天应摄入维生素 E 14 毫克。

部分植物油（每 100 克）维生素 E 的含量（毫克）

名称	含量	名称	含量	名称	含量	名称	含量
胡麻油	389.90	豆油	93.08	芝麻香油	68.53	菜子油	60.89
葵花子油	54.60	玉米油	50.94	花生油	42.06	色拉油	24.01

数据来源：引自《中国食物成分表（2002 年）》。

部分常用食物（每 100 克）维生素 E 的含量（毫克）

名称	含量	名称	含量	名称	含量	名称	含量
鹅蛋黄	95.70	黑芝麻	50.40	核桃	43.21	白芝麻	38.28
芝麻酱	35.09	黄豆粉	33.69	松子仁	32.79	腐竹	27.84
豆腐卷	27.63	西瓜子	27.37	炒南瓜子	27.28	南瓜粉	26.61
炒葵花子	26.46	素火腿	25.99	炒榛子	25.20	油豆腐	24.70
小麦胚粉	23.20	豆腐皮	20.63	黄豆	18.90	杏仁	18.53
黑豆	17.36	炒花生	14.97	赤小豆	14.36	鸭蛋黄	12.72
栗子	11.45	江虾	11.30	口蘑、白蘑	8.57		

数据来源：引自《中国食物成分表（2002 年）》。

 钙、铁、锌不可缺少

1. 中国女性普遍缺钙

建议准备怀孕的女性检查一下是否缺钙，如果检查发现缺钙，应该按照医生要求补钙。从准备怀孕就开始注意钙的补充是非常理想的，每日应摄入 800 毫克~1000 毫克钙，即 3~4 份乳制品。乳类含钙量高，易吸收，发酵乳更有利于吸收。另外，豆类、坚果类、可连骨吃的小鱼小虾及一些绿色蔬菜类也是钙的较好来源。如果你不喜欢奶制品或豆制品，就必须增加脆骨、带骨鱼虾、花生和芝麻的摄入量，并适当服用含有维生素 D 的钙补充剂。

常见食物（每100克）中的钙含量（毫克）

食物名称	含量	食物名称	含量	食物名称	含量	食物名称	含量
虾皮	991	黑豆	224	枣	80	干酪	799
青豆	200	豌豆（干）	67	苜蓿	713	大豆	191
大白菜	45	海带（干）	348	蚌肉	190	标准粉	31
荠菜	294	苋菜	178	大米	13	花生仁	284
豆腐	164	鸡肉	9	紫菜	264	蛋黄	112
羊肉（瘦）	9	木耳	247	油菜	108	猪肉（瘦）	9
雪里蕻	230	牛奶	104	猪肉（瘦）	6		

数据来源：引自《中国食物成分表（2002年）》。

食物中碱性磷酸盐可与钙形成不溶解的钙盐而影响钙吸收，因此，低磷膳食（人体内钙磷比例应为2：1）可提高钙的吸收率。然而，现实生活中，人们过多地摄入碳酸饮料、咖啡、比萨饼、炸薯条等大量含磷的食物，使钙磷比例高达1：10～20，导致大量钙流失。

谷类中的植酸会在肠道中形成植酸钙而影响钙的吸收。某些蔬菜如菠菜、苋菜、竹笋中的草酸与钙形成草酸钙亦可影响钙吸收。膳食纤维中的糖醛酸残基与钙整合而干扰钙吸收。一些药物如青霉素和新霉素能增加钙吸收，而一些碱性药物如抗酸药、肝素等可干扰钙吸收。

人们补钙的时候只注意补充维生素D，却往往不知道要补充镁。钙与镁似一对双胞胎兄弟，总是要成双成对地出现，而且钙与镁的比例为2：1时是最利于钙的吸收利用的了。所以，在补钙的时候，切记不要忘了补充镁。含镁较多的食物有：坚果（如杏仁、腰果和花生）、黄豆、瓜子（向日葵籽、南瓜子）、谷物（特别是黑麦、小米和大麦）、海产品（金枪鱼、鲭鱼、小虾、龙虾）。

2. 缺铁可影响月经周期

铁质不足会引起贫血和月经不规则，进而造成排卵和生殖荷尔蒙的混乱。根据中国营养学会2000年的建议，成人铁摄入量男性为每日15毫克，女性为每日20毫克；可耐受最高摄入量男、女均为每日50毫克。

铁的最好来源是瘦肉、动物血液和肝脏，鱼类、海鲜和禽类也提供较多的铁。其他食物中的铁要么含量很低（如牛奶、主食、水果等），要么就很难吸收（如蛋黄、大豆、蔬菜等），都不是铁的较好来源。

部分日常食物每100克可食部含（元素）铁量（毫克）

名称	含量	名称	含量	名称	含量	名称	含量
珍珠白蘑	189.8	香杏片口蘑	137.5	黑木耳	97.4	松蘑	86.0
紫菜	54.9	鸭血	30.5	河蚌	26.6	鸡血	25.0
鸭肝	23.1	香豆腐干	23.0	黑芝麻	22.7	猪肝	22.6
口蘑	19.4	扁豆	19.2	藕粉	17.9	腐竹	16.5
豆腐皮	13.9	莜麦面	13.6	芝麻酱	9.8	豆腐丝	9.1
河虾	8.8	猪血	8.7	黄豆	8.2	黄花菜	8.1
羊肝	7.5	芹菜、炒花生仁	6.9	虾皮	6.7	牛肝	6.6
油菜	5.9	苋菜	5.4	豌豆尖	5.1	蒜薹	4.2
瘦羊肉	3.9	猪前肘	3.5	菠菜	2.9	瘦牛肉	2.8
鸡蛋	2.3	面粉	2.7~3.5	大米	0.4~2.8		

数据来源：引自《中国食物成分表（2002年）》。

如果你的食谱中缺少肉类，又没有特意吃一些动物血液和肝脏的话，就应该服用铁补充剂预防缺铁性贫血，可选用只含铁的补铁药物或补充剂，也可以选用同时含有铁、锌、钙以及多种维生素的复合型营养补充剂。后者更为常用一些，因为其他营养素对纠正贫血亦有帮助。具体补铁剂量咨询医生。补铁常常有不良反应，也容易过量，所以服用铁剂必须注意剂量。

3. 锌可提高男性生殖能力

锌是影响男性生殖能力的重要营养素，缺锌会降低精子的活动能力，削弱机体的免疫功能。因此，准备要宝宝的男性平时应该多吃含锌较高的食品，如干酪、虾、燕麦、花生、花生酱、玉米、黑米、黑豆等。2000年制定的《中国居民膳食营养素参考摄入量》中对成年男性每日锌的推荐摄入量为15.5毫克。每100克以下食物中含锌量为：牡蛎100毫克、鸡肉3毫克、鸡蛋3毫克、鸡肝2.4毫克、花生米2.9毫克、猪肉2.9毫克。在吃这些食物时注意不要过量饮酒，以免影响锌的吸收。

未准妈妈也要注意多吃含锌丰富的食物，如果不想摄入太多动物蛋白质，可以多吃一些坚果，如核桃、芝麻、杏仁等。

精细的粮食加工过程可导致锌的大量丢失，如小麦加工成精面粉大约80%锌被去掉；豆类制成罐头比新鲜大豆锌含量损失60%左右。

部分日常食物每100克可食部含（元素）锌量（毫克）

名称	含量	名称	含量	名称	含量	名称	含量
乌鱼蛋	71.20	沙鸡	10.60	口蘑、白蘑	9.04	海蛎肉	47.05
冻山羊肉	10.42	牛前腱肉	7.61	小麦胚粉	23.40	螺蛳	10.27
南瓜子（炒）	7.12	小核桃（熟）	12.59	牡蛎肉	10.02	鸭肝	6.91
鲜扇贝	11.69	腊羊肉	9.95	瘦羊肉	6.06	鲜赤贝	11.58
火鸡腿	9.26	猪肝	5.78				

数据来源：引自《中国食物成分表（2002年）》。

均衡营养最重要

所谓合理营养，即所供给的热能和营养素必须满足生理需要，而且各种营养素之间要保持平衡，比如热能来源比例的平衡、各种微量元素之间的平衡等。为了保证合理而充足的营养，必须配制合理的膳食，也就是平衡膳食。

1. 日常食物的九大类别

根据中国大部分地区的饮食习惯，一般可以把日常食物按照其营养特点分为以下九大类。

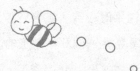

部分日常食物每100克可食部含（元素）锌量（毫克）

类别序号	类别名称	主要食物	所提供的营养
第一类	谷类和薯类	谷类包括米、面、杂粮，薯类包括马铃薯、甘薯、芋头等	主要提供淀粉、蛋白质、膳食纤维及B族维生素
第二类	蔬菜	包括叶菜（如菠菜）、嫩茎类（如芹菜）、花类（如西蓝花）、茄果类（如番茄）、瓜类（如黄瓜）、根茎类（如萝卜）、菌藻类（如香菇、海带）、葱蒜类（如洋葱、大蒜等）	主要提供膳食纤维、钾、钙、镁、维生素C、维生素B_2、叶酸、维生素K、胡萝卜素以及各种植物化学物质
第三类	水果	如柑橘、苹果、葡萄、香蕉、桃等	主要提供糖类、膳食纤维、钾、镁、维生素C、胡萝卜素以及各种植物化学物质。其主要营养特点与某些蔬菜相似
第四类	畜禽肉类	畜肉包括牛肉、羊肉、猪肉等及其制品 禽类包括鸡肉、火鸡肉、鸭肉、鹅肉等及其制品	主要提供优质蛋白质、脂肪、钾、铁、锌、铜、硒等、维生素A和B族维生素。其不利因素是含有饱和脂肪酸和胆固醇
第五类	鱼和海鲜	包括各种鱼类和虾、蟹、贝类及软体类	主要提供优质蛋白质、脂肪、钾、微量元素、维生素A和B族维生素。与畜禽肉类相比，饱和脂肪酸和胆固醇含量较少
第六类	蛋类	包括鸡蛋、鸭蛋、鹅蛋、鹌鹑蛋等	主要提供优质蛋白质、脂肪、微量元素、维生素A、B族维生素、维生素E、磷脂等。其不利因素是蛋黄中含有大量胆固醇
第七类	奶和奶制品	包括牛奶、酸奶、奶粉、炼乳、羊乳等	主要提供优质蛋白质、脂肪、糖类、钙、镁、钾、锌、维生素A、B族维生素等
第八类	大豆类及杂豆类	大豆类常指黄豆及其制品，如豆浆、豆腐、豆腐脑、豆腐干、素鸡等	主要提供优质蛋白质、多不饱和脂肪酸、膳食纤维、钙、镁、钾、B族维生素、维生素E、植物化学物质等
		杂豆类主要有绿豆、扁豆、赤豆、豌豆等	主要提供淀粉、蛋白质、膳食纤维、钾、B族维生素、植物化学物质等
第九类	纯能量食物	包括动物油、食物油、食用糖、淀粉（如粉条等）和酒类等	主要提供能量。植物油还可提供维生素E和必需脂肪酸

除上述九大类食物外，还有一些食物如坚果类（如花生、瓜子、腰果等）、调味品（如食盐、酱油、醋、味精、鸡精等）、饮料类（如矿泉水、碳酸饮料等）、嗜好品（如茶、咖啡、巧克力、小零食等）也比较常见。但除坚果外，一般不是重要的营养素来源。坚果主要提供多不饱和脂肪酸、蛋白质、淀粉、膳食纤维、B族维生素、维生素E、钾、钙、植物化学物质等，通常作为零食食用。

2. 平衡膳食的基本要求

平衡膳食要求食谱中包括上述所有类别的食物（少数已经被确认对健康有害的食物，如酒类等除外）。如果缺少某一类或某几类食物，又不从其他食物类别中注意补充，就很难达到理想的平衡。缺少的食物类别越多则越偏离平衡膳食的原则。

假如某人从不饮奶或其制品，那么他的饮食就有可能存在钙摄入量不足的问题，但仍有机会从豆制品、坚果和蔬菜中获得弥补；假如他既不饮奶也不吃豆制品，又很少吃青菜和坚果，那么他的钙缺乏问题就难以解决了。所以，平衡膳食首先不能缺"类"，要吃够九大类。

同时，平衡膳食还要求在每一类食物中尽量选择多个品种（酒、糖等除外）。比如在肉类中，只吃猪肉就不够理想，应该吃牛肉、羊肉、鸡肉和鸭肉等多种肉类；在谷类中，只吃大米、白面就不够理想，应该粗细搭配，增加玉米、小米、燕麦、荞麦等粗粮；在植物油中，如果只吃豆油或花生油就不够理想，应该交替或混合食用豆油、花生油、橄榄油、玉米油、亚麻油等多种植物油。

3. 膳食指南与膳食宝塔

食物要多样化，即"多类别，多品种"，是平衡膳食的基础。在此基础上，卫生部以2008年1号公告的形式发布了《中国居民膳食指南2007》。该膳食指南给出了平衡膳食结构的10个要点，分别是：

- 食物多样，谷类为主，粗细搭配。
- 多吃蔬菜、水果和薯类。
- 每天吃奶类、大豆或其制品。
- 常吃适量的鱼、禽、蛋和瘦肉。
- 减少烹调油用量，吃清淡少盐膳食。
- 食不过量，天天运动，保持健康体重。
- 三餐分配要合理，零食要适当。
- 每天足量饮水，合理选择饮料。
- 如饮酒应限量。
- 吃新鲜、卫生的食物。

为了使这些合理饮食原则进一步量化，《中国居民膳食指南2007》还给出了上述九大类食物每天的大致食用量：

- 谷类250克~400克（干重）；
- 蔬菜类300克~500克；
- 水果类200克~400克；
- 畜禽肉类50克~75克；
- 鱼虾类75克~100克；
- 蛋类25克~50克；
- 奶类及奶制品300克；
- 大豆及豆制品30克~50克（干重）；
- 油脂类25克~30克。

从数字上看，各类食物重量的变动范围是比较大的，这是因为每个人的情况有较大差别，身高不同、性别不同、年龄不同、劳动强度不同，营养需要（各类食物数量）也不同。一般来说，普通成年女性（未怀孕，从事轻体力劳动，按1800千卡计算）每天各类食物的推荐数量为谷类250克（干重）、蔬菜300克、水果200克、畜禽肉类50克、水产品75克、蛋类25克、乳类300克（或毫升）、大豆类40克（干重）、油脂类25克。男性一般应高于女性。

对于体重已经达标的女性，如果你曾有过节食或药物减肥、限制脂肪和动物性食物摄入、不食或限制主食的经历；或者曾有贫血症状；或者即便体重合格，但体内脂肪堆积过多、橘皮组织丰富等现象，都说明营养失调了，需要及时纠正一些错误的饮食习惯，否则会造成某些营养素的短缺或超标，使优生计划夭折。

首先，作为营养金字塔根基的粮谷类食物，特别是各种杂粮（玉米、黑米、大麦、燕麦、荞麦、薏米等）、杂豆（大豆、黑豆、绿豆等）是每顿正餐中不可缺少的，因为能量、糖分和维生素 B_1、维生素 B_2 摄入少会导致精力不足，是无法孕育出聪明宝宝的。玉米、小米、土豆等所含的维生素和蛋白质比大米、白面高，同时还含有微量元素，是胎宝宝发育的必要原料。

其次，备孕的夫妻双方都应适量增加鱼虾、瘦肉、肝、奶类、大豆制品、核桃、杏仁、芝麻等食物的摄入，因为足够的优质蛋白质、钙、铁、锌、硒是保障精子和卵子质量和活力的重要营养素。此外，植物固醇和多不饱和脂肪酸可降低体内过氧化物的浓度，减少环境压力对胚胎的损害。

餐桌上还要有各种蔬菜、菌藻类食物，特别是一些含硫、维生素 C、胡萝卜素的食物，如胡萝卜、韭菜、蒜薹、油菜、西蓝花、洋葱、南瓜、山药、海带、黑白木耳等；富含维生素 C 及番茄红素的水果，如西瓜、橙子、木瓜等，有足够的抗氧化、清除毒素和杀菌能力，还能促进精子和卵子的形成并保障其质量。

专家提示　　　　　　　　　　　　　　　　　　　　　　　TIP

年轻女性有爱吃零食的习惯，零食吃多了会影响正常营养的摄入。科学的饮食是一日三餐，有荤、有素，有干、有稀，每日吃入的食物种类越多越好，以达到营养素的互补，容易得到平衡膳食的效果。

食物再有营养也不能无节制地吃，补充的方法科学、合理，平衡、适量才好。有人说维生素有营养，那我就买来各种各样的维生素一样吃一片；有人说绿豆有营养，那就天天吃绿豆，顿顿吃绿豆。科学已经证明，人体所需的任何一种营养素的量都是有限的，吃得过多不是吸收不了，就是对人体反而产生不良反应，水喝多了还可能导致水中毒呢。维生素 A 的过量服用会造成胎儿的严重畸形。

 ## 有些食物不利于怀孕

有些食物会影响人们的怀孕能力，如人工甜味剂，尤其是糖精；富含饱和脂肪酸的棕榈油、椰油也应当避免，因为这类油脂会刺激某些生殖系统疾病，如使子宫内膜异位症的程度加剧。

咖啡对受孕也有直接影响。每天喝一杯以上咖啡含 5 毫克咖啡因的女性，怀孕的可能性是不喝咖啡者的一半。因为咖啡因会影响下丘脑的功能，进而造成排卵的问题。因此，女性如果打算怀孕就应该少喝咖啡。除了咖啡、茶、巧克力外，某些止痛剂、减肥药、抗过敏药，甚至咳嗽糖浆都含有咖啡因。

胡萝卜含有丰富的胡萝卜素、多种维生素以及对人体有益的其他营养成分，但美国新泽西州罗特吉斯医学院的妇科专家研究发现，女性过多吃胡萝卜后，摄入的大量胡萝卜素会引起闭经和抑制卵巢的正常排卵功能。因此，欲生育女性不宜多吃。

葵花子的蛋白质部分含有抑制睾丸成分，能引起睾丸萎缩，影响正常生育功能，备孕男性不宜多食。多食大蒜克伐人的正气，还有明显的杀灭精子的作用，备孕男性不宜多食。

长期食用毛棉籽油可对生殖系统造成损害。实验证明：成年男子服用毛棉籽油的提取物棉酚40天，每天60毫克~70毫克，短期内精子全部被杀死，并逐渐从精液中消失；女性则可导致闭经或子宫萎缩。

膨化食品、油炸食品、辛辣食品、盐腌食品、罐装食品、霉变食品、不新鲜的鱼虾和果蔬……这些都是越少越好！

把体重控制在正常范围

孕前体重适当是健康生殖的一个基础，控制体重的概念是要把体重保持在适中的水平，既不能过胖也不能过瘦。适宜的体重对承受妊娠的过程很必要，既不会因体重过重患妊娠合并症，又不会因体重过低而营养供给不足，产后身体的复原也很必要。女性正常的体重指数为18~23；男性正常体重指数为23~26。

体重指数的计算方法为：体重指数（BMI）＝体重（千克）÷身高（米）^{2}。

1. 肥胖对生育的影响

女性体重指数BMI大于23时，就是体重超标，而BMI达到30以上才算是肥胖。肥胖与疾病是有因果关系的，有因疾病导致的肥胖，如先天性代谢异常、药物的作用及先天遗传因素；也有因肥胖引起的疾病，如高血压、糖尿病、心血管疾病等。无论何种原因，肥胖都会影响生育。

★肥胖会造成受孕困难

肥胖者往往卵巢功能失调，体内堆积的过多脂肪会将女性正常的雄性激素转变为雌性激素，使雌性激素生成过多。这种雌性激素并不具有正常的生理功能，反而干扰排卵，使月经稀少，并造成排卵障碍。所以，医生常常告诉因肥胖引起的不孕症女性先减肥。有相当一部分肥胖者减肥后不用吃药月经就会自动恢复正常，怀孕很快就随之而来。

★肥胖会影响胎儿发育

因肥胖者体内会有脂肪的堆积，常患有糖尿病和高血压病。当母亲患了糖尿病并妊娠后，胎儿就会暴露在高血糖环境中，高浓度血糖则对胎儿产生毒性作用，可引起胎儿神经管畸形、心血管、泌尿系统的发育畸形，还可造成巨大胎儿而导致难产。糖尿病孕妇胎儿畸形发病率可达6%~13%，高于正常人群2~4倍。

★肥胖易导致妊娠并发症

肥胖孕妇进入妊娠中晚期后容易发生妊娠期高血压疾病，会出现血压升高、全身水肿、尿中出现蛋白、头痛头晕、视物不清等症状，影响心血管系统并加重肾脏负担，严重时还会发生子痫，危及孕妇生命，甚至胎死宫内。

2. 控制体重的科学方法

肥胖者一定要控制体重，采用科学方法减肥。我们知道身体的肥胖主要是体内脂肪的存积过多所致，减肥减掉的主要是脂肪。脂肪的堆积过多不外乎摄入量过多和代谢过少。

★减少脂肪和糖的摄入量

糖类食物进入体内过多时，多余的部分便以脂肪的形式储存在内脏周围和皮下，所以应该严格控制糖类和脂肪的摄入量，如不吃高脂肪食物和油炸食品；不吃甜食，如糖果、糕点、巧克力。可少食谷类主食，一个中等身高的女性，每日主食摄入量应该在200克左右，相当于2个馒头或2碗米饭。饥饿时可吃些豆制品、干果或生的蔬菜等，这样持之以恒，必有效果。

★加速脂肪的代谢和燃烧

当进食量少而运动量大时，身体需要大量能量，就必须把脂肪换成热能，动用多余的脂肪了。加大每日的运动量，脂肪就会在不知不觉中渐渐减少。

要注意的是，除了脂肪以外的任何营养物质一样都不能控制，如蛋白质、维生素、蔬菜、水果、膳食纤维和微量元素等，不仅不能减少，还需要加大这些营养素的补充。因为在运动的同时，其他营养物的消耗也会增大，应该避免"拆东墙补西墙""聋子治成哑巴"的后果。

3. 瘦弱者对生育的影响

对于瘦弱者来说，体重指数 BMI 小于 18 时，营养状况一定不良。有些年轻女性朋友为了保持身材，刻意控制体重，通过血液化验是能够看出她们是缺乏必要营养素的。还有一些人的瘦弱是由疾病造成的，如月经过多导致的贫血、肠胃疾患导致的营养吸收不良、甲状腺疾病导致代谢过高或过低等。

妊娠是一个消耗身体营养的过程，营养不足常常导致孕妇自身缺钙、贫血、心脏负担加重，同时也会导致胎儿营养先天不足和体重过低。

4. 增加体重的科学方法

准备怀孕的瘦弱女性要增加体重，增加进食总量，补充营养，可适量食入高糖、高脂类食物；保障每日蛋白质的摄入量不少于 250 克，蛋白质的种类要丰富；多食新鲜的水果和蔬菜。可以通过增加进食次数和增加运动量来增加食欲。必要时可以口服多种维生素，帮助补充营养。对于慢性疾病，孕前最好治愈，以减少消耗。

专家提示

增肥的同时一样需要增加运动量，所谓增肥不仅仅是增脂，而是增加体能，增加肌肉组织的力量，让身体机能更加完善。

有些情况不宜怀孕

乙肝发作期不宜怀孕

乙肝是一种传染性疾病，感染乙肝病毒后可造成肝脏功能损伤，出现肝脏肿大。体内的代谢废物不能被排出体外，积存于体内造成人体中毒，日久逐渐会发展成肝硬化甚至肝癌。我国是一个乙肝感染大国，慢性乙肝病毒携带者超过 1.2 亿，乙肝病毒感染人体后极难被清除。乙肝患者在发病期不能妊娠，必须经过治疗，在病情基本稳定的情况下才可以在医生的严密观察下妊娠。

妊娠合并乙肝对孕妇威胁较大。妊娠后肝脏的负担明显加重，而且肝脏得到的营养物质明显降低，使受损的肝细胞不能修复，同时妊娠还会加速肝细胞的坏死，导致肝炎加重，引起重症肝炎甚至急性肝萎缩，危及孕妇生命。乙肝孕妇由于肝脏功能异常，出现黄疸、腹水和凝血功能下降，在分娩时还会发生因凝血障碍导致的产妇大出血。

需要指出的是，乙肝病毒的携带者与乙肝患者是不一样的。携带者仅为病毒携带，本人的肝脏并没有受到损害。携带者作为病毒的传播者，对其他人群存在潜在的传染性，女性携带者危害的是自己的后代。那么我们应该怎样防范呢？

乙肝病毒的传播方式其实与艾滋病病毒的传播方式是一样的，但艾滋病病毒的传播大多数是由性传播造成的，而很多人乙肝病毒则是由母婴传播的。据调查资料显示，约 50%的乙肝病毒携带者是由母婴传播而来的。

乙肝病毒的母婴传播有 3 种方式，一是产前经胎盘传播而来，二是分娩时经产道与母亲带毒血液、分泌物接触而传染，三是产后母亲哺乳传染。后两者是传播的主要方式，胎儿的吞咽、母亲乳汁的分泌、脐带血的污染以及羊水感染都可以使宝宝感染乙肝病毒。

根据乙肝的母婴传播方式，医生设法从不同的渠道来设法阻断传播途径，防止胎儿感染。

目前采取的方法多是对人群普遍进行乙肝疫苗接种，提高人群抵抗乙肝病毒感染的能力；在孕前筛出乙肝病毒携带者，也就是平时我们常说的乙肝感染大三阳和小三阳，并检测携带者体内乙肝病毒的含量；针对携带者的带毒状况进行孕中期的多次免疫阻断治疗，并在婴儿一出生就注射乙肝疫苗，经过这种阻断治疗后，一般阻断率可达 85%~95%；出生后还需定期检测婴儿血清抗乙肝病毒抗体水平，及时补种乙肝疫苗，保持抵抗力。

梅毒感染期不宜怀孕

梅毒是一种性传播疾病，一旦感染不仅对自身器官伤害很大，也会严重影响后代，造成先天出生缺陷。近年来梅毒的发病又有抬头的趋势，但是人们对梅毒的认识却远远不够。有些人则是明知可能感染，却因某种原因而不敢面对，自欺欺人，宁肯信其无，甚至有些人都不知道自己已经患了性病，无任何防护地让宝宝暴露于性病感染之中，以至于宝宝一出生就是原发性梅毒感染者，造成不明原因的出生缺陷。

现已有明确的结论，梅毒病患者感染期妊娠可对胎儿造成严重影响，所以在感染期间不能妊娠。梅毒螺旋体是引起梅毒的致病菌，在妊娠早期，母体血液中的梅毒螺旋体就可以通过胎盘传染给胎儿，使胎儿中毒故而导致自然流产和胚胎停育；妊娠中晚期的感染可造成胎儿宫内发育迟缓或早产，胎儿出生后表现为瘦小、面如老人，还会出现低热、口周、肛周及手足的红肿及浸润，婴儿的淋巴结和脾脏肿大，血清梅毒反应呈阳性。

对于梅毒感染者来说，应该加强妊娠的防护。我们知道梅毒的感染是有潜伏期的，而潜伏期的感染多无症状，所以常常有些人是在根本不知道自己已经感染了梅毒的情况下妊娠的。

孕前做性病筛查是一种很好的防护方法，特别对潜伏期的梅毒感染筛查极为有利。快速血浆反应试验，即RPR，可用于初步筛查；梅毒螺旋体血凝试验，即TPHA，可作为确诊检查。我们国家现已推行的孕前检查和孕期筛查，都包括了对性传播疾病的

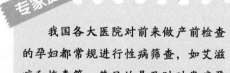

专家提示

我国各大医院对前来做产前检查的孕妇都常规进行性病筛查，如艾滋病和梅毒等，其目的是及时对患病孕妇进行治疗，同时也是为防止出生缺陷儿的出生。

筛查，这一措施可以十分有效地防止性传播疾病对下一代的伤害。

就现代医学水平而言，梅毒是完全可以治疗的，传统的药物青霉素对梅毒螺旋体有特效。治疗时要注意，用药量要足够，治疗要彻底，治愈的标准为血清检测TPHA转阴。

阴道炎治疗期间不宜怀孕

　　阴道炎说起来不是什么大病，一般用药后疗效都很显著，但常常反复发作。阴道炎大多只出现阴道奇痒难忍、白带异常的症状，很多人认为只要没有明显不适就不用主动治疗。其实不然，阴道炎不仅是许多严重的妇科炎症的导火索，还会成为胚胎杀手。

　　多种微生物的感染都可以引起阴道炎，不同的微生物引起的阴道炎会有不同的表现。由念珠菌即霉菌引起的感染称霉菌性阴道炎；由滴虫引起的感染称滴虫性阴道炎；细菌性阴道炎是最常见的阴道炎症，又称非特异性阴道炎，在妊娠女性中细菌性阴道炎发病率为 6.8%~12.5%。对想要怀孕的女性来说，阴道炎的孕前诊查很有必要。因为阴道的炎症有时是生殖道炎症的一种表象，往往阴道发生炎症时，整个生殖道都可能处于带菌状态，阴道黏膜、子宫颈表面以及子宫的内膜会带有多种致病细菌。阴道的分泌物中也会混杂有致病菌，这样进入阴道的精子也会受到细菌的感染，致病细菌就会伤害受精卵。另外，当出现炎症时，生殖道会产生大量的杀灭细菌、病毒的白细胞，这些人体自我产生的白细胞对进入人体的异类如细菌会毫不留情地杀灭吞噬，起到保护人体的作用。不幸的是受精卵对于白细胞来说有时也是一种异类，它们也可能会向受精卵发起进攻。上行到内生殖器官的感染可造成输卵管堵塞，妊娠后造成绒毛膜炎会引起胎膜早破和早产。

专家提示　TIP

　　在阴道用药期间，精子进入阴道直接与药物接触，或与药物相混合，此时的精子难免要受伤害。同时，在药物的作用下还可能死掉很多精子。所以，阴道炎治疗期间必须采取避孕措施，夫妻同房最好使用安全套，不能让精子进入子宫内，用物理方法阻隔精子与卵子相遇。如果希望近期妊娠，一定要经过一次月经期，让经血彻底冲刷干净阴道中的残留药物，而且月经后不再用药，这样对精子才是安全的。

各种阴道炎治疗用药不一样，中药和西药都有良好的作用。诊疗中常见的是阴道炎反复发作，其原因大多是治疗未彻底或再次感染细菌造成的，特别是霉菌性阴道炎，经常困惑着许多女性朋友。给大家几条建议。

- 防止反复感染，如性生活、洗浴、游泳时注意清洁和隔离。
- 患了阴道炎要彻底治疗，避免用药见好就收。用药量要足够，治疗时间要够长。
- 用药期间要避孕，停止用药后再妊娠。

宫颈感染 HPV 病毒应暂缓怀孕

医学研究证明，宫颈癌的发生与 HPV 的感染有着密切的关系。一旦发现宫颈 HPV 感染，特别是高危型病毒感染时，医生必然要高度重视。

医生进行 HPV 病毒的筛查是在宫颈的外口刷取少许宫颈细胞，并不说明 HPV 病毒只生存在子宫颈口。HPV 病毒可以存在于女性的阴道、宫颈管，甚至子宫内膜等，它不仅会引起宫颈糜烂和宫颈癌，女性所患的生殖道疱疹及尖锐湿疣都是 HPV 的感染所致，HPV 时常在影响着女性健康。

对于妊娠前的女性朋友，如果宫颈感染了 HPV 病毒，首先应该积极治疗并暂缓妊娠。因为 HPV 病毒不仅威胁女性健康，而且影响胚胎。宫颈是精子进入女性生殖道的必经之路，存在于宫颈上皮细胞的 HPV 病毒有机会与精子密切接触，并伤害到精子。特别是在受精卵形成的最初阶段，对病毒感染十分敏感。伤害严重的受精卵就会停止发育，导致不孕和早期自然流产。而且，病毒本身就是一种核糖核酸，有可能影响到生殖细胞核的核糖核酸，即 DNA，从而引起基因突变。

目前药物治疗宫颈 HPV 还没有十分肯定的方法，大多是通过使用药物提高局部抵抗力，从而抑制病毒生长、繁殖，但疗效还不很确定。人体感染病毒后多数可以自己恢复，使病毒消失。为了加快病毒消失的速度、缩短感染时间，增强身体抵抗力，再配合抗病毒药物治疗也是可行的。身体的抵抗力越强，感染后的恢复就越快，这也体现出科学的生活方式和提高机体抗病能力的重要性。

甲状腺功能异常不宜怀孕

甲状腺功能异常有亢进与减退之分。甲状腺分泌的甲状腺素可以调节我们身体新陈代谢的速度，甲状腺素分泌过多或过少都是身体的一种功能障碍，对于女性可以引起生殖功能紊乱，造成不孕和不育。

甲状腺素分泌过多会使人体新陈代谢加速，人就会吃得很多但身体消瘦、脾气急躁、心慌，就是俗称的"甲亢"。血液测定甲状腺激素 T3 和 T4 值出现异常增高，促甲状腺素 TSH 值下降。过多分泌的甲状腺素对人体还可产生其他毒性作用，如可影响女性激素的正常分泌，患者会出现闭经、月经失调，引起不孕或妊娠困难，一旦甲亢患者妊娠还会出现流产、早产、子痫、胎盘早剥等情况。

甲亢尽管不属于遗传性疾病，但考虑到甲亢病本身对妊娠的不利影响，以及甲亢的治疗用药可能对胚胎的致畸作用，故甲亢患者在病情未得到很好控制时是不宜妊娠的。妊娠前不仅甲状腺素水平要调整到正常，还需要维持半年后才可以妊娠。

一些甲亢患者因病情控制不稳定而长时间不能停药，建议尽量选择最小的有效药量维持，还要选择毒性相对较小的抗甲状腺素药物。尽管药物毒性相对较小，但对胎儿仍然不是百分之百的安全。

对于甲状腺功能来说，有亢进就一定会有减退。甲状腺功能减退就是俗称的"甲减"。甲状腺素分泌过少，人体的新陈代谢速度减慢，就会出现黏液性水肿，神情淡漠。近年，甲减的发病率有所升高。由于很多人症状轻微，常常是体格检查时才发现，有的则是甲状腺炎所致。临床多无明显症状，有时可有倦怠、情绪低沉等表现。甲减的甲状腺激素值与甲亢恰好相反，甲状腺素 T3 和 T4 值降低，促甲状腺素 TSH 值则升高。孕前发现甲减可适当服用药物，改善身体代谢状况。最好是甲状腺激素水平稳定后再妊娠，如必须孕期服药，可在孕期定时检测甲状腺激素水平，随时调整药物用量。

因病服药期间不宜怀孕

生育期患上慢性病，需要长期用药治疗，遇到这种情况有时比较纠结，给朋友们几条建议。

• 如处于治疗的末期，建议待治疗结束后再妊娠，因为孕期能不吃药最好不吃药。

• 不能停止用药的慢性病患者，视病情尽量减少用药量或用最小有效量，因药物对胎儿的伤害与用药量和用药时间成正比。

• 必须用药治疗时，最好选择对胎儿毒性相对最小的药物。

• 疾病较重则以治疗慢性病为主，暂缓妊娠，治疗必须使用的药物如毒性较大也要暂缓怀孕。

• 至于停药以后多久可以怀孕，专家建议：

• 常见的感冒、发热、嗓子痛，一般用药不会超7天，停止用药后1个月就可以妊娠了，或者来一次月经后就可以妊娠。

• 常见的妇科病，如阴道炎用药时间不定，但多是阴道局部用药，可以停药后来一次月经，月经血可以起到冲刷阴道的作用，经后再妊娠较好。急性盆腔炎的治疗多采用中西结合的方法，治疗结束后最好等一两个月经周期再妊娠了。

• 慢性病的治疗，如结核、癫痫、精神病等，停止用药后需要较长的时间才可以妊娠。因为长期的用药体内会有药物的蓄积，为安全性考虑，建议停止用药半年后再妊娠。

专家提示 **TIP**

并不是所有的药物妊娠前一律都要停止服用，必须根据病情需要，在保证母婴都健康的前提下可以继续治疗，如甲状腺功能低下需要补充甲状腺素、患有高血压病需要降压、患有糖尿病需要使用胰岛素等。

流产、早产后不宜立即怀孕

怀孕是一个需要多方面、多系统协调配合的复杂、精密的生理过程，无论哪一方面准备得不充分都会影响妊娠的过程及质量。流产、早产会造成机体的一些器官，如子宫、阴道等的平衡被打破，出现功能紊乱，子宫等器官一时不能恢复正常，尤其是经过刮宫产的女性身体更是受损不小。

在机体，尤其是在卵巢功能、子宫内膜、激素和内分泌调整好之前发生的妊娠，卵子质量、受精卵着床和胚胎的发育都有可能得不到很好的保障。如果流产、早产后又立即怀孕，由于子宫等器官的功能没有恢复，功能不健全，对胎儿十分不利，也不利于女性的身体健康，特别是子宫的恢复。

人工流产或早产后子宫的恢复最少约需 3 个月时间，而有些器官的完全恢复时间还要更长一些。因此，为了稳妥，流产、早产的女性不可急于再孕，最好半年以后再怀孕，这样有利于自身和胎儿的健康。

剖宫产会给女性的子宫造成创伤、损害。子宫被切开后，子宫壁留下疤痕组织。不仅子宫内膜的功能恢复、疤痕组织修复需要较长时间，而且其弹性、韧性和厚度都与正常子宫肌肉有很大的差别。在子宫疤痕还没完全修复时怀孕，由于以上差别的存在使得子宫正常的收缩节律性失调，在子宫扩大和（或）收缩的过程中肌纤维容易发生断裂，有子宫破裂的危险。

另外，手术后的子宫功能及内膜的修复如不彻底，将不能为受精卵的着床和胎儿的发育提供良好的生长环境。如果术后过早怀孕、分娩，极容易发生不协调性宫缩、子宫破裂、胎儿死亡等一系列严重并发症，可威胁母婴生命。原则上讲，女性第一胎进行了剖宫产，不要急于再怀第二胎。接受剖宫产手术的女性如想再生第二胎，最好过 2 年之后再怀孕，给子宫一个充分愈合的时间。

工作繁忙时不宜怀孕

准备要孩子还须考虑工作状况，不要选在工作太忙、太紧张或压力太大的时间段受孕。不少工作在春季很忙，新年伊始，一切从头开始，一年的基础全靠此时，工作强度、压力都会过度；有的则是在年末忙，许多指标要完成，还要应付年终各类报表，又要准备过年应酬，压力也很大；处于某些项目的攻关阶段，作者写作的最紧张阶段，或者工作要求加班熬夜时期，家中正值婚丧等大喜大悲事件，或有许多客人要接待，或正建造、装修房子时，人也会很疲劳，抵抗力会下降。所以这些时候最好都不要考虑怀孕。农村农忙时节也不宜怀孕，过度劳累，饮食不规律，体力消耗过多，此时怀孕对优生不利。

成功受孕的注意事项

许多年轻朋友有一个认识误区，认为一旦有了性生活，只要不避孕，当月一定能怀孕，而一旦妊娠不成功，就会怀疑自己一定有病。对于一对健康的夫妇来说，成功妊娠的必备条件较多，哪个环节出现闪失都不能受孕。

提前停止避孕措施

1. 提前3个月停服避孕药

有些年轻夫妻不想过早地生育孩子，多采取避孕措施，最常见的就是口服避孕药。但是通过服用避孕药进行避孕的女性，如果刚刚停用避孕药后马上就怀孕，是很不明智的。这主要是因为口服避孕药大都含有孕激素和少量雌激素，具有抑制排卵、干扰受精卵在子宫内膜着床的作用，同时对胎儿性器官的发育会产生不良影响，甚至可能影响到下一代的女性婴儿，使其阴道癌的发病率有所上升。因此，一般来说，不要在停用避孕药后立即受孕。长期口服避孕药的女性至少在停药3个月以后才可受孕，最好是停药3~6个月后再计划怀孕，这样可以使子宫内膜和排卵功能有一个恢复适应的过程，有利于受精卵生长发育及宝宝的健康。

2. 提前3~6个月取出宫内节育环

宫内节育环作为一种异物，可导致子宫腔的无菌性炎症，干扰孕卵的种植而达到避孕的目的。

无论上环时间长短，节育环作为异物都对子宫黏膜有一定的影响。子宫是孕育胎儿的场所，子宫内膜在受精卵着床后发生改变，迅速发生蜕膜变，成为胎儿发育和成长不可缺少的部分。如内膜有损伤、炎症或既往有炎症，则犹如贫瘠的土壤，受精卵不能在其上种植或不能正常发育；如子宫内膜发生蜕膜变不完全，使胎盘形成障碍或缺损，胎儿与母体的物质交换无法正常进行，可能产生胎儿发育不良、畸形，甚至出现死胎、流产等情况。如果子宫底部内膜有损伤、炎症，受精卵着床位置和胎盘发育不正常，有可能形成前置胎盘或分娩时胎盘早剥，威胁母婴的生命。

另外，子宫内膜和胎盘有重要的内分泌功能，分泌大量的蛋白质激素、肽类激素和类固醇激素，以适应妊娠的需要和促进胎儿的生长发育。例如，在胚泡着床的子宫内膜发现多种肽或蛋白质物质，可抑制母体对胚泡的排斥反应，维持胚胎的生长发育；胎盘分泌的人绒毛膜生长素可调节母体与胎儿的糖、脂肪与蛋白质代谢，促进胎儿生长等。

使用宫内节育环避孕的女性取出宫内节育器后必须让子宫内膜有一个恢复期，应在月经恢复正常3~6次，即3~6个月后再怀孕。取出宫内节育器期间可采取其他避孕措施，如使用避孕套等。

 选择最佳怀孕季节

人生活在自然环境中，必然受其影响。虽然我国各地区的气候、地理条件不尽相同，但一般说来，受孕月份以春末夏初较为理想。因为这时怀孕，孕后正处于瓜果、蔬菜生产和销售的旺季，适合妊娠早期孕妇饮食和营养的多方面需要。同时，妊娠前3个月是胎儿致畸敏感期，如果选在寒冷季节，孕妇容易受到流行性感冒、风疹等病毒的感染，造成胎儿畸形。到了妊娠中期，胎儿正值发育旺盛时期，对营养的品种和数量的需求与日俱增。恰好这时气候已从炎热的夏季步入凉爽的秋季，孕妇的妊娠反应逐渐消失，食欲增加，胎儿需要的各种营养都能从母体中得到充分供给。经过一冬较好的休息，到第二年临产之时，正是春暖花开之际。此时孕妇分娩和新生儿降临人世，对母子健康都有益。这个季节出生的婴儿，随着天气越来越暖和，穿衣盖被少，身体活动不受限制，且户外活动机会多，利于婴儿早期智能的发育。

同房频率

同房间隔不宜过频或过疏，以保证有足够量的活力十足的精子进入女性生殖道。同房过于频繁，会造成精子的过度消耗，使精子的总量不足而使受孕率下降；同房过疏，老化的精子和死精子比例过高，也影响受孕。备孕期的性生活频率建议每3~4天一次，同房次数过多会影响精子的数量，过少会影响精子的质量。和谐甜蜜的性生活可以促进性激素分泌，对受孕十分有益。

同房时间

同房的时机要选择正确。因为卵子一旦排出后只能在体内存活24小时，在这短短的24小时内，如果没有精子出现也是不会受孕的。常有一些朋友买来排卵试纸找排卵日，当试纸出现反应后才同房，但此时同房为时已晚。

有相当多的女性月经周期不是30天，长则40多天，短则25天，排卵期该如何算呢？我们说只要有一个规律的月经周期，那么下一次月经的日期是应该可以预知的。排卵时间应该在下次月经前的14天。举一个例子：月经周期如果是37天，末次月经的时间是1月1日，下次应该在2月6日来月经，那么排卵期大概就是1月22日。夫妇尽量选择在排卵前后几天内同房，就像我们常说的精子对卵子要围追堵截，让精子在生殖道中守候卵子的到来。

除了计算日期以外，排卵前是有一些迹象的，也就是身体会告诉你同房受孕的时机。首先排卵前阴道的分泌物会变得稀薄，且量多，我们常常形容有如鸡蛋清一样，并且还会有拉丝现象；其次由于激素的作用，此时期的女性往往性欲有所提高，同房的欲望变得较以往强烈。

 ## 生命的开始——精子和卵子

受孕成功还要有足够量的健康精子在女性生殖道内生存数日。如果是不健康或亚健康精子，当进入女性生殖道后会很快死亡，就没有足够的机会与卵子相遇。正常健康精子是应该能在女性生殖道存活5~7天的，但有时因为男性饮酒、吸烟、用药、营养不良及过度劳累等因素，都可能使精子短时间内质量下降而影响受孕。对健康人来说，经过一段时间的休息、调整，精子的总体质量是可以自行恢复的。

处于正常生育期的女性有时会有排卵障碍，如在做妇科检查时，医生告之有生理性卵巢囊肿。不要紧张，下个月就会好的。这种生理性卵巢囊肿就是一个未正常排出的大卵泡，卵子未排出当然也就不可能受孕。偶然出现的不排卵多与精神紧张和劳累有关。另外，有时由于精神因素的作用，还会出现额外排卵。

排卵正常与否既受内分泌系统调节，也受中枢神经支配，二者缺一不可。经常有些女性在同房受孕这件事上，操作起来照本宣科，严格按照程序去做，严丝合缝，把本应幸福美好的夫妻生活弄得像科学育种一样，严阵以待，吓得卵子都不敢排出来了，这是神经中枢的过度作用影响了激素的分泌。激素分泌异常，卵子不能按时排出，降低了受孕概率。所以夫妻同房最好跟着感觉走，大体算算排卵期就可以了。

专家提示

如果结婚后夫妇双方备孕一年仍未受孕就应该到医院做体检、找原因了。

当卵子从卵巢一排出，大约10分钟内就被输卵管的伞端抓进输卵管，在输卵管蠕动的帮助下慢慢向子宫腔内运行。一般精子与卵子就是在输卵管内相遇并受精，形成受精卵后继续向子宫腔内运动，经过7~8天的时间，受精卵种植于子宫内膜了，我们称为"着床"。输卵管要能够正常地蠕动、运动，能够让卵子顺利地向子宫方向前进，如果这一个环节失调也会造成受孕失败。

总之，一个月经周期受孕的成功率不是100%的，在正常健康状态下的成功率大体是20%。当然这个问题也是因人而异的。所以说，在有正常性生活且双方身体完全正常的情况下也不会保证每个月经周期在卵子生存的24小时内准确无误与精子相遇，而精子一旦错过这短短的24小时，这个周期就会宣告受孕失败。从我们临床经验来看，正常的有性生活的夫妇在一年内能够受孕都是正常现象，大可不必过度担忧。

 ## 怀孕了吗

判断是否怀孕，只要能够注意以下几个方面，自我诊断并不困难。当然，在医生详细询问病史和检查后就更可确诊了。

1. 怀孕的前期症状

★月经停止

正常情况下女性是每个月来一次月经，在有性生活后伴有月经不来潮，怀孕的可能性就很大了。但是有些女性的月经周期不准，或者是因为劳累，或者是健康不佳，或是过度紧张，也会使月经不准时来潮甚至短期闭经。所以也不可以认为月经不来就肯定是怀孕了。

★基础体温不下降

最简单而可靠的自我诊断方法是基础体温的测定。特别是新婚夫妇，根据自己的计划选择怀孕日期的时候就可以测量基础体温，帮助自己较早地诊断是否怀孕了。基础体温的测量方法很简单，每天早上刚睡醒之后不起床，也不进行任何活动，首先把体温表放在自己的舌头下面，3分钟后取出，看温度是多少，把每天的测量结果记录下来。正常情况下，在没有怀孕的时候，体温上升12~14天就该来月经了。如果这个月的体温升高已经17~18天月经还没有来潮就可能是怀孕了。

★恶心、呕吐或偏食

妊娠早期，尤其是在妊娠40多天到两个多月这一阶段，因为身体内的绒毛膜促性腺激素增加，可以使孕妇有恶心或呕吐及口水增多和不愿进食等现象。一般早晨的症状比较明显，也叫作"晨吐"或"妊娠恶阻"。这些变化一般在妊娠3个月以后逐渐好转。当然，如果症状非常严重，一定要及早去请医生诊治。但是也有一些孕妇，虽然已怀孕，但并没有出现这些症状。

★阴道的变化

怀孕以后，身体的内分泌激素增多，可以使色素沉着，特别是外阴部的颜色会加深，甚至发黑。又因为孕激素增多，使得血管扩张、充血，所以阴道可呈红色或暗红色，并且更柔软和润滑。

专家提示

月经过期、呕吐等症状一般是怀孕的征兆，但并不是怀孕的诊断标准，妊娠的确定需要进行专门的医学检查才能确诊。

★乳房的变化

很多女性在月经来潮前几天感到乳房胀痛或乳房发硬，而在怀孕初期也有这样的现象。乳头和乳晕会因为内分泌的关系而出现色素沉着、发黑。随着怀孕月份的增加，这种特征会更加明显。

2. 怀孕的诊断方法

★早孕试纸检测

早孕试纸的问世给诊断早孕带来了很大的便利。怀孕的第7天尿液中就能测出一种特异性的激素——人绒毛膜促性腺激素（简称HCG），它的作用是有利于维持妊娠。在一般情况下，将尿液滴在试纸上的检测孔中，如在试纸的对照区出现一条有色带（有的试纸显红色，有的试纸显蓝色），表示未受孕；反之，如在检测区出现明显的色带，则表示阳性，说明发生妊娠。这种检测具有快速、方便、灵敏、特异性高的优点，可避免与HCG有类似结构的其他糖蛋白激素引起交叉反应。

★妊娠试验

尿妊娠试验由医院检验科专业检验师利用检测仪器对患者的尿样标本进行检测，尿中检查出绒毛膜促性腺激素的，正常情况下是妊娠。尿样的采集一定要采用晨尿，因为晨尿浓缩，激素水平较高。为了提高试验的阳性率，在前一夜还应尽量减少饮水量。最好事先从医院化验室取容器，因其中有防腐剂，尿液不易变质。无条件者可用任何广口瓶，但需洗净，并煮沸灭菌或用沸水冲洗。收集晨尿约10毫升后迅速送医院化验，如时间耽搁过久，可影响化验的正确性，尤其是夏天，更应注意这一点。

★B型超声波检查

用B超诊断早孕是最正确可靠的方法。最早在妊娠第5周，也就是月经过期1周，在B型超声波屏上就可显示出子宫内有圆形的光环，又称妊娠环，环内的暗区为羊水，其中还可见有节律的胎心搏动。

★基础体温测定

这是最简单易行的方法。每天早晨醒后卧床测量体温，这时的体温称为基础体温。一般排卵前体温在36.5℃以下，排卵后孕激素升高，作用于体温中枢，使体温上升0.3℃~0.5℃。如卵子未能受精，则约1周后孕激素下降，体温恢复正常；若已妊娠，则孕激素保持高水平不变，使体温亦保持高水平。基础体温中的高温曲线现象持续18天以上，一般可以肯定早期妊娠。另外需要提醒的是，X线摄片不能用于诊断早孕。因为只有在妊娠18~20周以后，X线摄片才可见到胎儿骨骼阴影，而且早孕时X线可以损伤胎儿。

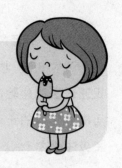

孕早期，开始适应
"孕妈"新生活

胎儿的生长发育

胚芽期（0~4周）

现在医学上计算孕周的通常方法是从准妈妈末次月经的第一天开始，以4周为一个孕龄单位。所以，这个月的第一周实际上是准妈妈最后一次月经来潮的几天，受孕应该是发生在这个月的月中。精子和卵子在输卵管内结合，形成受精卵。受精卵的形成预示着一个新生命的即将诞生，是人类个体新生命的开端。受精卵一边向子宫方向运动，一边从一个细胞分裂成多个细胞，形成像桑葚似的细胞团，此时的细胞团虽然只能在显微镜下才能看到，但它却承载着来自于父亲和母亲的全部遗传信息。细胞团经过3~4天到达子宫腔，在受孕后第12天完全植入子宫内膜中。受精卵一旦植入，子宫内膜就进一步增厚，血液供应更加丰富，子宫的腺体分泌更加旺盛，局部血管及组织便快速增生，形成绒毛即胎盘，建立起母婴之间的血液供应联系，以保障母体向胎宝宝提供足够的营养。此时的受精卵就称为胚胎了。最初的胚胎的重量仅1毫克，直径仅为135微米~140微米。

妊娠第一个月的4周称为"胎芽期"，着床后的胚芽慢慢长大，大脑开始发育，有3条血管的脐带也在此时出现；球形的心脏开始分裂成心房、心室，并且将血液送到已经形成的大血管中；头部开始出现几个浅窝，以后会形成双眼及双耳。到这个月的月末，胎芽身长 0.5 厘米~1 厘米，状如小海马。

 ## 胚胎期（5~8 周）

受精卵的每一个细胞都具有多功能性，都可以分化、发育成人体的各种组织和器官。这是在严格的基因调控下进行的，它们按照生命的规律精确地分裂、发育，完成各自的使命。一个受精卵对周围环境的物理及化学因素十分敏感，如果受到外界影响较大，随时都可以停止发育、畸形发育和基因突变。由于胚胎的发育是在基因调控下完成的，所以在基因表达和调控过程中也会受到环境因素的干扰，一旦表达不精确或出现错误就可能造成胚胎的先天异常。例如心脏的先天畸形和唇腭裂的发生都是此时期细胞受伤害的结果，所以整个胚胎期是胎宝宝发育过程中畸形发生率最高的时期。把握住这个时期的安全，一般来说胎儿大的畸形就不会发生了。当胚胎发育到第 8 周时，实际就已经初步具备人形了，各组织和器官结构从无到有，明显可见。头大，占整个身体的一半；四肢已具雏形；面部的基本器官已经开始成形，能分辨出眼、耳、鼻、口。神经管逐渐形成，头段将分化为脑，尾段将分化为脊髓；甲状腺开始发育；心脏已经开始划分心室，并进行有规律的跳动（每分钟大约跳 150 次），心脏血管已具有运送全身血液的能力；肝脏、胃等内脏雏形已产生；生殖器也已形成，但不易识别性别。

在怀孕第 7 周的时候，胚胎开始在子宫中移动，但是他太小了，准妈妈这时还察觉不到。到怀孕第 8 周时，胚胎大约有 20 毫米长，看上去大小像颗葡萄。

专家提示

在胚胎发育第 4~5 周，心脏、血管系统最敏感，最容易受到损伤。这个阶段禁止接触 X 光及其他射线。

胎儿期（9~12周）

　　从妊娠第 9 周到宝宝出生为胎儿期。在此时期，胎宝宝的各个器官的发育都已初步成形，只是细胞的增殖、细胞的长大和细胞间质的增多。在这一阶段，胎儿的脂肪猛增，体重增长迅速，致畸因素对胎儿的影响是功能性的，一般不引起大的形态畸形，如孕中晚期病毒感染可以造成胎儿出生后肺炎。

　　这个月，胎儿的骨骼细胞发育加快，身长会增长两倍左右，到这个月的月末就有 9 厘米长了，如同一颗草莓般大小，体重可达到 14 克。手臂逐渐变长，并可以随意弯曲；手指及指纹形成，还会作出握拳及手打开的动作。腿部开始区分为大腿、小腿和脚，同时形成脚趾。

　　眼睛的位置从头部两侧移到面部前方，眼皮逐渐覆盖眼睛，直到两周以后才能完全睁开；耳从胎头下部上移至眼鼻平面，并生出耳轮与耳垂外耳的形状清晰可见；由于脸部肌肉已发育，能够皱眉和张合嘴巴。

　　外生殖器官出现了明显的性别分化，可通过超声扫描辨认出性别。已能够清晰地看到脊柱的轮廓，脊神经开始生长。妊娠 11~14 周时，肾已有排尿功能。妊娠 12 周时已能合成甲状腺激素。细微之处已经开始发育，手指甲和绒毛状的头发已经开始出现。

　　胎儿已有了反射活动，并能引起肌肉收缩，出现各种协调性动作，可以通过 B 超观察到，但准妈妈还感觉不到。

准妈妈的身体变化

怀孕第1个月 (0~4周)

虽然准妈妈的身体内已经发生了巨大的变化，但绝大多数准妈妈在这个月不会有什么明显的感觉。一些非常敏感的准妈妈可能会在月末左右感觉总是懒懒的，甚至整天都昏昏欲睡。如果出现这种情况，最好的办法就是听从身体的召唤，想睡就睡，想吃什么就吃什么。趁着还没有明显的早孕反应多多补充营养，因为胎宝宝虽然现在还很小，但他的大脑和心脏已经开始发育了。如果你是计划怀孕，这一时期一定要注意远离有毒有害物质，特别是不要随便用药，生病需要吃药时一定要想一想自己是否已经怀孕了。

怀孕第2个月 (5~8周)

这个月的月初，准妈妈会发现月经过期没来，之后怀孕症状变得明显，早起恶心，甚至呕吐；嗅觉变得敏感，怕闻油腻味；挑食，食欲不佳；疲乏无力，头晕，嗜睡。早孕反应的个人差异性非常大，有的准妈妈喝口水都要吐，而有的没有一点儿不适的感觉。无论怎样都要把心情放轻松，焦虑、烦躁不仅会使自己感觉更糟糕，而且对胎宝宝非常不利。怀孕6~10周是胚胎腭部发育的关键时期，如果准妈妈的情绪过分不安，会影响胚胎的发育并导致腭裂或唇裂。现在最好不要外出旅行，过量的运动有可能引起流产。

到这个月的月末时，子宫如拳头般大小，但腹部还看不出什么明显变化。增大的子宫压迫膀胱，有人可能出现尿频，有的准妈妈伴有下腹部及腰部的不适感。外阴湿润，有白色黏稠的分泌物。乳房开始发育，部分准妈妈有胀痛或刺痛感；乳头和乳晕颜色加深；乳头变大并且敏感，周围出现小结节；有的人偶尔可挤出少量乳汁。

 ## 怀孕第3个月（9~12周）

　　这个月，早孕反应可能更加剧烈，恶心、呕吐等症状加重，情绪波动很大。在体内大量雌激素的影响下，从怀孕第3个月起，准妈妈的口腔会出现一些变化，如牙龈出血、牙齿松动及龋齿。要坚持早、晚认真刷牙、饭后漱口，防止细菌在口腔内繁殖。

　　子宫继续增大，看起来像个柚子。如果按压子宫周围的腹部，可以感觉到子宫的存在。虽然腹部的变化仍然不明显，但也许你已经注意到腰围开始变大，有些裤子已经不能再穿了。增大的子宫继续压迫膀胱底部，可引起尿频。怀孕第3个月月末时，子宫底约在耻骨联合上缘2~3横指。

　　乳房发育更加明显，乳房迅速膨胀，皮肤下的浅静脉明显可见；乳头和乳晕色素沉着明显，甚至发黑。

专家提示 TIP

　　早孕反应是由于怀孕后准妈妈体内的绒毛膜促性腺激素（hCG）增多、胃酸分泌减少及胃排空时间延长，导致的头晕、乏力、食欲不振、喜酸食物或厌油腻、恶心、晨起呕吐等一系列反应。一般不需特殊处理，妊娠12周后随着体内hCG水平下降，症状多自然消失，食欲恢复正常。因此，对于出现早孕反应的准妈妈不要过度担心，要相信这一切很快就要结束了。

孕早期营养要点

孕早期胚胎生长速度较缓慢，所需营养与孕前没有太大的差别。比如蛋白质需要量，孕早期每天仅比孕前增加 5 克，这大概相当于 1 个鸡蛋所含的蛋白质。其他的重要营养素如钙、铁、锌、维生素 C、维生素 A、维生素 B 等的需要量与孕前基本相同。然而，这并不意味着孕早期不必对原来的膳食结构进行调整，因为相当多的女性孕前的膳食结构不够合理。

继续补充叶酸和碘

孕早期，胎儿从一个受精卵细胞开始发育成一个初具人形的胎儿，四肢、五官俱全，主要内脏器官都各就各位，胚胎发育每时每刻都在变化着。如果遇到问题，胚胎发育就会出现阻碍，导致畸形。实践表明，绝大部分胎儿畸形都是在孕早期形成的。孕早期发生的畸形与很多因素有关，如染色体遗传病、电磁辐射、吸烟或被动吸烟、酒精、农药污染、某些药物、某些病毒感染、弓形虫感染等。其中，与饮食营养有密切关系的致畸因素是叶酸缺乏和碘缺乏。所以，孕早期要注意补充或有针对性地摄入这些营养素。

1. 叶酸

叶酸是与胎儿大脑发育息息相关的营养素之一，胎儿发育需要大量叶酸以保障细胞的快速增殖。叶酸缺乏是导致胎儿神经管畸形（"无脑儿"和"脊柱裂"等）、先天性心脏病和唇腭裂等出生缺陷发生的主要原因。孕期缺乏叶酸，还可引起先兆子痫、胎盘早剥、胎儿宫内发育迟缓、早产、出生低体重儿、巨幼红细胞性贫血等。近年有很多研究表明，孕早期缺乏叶酸，哪怕是轻度缺乏，可能不会造成"无脑儿"或"脊柱裂"那样严重的畸形，但仍会损害胎儿的大脑发育，影响胎儿出生后的智力水平。

因此，叶酸对于孕早期的重要性怎样强调都不过分。

近些年，随着人们生活水平的提高，孕期保健意识的增强，神经管畸形的发病率有所下降，但仍居于胎儿畸形首位。孕早期摄入充足的叶酸是最重要的保健措施之一，不但能有效预防神经管畸形，还可以降低其他畸形发生率，并促进胎儿大脑发育。

根据中国营养学会 2000 年《中国居民膳食营养素参考摄入量》，孕期叶酸摄入量只要不超过每天 1000 微克就是安全的。每天服用 400 微克叶酸补充剂，再加上从食物中获得少量叶酸，极少会超过 1000 微克。所以，每天服用 400 微克叶酸补充剂是安全、有效的做法。

2. 碘

碘是一种重要的微量元素，是甲状腺合成甲状腺激素的关键原料。甲状腺激素是人体内主管代谢的主要激素之一。甲状腺激素合成减少，降低母体的新陈代谢，并因此减少对胎儿的营养素供应。

在孕 20 周之前，胎儿需要的甲状腺激素是由母体来提供的；20 周之后则是由胎儿自己的甲状腺合成。不论如何，碘都是必需的。碘缺乏导致胎儿体格发育障碍和智力发育障碍，会造成严重后果，如侏儒、智力低下、聋哑等。即便轻度碘缺乏不至于造成这些可怕后果，研究发现，也会降低胎儿出生后的智力评分，因为碘也是一种与胎儿大脑发育息息相关的营养素。

专家提示

世界卫生组织估计，全世界有 2000 万人因孕期妈妈碘缺乏而使大脑受到损害。

孕期所需的碘可以通过现在普遍食用的加碘盐来提供。孕早期每天应摄入碘 200 微克，这大致相当于六七克加碘盐中的碘含量。必须指出，在食用加碘盐的前提下，准妈妈碘摄入是非常充足的。所以，准妈妈没有必要再特意多吃海带、紫菜、裙带菜等含大量碘的食物。近年，有研究指出，过多的碘摄入会给健康带来负面影响。

不要忽视蛋白质的摄入

蛋白质是保证准妈妈乳腺发育和胎宝宝健康最重要的原材料，还是脑细胞的主要成分之一，占脑比重的 30%~35%，在促进语言中枢发育方面起着极其重要的作用。如果准妈妈蛋白质摄入不足，不仅会使胎宝宝脑发育出现障碍，还会影响到乳汁蛋白质含量及氨基酸组成，导致乳汁减少。

虽然孕早期胎宝宝还很小，但大脑和神经系统已经开始发育。而且早期胚胎自己不能合成氨基酸，全部需由准妈妈供给。这时如果某些氨基酸摄入不足，可引起胎宝宝生长缓慢，有的甚至会引起胚胎畸变。因此，从

专家提示

妊娠期间，胎宝宝、胎盘、羊水、血容量增加及母体子宫、乳房等组织的生长发育共需 925 克蛋白质。

孕早期开始就应注意增加蛋白质的摄入。未孕前女性每天每千克体重大约需要 0.8 克蛋白质，如果体重是 60 千克，每天应该摄入蛋白质 48 克，孕早期应在原有基础上多摄入 5 克。

蛋白质不必一次摄入过多，因为人体没有为蛋白质设立储存仓库，如果一次食用过量无法吸收利用，势必造成浪费。应该把一天所需的蛋白质平均分配在三餐中，每餐中都有一定质和量的蛋白质。而且，食用蛋白质要以足够的热量供应为前提。因为如果热量供应不足，机体就会消耗食物中的蛋白质来做能源，影响蛋白质的其他功能。

维生素 A 摄入要充足

维生素 A 是一种很重要的脂溶性维生素，能维护胎宝宝视觉、皮肤、胃肠道和肺部的健康发育，胎宝宝发育的整个过程都需要维生素 A。孕期母体缺乏维生素 A 可致胎宝宝上呼吸道上皮细胞形成不良，出生后易患呼吸道感染。另外，维生素 A 还能促进胎宝宝骨骼及牙齿釉质的发育。怀孕的头 3 个月，胎宝宝自己并不储存维生素 A，

因此一定要供应充足。

维生素 A 的吸收需要脂肪的帮助，因此，富含维生素 A 的食物应同含油脂的食物同时进食，以利于维生素 A 的吸收。

 ## 早孕反应强烈应注意补锌

锌是体内 100 多种酶的组成成分之一，机体一旦缺锌，很多酶都不能发挥作用，易造成生命代谢障碍。大脑中的神经细胞是决定智力高低的主要物质，而锌在促进脑神经细胞核酸的复制与蛋白质的合成中扮演着重要角色，因此，锌对促进智力发育也有非常重要的作用。大脑神经细胞从孕 10~18 周开始快速发育，到怀孕 8 个月时神经细胞增殖基本结束，宝宝出生时脑神经细胞的数目已与成人大致相等。孕期缺锌不仅会影响胎宝宝脑

细胞的分裂与数量，还会对胎宝宝的视觉、性器官的发育有不利影响。孕早期缺锌会影响胎宝宝四肢的发育，增加胎宝宝发生畸形的概率。如果补锌不及时还会使胎宝宝在宫内生长迟缓，严重缺锌时甚至会引起缺锌性侏儒症。所以，准妈妈，特别是孕吐严重的准妈妈，要注意补锌。孕早期每天应该摄入 11.5 毫克锌。

本阶段准妈妈补锌以食补为佳。多吃含锌丰富的食物，如贝壳类海产品（如牡蛎、蛏子、扇贝、海螺、海蚌）、红色肉类、动物内脏等，带皮壳的坚果类食物栗子、核桃、花生、瓜子、蛋类、乳类等也是锌的良好来源。精细的粮食加工过程可导致锌的大量丢失，故准妈妈应少吃经过精细加工的米、面。

专家提示 TIP

铁剂补充量每日超过 30 毫克时可能会干扰锌的吸收，所以，如果准妈妈贫血，正在进行药物治疗，每日应该增加锌的摄入量（每日摄入 15 毫克）。如果严重缺锌则应在医生指导下以药剂补充。

理性选择营养补充剂

1. 有没有必要服用营养补充剂

所谓"营养补充剂"，是指那些以补充营养素如各种维生素、微量元素、蛋白质等为主要目的的保健食品。有时候，以各种维生素和矿物质为主要成分的OTC药物（"药准字"产品）也可以作为营养补充剂应用。它们都不是天然食物，而是各种营养素的配方。

理论上，只要准妈妈把日常饮食搭配平衡，就可以获得全面的营养素，满足胎儿生长发育的一切营养需要。然而，在现实中，受到种种条件的制约，准妈妈饮食常常难以达到较好的平衡，比如工作节奏太快，饮食不规律；孕前饮食习惯不佳，怀孕后也没有改进；早孕反应影响进食；地域性风俗习惯影响进食等。在这种情况下，积极采取措施，不论这种措施是吃特定的食物（如猪肝补铁、牛奶补钙等），还是口服营养补充剂（如维生素C促进铁吸收、维生素D促进钙吸收等），都是有益的，只要能保证安全、有效就没必要厚此薄彼。

2. 怎样选择营养补充剂

市面上营养补充剂种类很多。其中有单一配方的，比如维生素C，更常见的是复合配方的，比如某种声称"从A到Z补充营养"的产品。有的是专门为准妈妈补充营养设计的，有的适用于所有成年人，也可以用于准妈妈。

准妈妈在选用此类产品时，首先要确保其品质真实、可信，其批准文号应该是保健食品或OCT药物。如果某种产品既没有保健食品批准文号，也不是OCT药物，那只能算作普通食品。按照国家有关规定，普通食品不能宣称保健功能或作为营养补充。这些以营养补充剂名义出现的"普通食品"，因为缺乏监管，其整体质量不及带有保健食品或OCT药物批准文号的产品。

其次，要确保营养补充剂的剂量安全可靠。服用营养补充剂时，某种营养素如果剂量太低，则是无效的；但如果剂量太高，则容易因过量而有害。所以，营养补充剂中的各种营养素剂量一定要合适，以恰好满足准妈妈营养需要为最佳。

主食是营养的主力军

主食，顾名思义，它是我们的主要食物，当然对我们的营养和健康也会有主要影响。吃好主食，不论对准妈妈还是普通人都是非常重要的。

1. 主食应该粗细搭配

常见的主食有馒头、花卷、烙饼、面包、饼干、面条、方便面、油条、米粉等。这些谷类食物的共同特点是碾磨加工比较精细，可称为"细粮"。精细碾磨加工造成谷粒原有营养素的大量损失，所以细粮的营养价值普遍不及粗粮。粗粮主要指没有经过精细碾磨的谷类，有3层含义：首先是小米、玉米、高粱、黑米、荞麦、燕麦等所谓粗杂粮，是中国人餐桌上最常见的粗粮；其次是没有经过精细碾磨的面粉和大米，即全麦粉和糙米，以及用它们制作的全麦馒头、全麦面包、全麦饼干、全麦面条、糙米粥等；最后，绿豆、红豆、芸豆、饭豆等杂豆类，虽然不是谷类，但其营养特点与谷类相似，也可以归入粗粮的范畴。

与普通人一样，准妈妈的食谱中应该有一定比例的粗粮，粗细搭配。按照中国卫生部《中国居民膳食指南2007》的建议，每天要吃粗粮50克~100克。按照美国农业部《美国居民膳食指南2010》的建议，粗粮占谷类的一半。

要想每天都达到100克~200克的粗粮推荐量，仅仅是喝小米粥、麦片粥或吃玉米饼等，恐怕是远远不够的。首先要改造白米饭，在米饭中加入小米、糯米、黑米、玉米、糙米（需提前浸泡）、大麦等做成"二米饭""三米饭""黑米饭"等；还可以在米饭中加入红豆、扁豆、绿豆、芸豆等各种杂豆类，做成各色豆饭。其次，在制作馒头、面条、饺子和包子等面食的时候都可以掺入一定比例的全麦粉、荞麦粉、大麦粉等

专家提示

建议孕期食谱中粗粮应该占主食的30%以上。对于血糖异常、体重增长过快或便秘的准妈妈，粗粮的比例还要更多，可占全天主食的50%或更多。

粗粮。最后，在购买馒头、花卷、面包、面条、饼干等面食时，有意识地选择黑面馒头（全麦粉）、全麦面包、全麦饼干、全麦面条、玉米饼等。总之，关键是在餐桌上尽量少地见到纯白米饭、纯白面食等。

2. 选择强化谷类

强化谷类主要指强化面粉或强化大米。所谓强化面粉或强化大米，是指在面粉和大米的生产过程中，有目的地、有针对性地加入一种或多种维生素和矿物质，以提高面粉或大米中这些营养素的含量。

目前最常见的是强化面粉，即在面粉中加入铁、钙、锌、维生素 B_1、维生素 B_2、叶酸、尼克酸以及维生素 A 等营养素，在很多超市均可买到。在强化面粉、强化大米以及其他强化食品包装上，印有专门的标志。消费者只要在包装上找到这个专用标志，就可以购买强化面粉（或其他强化食品）了。强化面粉的外观、味道与食用方法，与普通面粉完全相同。

3. 多样化不是"花样化"

粗杂粮也好，杂豆类也好，根本上讲都是为了食物多样化，这是平衡膳食的关键所在。食物越多样，就越符合健康原则。每天主食都是"白米、白面当家"，不是白米饭就是白馒头，这显然是有违营养原则的，应下力气使主食品种多起来。而且，这里所说的多样化不是"花样化"。比如馒头、花卷、挂面、切面、烙饼、面包、饼干等，看起来花样很多，但其实是一种食物——它们基本都是用精白面粉加工制作的。

要真正做到主食多样化，除了前面讲的 3 类粗粮外，一些富含淀粉的坚果和种子，如莲子、薏米、栗子、芡实等，也应当纳入主食的总量当中。此外，薯类（如马铃薯、甘薯、木薯、芋头、山药等）的营养特点与谷类比较相似，所以也可作为主食食用。

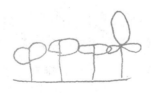

常见各类、杂豆类食物中主要营养素含量（以 100 克可食部计）

名　称	水分（克）	能量（千卡）	蛋白质（克）	脂肪（克）	糖类（克）	膳食纤维（克）	维生素 B_1（毫克）	钠（毫克）
面粉（标准粉）	12.7	344	11.2	1.5	73.6	2.1	0.28	3.1
面粉（富强粉）	12.7	350	10.3	1.1	75.2	0.6	0.17	2.7
稻米（平均）	13.3	346	7.4	0.8	77.9	0.7	0.11	3.8
粳米（特等）	16.2	334	7.3	0.4	75.5	0.4	0.08	6.2
挂面（平均）	12.3	346	10.3	0.6	75.6	0.7	0.19	184.5
馒头（平均）	43.9	221	7.0	1.1	47.0	1.3	0.04	165.1
面包（平均）	27.4	312	8.3	5.1	58.6	0.5	0.03	230.4
饼干（平均）	5.7	433	9.0	12.7	71.7	1.1	0.08	204.1
玉米面（黄）	12.1	341	8.1	3.3	75.2	5.6	0.26	2.3
小米	11.6	358	9.0	3.1	75.1	1.6	0.33	4.3
荞麦	13.0	324	9.3	2.3	73.0	6.5	0.28	4.7
燕麦片	9.2	367	15.0	6.7	66.9	5.3	0.30	3.7
绿豆	12.3	316	21.6	0.8	62.0	6.4	0.25	3.2
赤豆	12.6	309	20.2	0.6	63.4	7.7	0.16	2.2
蚕豆	13.2	335	21.6	1.0	61.5	1.7	0.09	86.0

数据来源：数据引自《中国食物成分表2004》（中国疾病预防控制中心营养与食品安全所编著，杨月欣主编，北京大学医学出版社2005年出版）。

吃肉首选低脂肪肉类

广义地讲，肉类包括畜肉类（如猪肉、牛肉、羊肉等）、禽肉类（如鸡肉、鸭肉等）、鱼类、海鲜以及动物内脏。肉类是优质蛋白质、脂类、维生素 A、维生素 D、维生素 E、维生素 B_1、维生素 B_2、维生素 B_6、维生素 B_{12}、铁、锌、钾、磷、镁等营养素的良好来源，因而也是准妈妈平衡膳食的重要组成部分。

但肉类，尤其是人们平时喜欢的牛排、猪排骨、肥牛、肥羊、嫩猪肉等，普遍含有比较多的饱和脂肪酸和胆固醇。例如人们爱吃排骨，它看起来是瘦肉，但脂肪含量高达25%；人们爱吃烤鸭，因为它不是普通的低脂肪的鸭子，而是肥鸭的肉，脂肪含量高达 40%；人们爱吃鸡翅，口感嫩嫩的，脂肪含量高达 20%；吃涮肉，人们很难接受低脂肪的纯瘦牛肉或瘦羊肉，而是喜欢高脂肪的肥牛和肥羊。这就难怪吃肉往往会造成脂肪，特别是饱和脂肪摄入量超标，继而导致肥胖、心脏或血管疾病、某些癌症等。

孕期肉类的推荐摄入量是比较大的，为了避免摄入过多的脂肪，应注意选择低脂肪的肉类。低脂肪肉类主要指精瘦肉、里脊肉、瘦牛肉、瘦羊肉、鸡胸肉、兔子肉等。此外，在烹调肉类的时候，把肉眼可见的脂肪剔除掉，如肥肉、肉皮、鸡皮、鱼子等，也是减少脂肪摄入的有效方法。

常见畜禽肉类主要营养素含量（以 100 克可食部计）

名　　称	水分（克）	能量（千卡）	蛋白质（克）	脂肪（克）	胆固醇（毫克）	维生素 A（微克）	铁（毫克）	锌（毫克）
猪肉（肥瘦）	46.8	395	13.2	37.0	80	18	1.6	2.06
猪肉（肥）	8.8	807	2.4	88.6	109	29	1.0	0.69
猪肉（瘦）	71.0	143	20.3	6.2	81	44	3.0	2.99
猪小排	58.1	278	16.7	23.1	146	5	1.4	3.36
猪肝	70.7	129	19.3	3.5	288	4972	22.6	5.78
牛肉（肥瘦）	72.8	125	19.9	4.2	84	7	3.3	4.73
羊肉（肥瘦）	65.7	203	19.0	14.1	92	22	2.3	3.22
鸡翅	65.4	194	17.4	11.8	113	68	1.3	1.12
鸡腿	70.2	181	16.0	13.0	162	44	1.5	1.12
鸭（平均）	63.9	240	15.5	19.7	94	52	2.2	1.33
鹅	61.4	251	17.9	19.9	74	42	3.8	1.36

数据来源：数据引自《中国食物成分表 2004》（中国疾病预防控制中心营养与食品安全所编著，杨月欣主编，北京大学医学出版社 2005 年出版）。

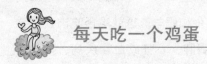

每天吃一个鸡蛋

1. 蛋类营养价值极高

蛋类是优质蛋白质、磷脂、B 族维生素、维生素 A、维生素 D、维生素 E、维生素 K、铁、锌、硒等营养素的重要来源，不仅营养素含量齐全、丰富，而且易于消化吸收，具有极高的营养价值。尤为难得的是，蛋类（主要是蛋黄）中含有较多的磷脂，主要是卵磷脂和脑磷脂，这两种磷脂是胎儿大脑发育所需要的重要物质。蛋黄中还含有少量的 DHA 和 EPA，这两种特殊的多不饱和脂肪酸对胎儿大脑发育亦非常重要。蛋黄还是维生素 D 的良好来源，维生素 D 促进钙的吸收和利用，而且在其他食物中含量甚微。总而言之，蛋类是孕期膳食结构中必要的组成部分。推荐准妈妈每天吃 1 个鸡蛋（大约 50 克），或重量大致相当的其他蛋类，鸭蛋、鹅蛋、鹌鹑蛋等均可。当膳食结构中鱼类、肉类或奶类不足时，还可以增加蛋类（如每天 2~3 个鸡蛋）来弥补。

2. 蛋黄营养价值更高

可能很多人并不知道，虽然同在一个蛋壳中，但蛋清和蛋黄几乎是两种完全不同的食物，营养价值亦有很大不同。以鸡蛋为例，鸡蛋清中除了水（占 84.4%）之外，主要就是蛋白质（占 11.6%），脂类极少（占 0.1%），矿物质也较少（占 0.8%），其余为碳水化合物（占 3.1%）。而鸡蛋黄中水分占 51.5%，蛋白质占 15.2%，脂类占 28.2%，矿物质占 1.7%，其余 3.4% 为碳水化合物。蛋黄还含有叶黄素和玉米黄素等植物化学物质，具有一定的保健作用，这些物质在蛋清中是没有的。可见，整体而言，蛋黄的营养价值要超过蛋清。虽然蛋黄含有不少胆固醇，但瑕不掩瑜，它仍然是不可多得的营养佳品。

3. 蛋类虽好，亦要适量

当然，任何食物都不是完美的，蛋类也不例外。蛋黄中含较多胆固醇和饱和脂肪酸，胆固醇和饱和脂肪酸对心脑血管系统的害处是众所周知的。为了防止膳食胆固醇过多引起的不良作用，《中国居民膳食指南 2007》建议，每日膳食摄入的胆固醇不宜超过 300 毫克。这一数字与美国心脏病协会（AHA）和世界卫生组织（WHO）的建议完全相同。

那么，蛋类含多少胆固醇呢？鸡蛋黄每 100 克含 1510 毫克胆固醇，一个蛋黄（按 18 克估算）含 272 毫克胆固醇。这一数值已经很接近胆固醇摄入限量了。所以，除非是在肉类、鱼类和奶类缺乏的情况下，否则准妈妈不应盲目增加蛋类摄入量。在平衡膳食结构中，没有哪一种食物是多多益善的。

4. 鸡蛋宜煮不宜煎

吃鸡蛋的方法有很多，煮鸡蛋、蒸蛋羹、炒鸡蛋、煎鸡蛋、荷包蛋、茶蛋等都可以。鸡蛋还可以和面、做馅、做蛋花汤等。偶尔也有生吃鸡蛋的。这些吃法中煎鸡蛋最不可取，破坏营养，增加脂肪。生吃鸡蛋也不科学，既不卫生，又不利于营养素吸收。煮鸡蛋是较好的吃法，但煮的时间不要太长，最佳状态是蛋清已经凝固而蛋黄半凝固的状态，此时营养吸收最好。一般用专门的煮蛋器很容易做到这一点。

常见蛋类主要营养素含量（以 100 克可食部计）

名　称	水分（克）	能量（千卡）	蛋白质（克）	脂肪（克）	碳水化合物（克）	胆固醇（毫克）	维生素 A（毫克）
鸡蛋（白皮）	75.8	138	12.7	9.0	1.5	585	310
鸡蛋（红皮）	73.8	156	12.8	11.1	1.3	585	194
鸭蛋	70.3	180	12.6	13.0	3.1	565	261
鹌鹑蛋	73.0	160	12.8	11.1	2.1	515	337
鹅蛋	69.3	196	11.1	15.6	2.8	704	192
鸡蛋黄	51.5	328	15.2	28.2	3.4	1510	438
鸭蛋黄	44.9	378	14.5	33.8	4.0	1576	1980
松花蛋	68.4	171	14.2	10.7	4.5	608	215

数据来源：数据引自《中国食物成分表 2004》（中国疾病预防控制中心营养与食品安全所编著，杨月欣主编，北京大学医学出版社 2005 年出版）。

选择适合自己的奶制品和豆制品

怀胎十月，营养为先。奶类是热量、优质蛋白质质（包括免疫球蛋白）、脂肪、钙、磷、镁、维生素 B_2 等营养素的重要来源。其中，乳钙是最佳钙源，乳糖可改善肠道菌群、缓解便秘，部分特殊脂肪还可预防乳腺癌、卵巢癌和直肠癌。

1. 鲜奶 VS 孕妇奶粉，哪个更有营养

孕妇奶粉中强化添加了钙、铁、锌、碘、维生素 A、维生素 D、维生素 E、维生素 K、维生素 C、叶酸等 B 族维生素、胆碱、牛磺酸、DHA、EPA 和膳食纤维等，甚至加入了益生菌成分，可谓营养全面。其含钙量是鲜牛奶的 3.5 倍左右，更利于补钙。而市售鲜奶大多只强化了维生素 A 和维生素 D，一部分品种添加了钙、铁、锌，但其他微量营养素无论质与量都明显不敌孕妇奶粉。

但孕妇奶粉也有不足之处，比如加工程度复杂、添加剂较多；添加了蔗糖、葡萄糖等精制糖类，易造成热量超标并影响血糖水平；在正常均衡饮食的前提下过量饮用易导致某些营养素过量，影响母儿健康；口味不如鲜奶香浓，味道偏甜，并非人人都能接受。

鲜奶虽然营养相对简单，但有特别的优势：最接近原奶，富含包括免疫球蛋白、细胞因子在内的生物活性物质，添加剂少；各种营养成分（如脂肪、维生素 B_2）等受破坏程度低；由于不必担心某些营养素（如脂溶性维生素和一些矿物质）摄入过量，饮用量可多于孕妇奶粉，可摄入更多的热量和蛋白质；口味香浓，更易接受；不含精制糖类，对体重和血糖的影响相对较小。

2. 孕妇奶粉和鲜奶，适合怎样的准妈妈

有以下情况的准妈妈适合喝孕妇奶粉：

●妊娠反应明显，因恶心、呕吐、偏食、厌食等问题而造成饮食失调，使得包括热量在内的营养素摄入不足或不均衡；

●怀孕前体重较轻，总体营养状况不理想或某些营养素不足或缺乏；

- 孕期体重增加不足；

- 因为工作等原因无法保证营养均衡的三餐或体能消耗过大。

- 有以下情况的准妈妈不适合喝孕妇奶粉：

- 妊娠糖尿病或糖耐量异常，或体重超重，或体重增加过快；

- 饮食合理、食欲很好的准妈妈不宜大量饮用，最好控制在每日300毫升左右，再搭配适量鲜奶、酸奶等其他奶制品。

有以下情况的准妈妈适合喝鲜奶：

- 饮食全面均衡、种类丰富，营养状况好；

- 孕前体质好、体重达标，孕期体重增加量正常且已经补充了多种营养素制剂；

- 不习惯偏甜口味；

- 存在妊娠糖尿病或糖耐量异常等问题。

大豆是优质蛋白质、磷脂、多不饱和脂肪酸、钙、锌、B族维生素、维生素E、膳食纤维等营养素的重要来源。大豆还含有低聚糖、异黄酮、皂苷、甾醇等具有保健作用的成分。正是因为大豆及其制品具有良好的营养价值和保健作用，它也在世界范围内受到广泛的推荐。

《中国居民膳食指南2007》建议，每人每天摄入30克~50克大豆或相当量的豆制品。准妈妈每天宜摄入40克~60克大豆或相当量的豆制品。当鱼类、肉类、蛋类或奶类等高蛋白食物摄入不足时，应该增加大豆制品的摄入量，以满足孕期的蛋白质需要。相当于40克大豆的大豆制品有豆腐200克、豆腐干80克、腐竹30克、豆腐脑700克、豆浆800克等。这些食物数量都较大，很难在一餐内吃完（因为还要搭配其他食物）。所以，准妈妈每天吃2次，或者2天吃3次大豆制品，才能达到推荐量。

素鸡、黄豆罐头、豆汁、豆酱、腐乳等大豆制品亦可选用。黄豆芽虽然也属于大豆制品，但其主要营养成分与大豆相比已经发生很大改变。黄豆芽营养价值属于蔬菜的范畴，是维生素C的良好来源之一。

大豆中含有胰蛋白酶抑制剂、植物红细胞凝集素等有毒物质，必须在

专家提示

大豆包括最常见的黄大豆（黄豆），以及不太常见的黑大豆和青大豆，并不包括绿豆、红豆、扁豆、芸豆等杂豆类。杂豆类的营养特点与谷类接近，可以作为粗粮食用。

彻底加热后才能被消灭。比较容易引起食物中毒的大豆制品是豆浆，豆浆必须经过彻底加热（100℃，8分钟）后方可食用。

常见大豆制品主要营养素含量（以100克可食部计）

名　称	水分（克）	能量（千卡）	蛋白质（克）	脂肪（克）	糖类（克）	膳食纤维（克）	钙（毫克）
黄豆	10.2	359	35.0	16.0	34.2	15.5	191
豆浆	96.4	14	1.8	0.7	1.1	1.1	10
豆腐（均值）	82.8	81	8.1	3.7	4.2	0.4	164
豆腐（北）	80.0	98	12.2	4.8	2	0.5	138
豆腐（南）	87.9	57	6.2	2.5	2.6	0.2	116
豆腐（内酯）	89.2	49	5.0	1.9	3.3	0.4	17
豆腐干（均值）	65.2	140	16.2	3.6	11.5	0.8	308
素鸡	64.3	192	16.5	12.5	4.2	0.9	319
豆腐丝	58.4	201	21.5	10.5	6.2	1.1	204
腐竹	7.9	459	44.6	21.7	22.3	1.0	77
烤麸	68.6	121	20.4	0.3	9.3	0.2	30

数据来源：数据引自《中国食物成分表2004》（中国疾病预防控制中心营养与食品安全所编著，杨月欣主编，北京大学医学出版社2005年出版）。

烹调用油要多样化

调查显示，我国大部分家庭不但烹调油用量太大，而且品种过于单一，不是大豆油，就是花生油，要不就是菜籽油。这种做法很不科学，因为不同来源的植物油各种脂肪酸含量不同，任何单一品种的植物油都满足不了人体对各种脂肪酸的均衡需要，必须靠多种植物油搭配食用，才能做到脂肪酸平衡。

因此，《中国居民膳食指南2007》建议，应经常更换烹调油的种类，食用多种植物油。目前超市里售卖的植物油种类繁多，根据营养特点，它们大致可分为4类：

第一类：大豆油、花生油、菜籽油、玉米油、葵花子油等产量较大的烹调油。它们以含亚油酸（ω-6型多不饱和脂肪酸）为主，亚油酸占50%～70%，油酸和亚麻酸含量较少。

第二类：油茶子油（山茶油）和橄榄油。它们以含油酸（单不饱和脂肪酸）为主，油酸含量为70%～80%，亚油酸和亚麻酸含量很少。

第三类：亚麻子油（亚麻油）和紫苏油。它们以含亚麻酸（ω-3型多不饱和脂肪酸）为主，亚麻酸含量占50%～60%，亚油酸和油酸含量很少。

第四类：不怎么常见的芝麻油、核桃油、南瓜子油、红花油、月见草油等。它们在脂肪酸构成方面并无特殊，多与第一类植物油相仿，但突出特点是维生素、矿物质或植物化学物质含量丰富，营养价值很高。

孕期膳食结构中应包括以上4类烹调油，以实现烹调油多样化。在烹调油多样化的基础上，适当增加橄榄油、油茶子油（山茶油）、亚麻子油（亚麻油）、紫苏油、芝麻油和核桃油的摄入比例。

在日常生活中，烹调油多样化可以通过两种途径实现：一是交替食用各种烹调油，即用完一瓶A种植物油后，换用B种植物油，之后再换为C种植物油，也可以早餐用A种植物油，午餐用B种植物油，晚餐用C种植物油；二是混合食用各种烹调油，即在大瓶（或塑料桶）装的A、B、C种植物油中各取少量（其比例可以根据各种植物油的脂肪酸构成、价格、口感等自行拟订），混合在一个小油壶中，摇匀后烹调使用。

动物油脂如猪肉、奶油等含有较多饱和脂肪和胆固醇，营养价值远不及植物油，所以孕期不要用动物油烹调食物。有人主张"素油（植物油）和荤油（如猪油）搭配食用"，不论其搭配比例是多少，其实都是错误的，都不符合《中国居民膳食指南2007》的推荐。

控制食盐的摄入量

1. 每天摄入量不要超过 6 克

食盐是人体所需钠的最主要来源。成年人每天钠的适宜摄入量为 2200 毫克。但调查表明，中国居民钠摄入量过高，每天平均摄入量在 7000 毫克~7200 毫克。换言之，我们日常饮食中食盐的摄入量都超出需要。过多摄入食盐对血压有害，高盐饮食是高血压病最重要的发病诱因之一。

控制食盐摄入量具有重要的健康意义。为此，《中国居民膳食指南 2007》建议，成年人每天食盐摄入量不超过 6 克。孕期食盐摄入限量与此相同。对那些血压偏高或患有妊娠高血压疾病的准妈妈，食盐摄入量还要更少一些。

2. 控制用盐量的好方法

因为我国大部分地区尤其是北方地区，居民食盐摄入量远不止 6 克，平均在 10 克以上。所以，控制食盐摄入说起来容易做起来难。我们推荐家庭烹调时使用专门的盐勺，一盐勺大致是 2 克食盐。现在很多超市都有售这样的盐勺。

烹调菜肴时不是根据咸淡口味，而是根据每餐的就餐人数决定盐的总使用量。如两口之家晚餐的用盐量大约是 4 克（平均每人每餐 2 克盐），也就是 2 盐勺。这些盐要制作晚餐所有的菜肴，所以要统筹安排，合理使用。用这种方法控制食盐摄入最为可靠。如果仅仅根据咸淡口味来控制食盐，即使每个菜品都比较"淡"（食盐的浓度较低），只要菜品的个数或总量比较多，那么食盐摄入量仍然是比较多的。

控制食盐摄入量的另一个好办法是选用低钠盐，即用一部分氯化钾代替氯化钠的盐（参见第八章）。这是中国疾病预防控制中心（CDC）在 2009 年全国高血压日发出的倡议。

3. 用盐量太少也不行

千万不要误认为清淡饮食就是不吃盐，这样对人体健康也没有好处。因为盐进入人体即分离成钠离子和氯离子，氯离子保持细胞及周围水的平衡，这对生命至关重要。钠离子帮助控制血的含量及血压，对于心脏和肌肉的收缩时非常重要的。如果准妈妈体内缺盐，甚至几乎没有盐，准妈妈就会发生肌肉痉挛、恶心、抵抗力降低等情况，腹中的胎宝宝也将深受其害。对准妈妈来说，只要饮食稍淡些，每日食盐不超过 6 克即可。

而且，食盐（加碘盐）是碘的主要来源。十余年来，中国实行食盐强制加碘的政策，这是因为中国大部分地区都属于缺碘地区。加碘盐的普及使全国绝大部分地区都基本消除了碘缺乏病。准妈妈每天食用五六克加碘盐足以满足碘需要。

喝的东西也要讲究

水也是人体中含量最多的成分。对生命生存而言，水比食物更重要。断水比断食对生命的威胁更为严重，如果断食只饮水，人尚可生存数周；但如果断水，则只能生存数日。

1. 不要感到口渴再喝水

水对身体健康亦有重要影响。水摄入不足或水丢失过多，可引起体内缺水，亦称"脱水"。缺水将危害胎儿健康。脱水最早出现的症状是口渴，口渴也是人们喝水的主要驱动力。不过，要是非等到口渴再喝水，却已经迟了。因为口渴的感觉一出现，说明身体内已经有一定程度的缺水，而且还有其他因素影响口渴感的正常出现。所以，要主动喝水，不要等口渴再喝。《中国居民膳食指南2007》明确指出："切莫感到口渴时再喝水。"

2. 每天应该喝多少水

这个问题讨论很多，但只有大致的结论。《中国居民膳食指南2007》建议，普通成年人每天最少饮水 1200 毫升（6 杯）。1200 毫升水只是一个最低下限，实际饮水量可以比这个数值多。孕妇就要适当多喝一些水，尤其是在天气比较热、出汗、户外工作、户外活动时间长、运动量大等情况下，更应加大饮水量，每天 2000 毫升或更多都是可以的。当然，如果孕中期或孕晚期有水肿出现时，就要限制饮水量，每天 1000 毫升或者更少。严重时，要遵从医嘱。此外，孕妇饮用的牛奶、豆浆等液体食物中的水，也可以算作饮水量。

3. 喝水的时间和方法

除每日喝水总量外，喝水的时间和方法也很重要。《中国居民膳食指南 2007》建议："饮水时间应分配在一天中的任何时刻，喝水应该少量多次，每次 200 毫升左右（1 杯）。"少量多次喝水的具体做法是：早晨起床一大杯（200 毫升~400 毫升，以不影响早餐为前提），晚上睡前 1~2 小时一杯水（200 毫升），其余的水（4~6 杯）在一天内尽可能均匀地或适时地饮用。

清晨（晨起）的第一杯水尤其重要。经过数小时的睡眠，未进食也未饮水之后，血液处于比较黏稠的状态，此时喝一大杯水，有助于稀释血液。

饮料的种类非常多，不同品种的饮料成分不同，即使同一种饮料，不同厂商的产品也有差异。但饮料的基本成分还是比较相似的，主要有水（80%以上）、糖（0~15%）和各种食品添加剂（主要是防腐剂、甜味剂、色素、香料、稳定剂、增稠剂等）。有些还含有很少量的营养成分，如蛋白质、维生素和矿物质等。总体而言，饮料营养价值很低，是典型的高能量低营养食品。孕期应该少喝饮料，尤其不能用饮料代替喝水。

茶通常被视为健康的饮品，但对准妈妈而言，情况有所不同。一般不提倡准妈妈喝茶。当然，也没有迹象表明，准妈妈每天喝一杯茶会带来危害。但至少在理论上，准妈妈喝茶的确不如不喝。

咖啡因是咖啡主要的功效成分，它的最大益处是提神，使人精力旺盛。这种提神作用既与大脑兴奋有关，也与心理依赖有关。

与茶相似，准妈妈喝咖啡有可能对胎儿造成不利影响。咖啡因可以通过胎盘，有收缩血管的作用，可使胎盘绒毛膜血流显著减少，影响胎儿发育。据研究，咖啡因可降低胎儿出生体重，且咖啡因摄入量越多，胎儿出生体重减少克数越多。美国食品药物管理局（FDA）曾发表声明，建议已经怀孕或可能怀孕的女性减少咖啡因的摄取。

吃对水果更健康

水果主要提供维生素 C、β-胡萝卜素、B 族维生素、钾、钙、镁、膳食纤维和植物化学成分，多吃水果对准妈妈和胎宝宝都有好处。但你可知道，准妈妈吃水果是很有讲究的，有些水果可以多吃，有些水果尽量不要吃。虽然没有某种水果是绝对禁忌的，但如果吃得不当也有造成不良反应的可能。

1. 不能用水果代替正餐

孕早期，很多准妈妈都会有不同程度的早孕反应，吃不下什么东西，想用水果代替正餐。这种做法是不正确的。水果虽然含有丰富的维生素和矿物质，但是它所含的蛋白质和脂肪却远远不能满足准妈妈子宫、胎盘及乳房发育的需要。长期以水果代替正餐，会导致能量和蛋白质摄入不足，影响胎宝宝的生长发育和准妈妈的身体健康。

2. 水果要吃，蔬菜也要吃

尽管水果和蔬菜在营养成分和健康效应方面有很多相似之处，但它们是两种不同的食物，其营养价值有所不同，故《中国居民膳食指南 2007》指出，水果与蔬菜不能互相替换。孕妇每日膳食中既要有蔬菜，也要有水果，不可偏废。

3. 吃水果不可贪多

同等重量或者体积时，水果中糖类含量要低于主食，其能量含量也明显低于主食、肉、蛋、奶和豆制品。所以，多吃水果（通常意味着摄入其他食物减少）尤其是餐前吃水果，有助于减少总能量摄入，从而有利于防止体重增长过快。但是，如果水果摄入量太大，特别是其他食物摄入量并没有明显减少，那么，总能量摄入只增不减，结果会使体重增长过快。

有些准妈妈迷信"多吃水果对孩子皮肤好"，或者其他没有根据的说法，因吃水果太多而导致能量摄入过多的现象并不少见。水果再好也不可一味贪多，以每天 200克~400 克较为合适。毕竟水果只是膳食结构的一部分，大量食用势必会影响其他食物摄入，破坏膳食平衡。

4. 水果选择范围要广

吃水果的一个基本原则是多样化，不必拘泥于所谓高营养的水果。有些水果如柑橘、苹果、猕猴桃因其有机酸（比如柠檬酸、苹果酸和酒石酸等）含量较多之故，酸味较重，能刺激人体消化腺分泌，增进食欲，有助于食物消化，保护并促进维生素C、铁等营养素的吸收。

对于体重增长正常、血糖正常的准妈妈来说，吃水果并不存在"最佳"时间和"不宜"时间。空腹吃，餐后吃，餐中途吃，早上吃，中午吃，晚上吃……其实都是可以的。只要胃肠没什么不适，任何时间吃水果都并无不可。

5. 果汁不能代替新鲜水果

值得注意的是各种果汁。果汁往往给人"更有营养"的错觉。市售的果汁产品，在压榨、捣碎和加热消毒过程中使部分维生素（如维生素C）被破坏；过滤则使几乎全部膳食纤维流失；还要添加甜味剂、防腐剂、色素和香料等。因此，即使是纯果汁，其营养价值也与新鲜水果有很大差距。何况市场上大量的果汁类产品并不是纯果汁，只是果汁饮料而已！

果汁是不能代替新鲜水果的。当然，在不方便吃水果时，如旅行途中或者工作中，喝果汁可作为权宜之计。除果汁外，水果罐头、果脯、果干等水果制品也同样不能代替新鲜水果。《中国居民膳食指南2007》建议，不要用加工的水果制品代替新鲜水果。

6. 吃完水果最好漱漱口

准妈妈在吃水果后要记得漱口，因为水果一般都含有发酵类能量物质，对牙齿有较强的腐蚀作用。因此吃完水果后最好漱口。不然残留在口腔中的水果残渣会造成龋齿。

7. 有些水果准妈妈最好少吃

• 山楂可活血、化瘀、通经，对子宫有一定的收缩作用，所以在怀孕早期应该少吃。有流产史或者有流产征兆的准妈妈更应该忌吃，即使是山楂制品也不例外。

• 从中医角度来说，女性怀孕之后体质一般偏热，阴血往往不足，此时一些热性的水果，比如荔枝、桂圆等应该适量食用，否则容易产生便秘、口舌生疮等上火症状。尤其是有先兆性流产的准妈妈更要谨慎，因为热性水果容易引起胎动不安。

• 适量吃西瓜可以利尿，但吃太多容易造成脱水等症状，特别是胎动不安和胎漏下血（有早产症状者）的准妈妈更要忌吃。

• 过量食用柑橘容易引起燥热、上火，发生口腔炎、牙周炎、咽喉炎等。准妈妈每天吃柑橘不宜超过 3 个，总重量应该控制在 250 克以内。

• 柿子有涩味，吃多了会感到口涩舌麻，收敛作用很强，容易引起大便干燥；遇酸则容易凝集成块，与蛋白质结合后产生沉淀。因此，吃柿子应该适可而止，最好一次只吃 1 个，不可以多吃。

• 猕猴桃性寒，所以脾胃虚寒的准妈妈要慎食，经常性腹泻和尿频的准妈妈也不宜吃。饭后 1~3 小时吃较为合适，不宜空腹吃。有先兆性流产现象的准妈妈千万别吃猕猴桃。

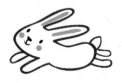

常见水果主要营养素含量（以 100 克可食部计）

名　称	水分（克）	蛋白质（克）	糖类（克）	膳食纤维（克）	维生素（毫克）	β-胡萝卜素（微克）	钾（毫克）
柑橘（平均）	86.9	0.7	11.9	0.4	28	890	154
苹果（平均）	85.5	0.2	13.5	1.2	4	20	119
梨（平均）	85.5	0.4	13.3	3.1	6	33	92
桃（平均）	86.4	0.9	12.2	1.3	7	20	166
杏	89.4	0.9	9.1	1.3	4	450	226
枣（鲜）	67.4	1.1	30.5	1.9	243	240	375
樱桃	88.0	1.1	10.2	0.3	10	210	232
葡萄（平均）	88.7	0.5	10.3	0.4	25	50	104
草莓	91.3	1.0	7.1	1.1	47	30	131
猕猴桃	83.3	0.8	14.5	2.6	67	130	144
香蕉	75.8	1.4	22.0	1.2	8	60	256
芒果	90.6	0.6	8.3	1.3	23	897	138
西瓜（平均）	93.3	0.6	5.8	0.3	6	450	87
香瓜	92.9	0.4	6.2	0.4	15	30	139

数据来源：数据引自《中国食物成分表 2004》（中国疾病预防控制中心营养与食品安全所编著，杨月欣主编，北京大学医学出版社 2005 年出版）。

 坚果类食物不可少

坚果种类较多，大致可分成两类：一类是高脂肪、高蛋白、很少碳水化合物的坚果，如花生、西瓜子、葵花子、南瓜子、腰果、松子、杏仁、核桃、开心果、松仁、榛子等；另一类是高碳水化合物、低蛋白、很少脂肪的坚果，如板栗、莲子、白果等。

坚果风味独特，深受人们的喜爱，是最常见的零食之一。坚果的营养价值较高，含丰富的蛋白质、维生素 E、B 族维生素、叶酸、钾、镁、锌、铜和膳食纤维。对准妈妈而言，坚果也是值得推荐的零食。

然而，坚果也绝非多多益善，因为多数坚果含有大量脂肪。比如，100 克炒花生仁含有 44.4 克脂肪，大概相当于 45 克花生油或豆油。葵花子、杏仁、榛子、西瓜子、南瓜子、松子、核桃、腰果等坚果中的脂肪含量与花生相比，也有过之而无不及。其中，葵花子含 50% 的脂肪，核桃含 60% 的脂肪，松子则含 70% 的脂肪。过多摄入高脂肪的坚果易致肥胖。

因此，《中国居民膳食指南 2007》建议，每周吃 50 克坚果是适宜的。50 克坚果（以可食部计）相当于大小适中花生仁 66 粒，或大杏仁 37 粒，或开心果 76 粒，或葵花子 5 把，或西瓜子 5 把（成年女性手掌）。

孕期坚果食用量可适当增加，如每天 10 克～20 克（每周 75 克～150 克）。不过，此时要减少同等重量的大豆（或与之相当的大豆制品）。尤其是那些孕前即肥胖或者体重增长过快的准妈妈，更应如此。

常见坚果主要营养素含量（以 100 克可食部计）

名　　称	水分（克）	蛋白质（克）	脂肪（克）	糖类（克）	膳食纤维（克）	维生素 E（毫克）	维生素 B_1（毫克）	锌（毫克）
花生仁（炒）	1.8	23.9	44.4	25.1	4.3	14.97	0.12	2.82
西瓜子（炒）	4.3	32.7	44.8	14.2	4.5	1.23	0.04	6.76
葵花子（炒）	2.0	22.6	52.8	17.3	4.8	26.46	0.43	5.91
核桃（干）	5.2	14.9	58.8	19.1	9.5	43.21	0.15	2.17
腰果	2.4	17.3	36.7	41.6	3.6	3.17	0.27	4.3
松子（炒）	3.6	14.1	58.6	21.4	12.4	25.20	—	5.49
杏仁（大）	6.2	19.9	42.9	27.8	18.5	—	0.02	4.06
板栗（鲜）	46.6	4.8	1.5	46.0	1.2	4.56	0.14	0.57
莲子（干）	9.5	17.2	2.0	67.2	3.0	2.71	0.16	2.78

数据来源：数据引自《中国食物成分表 2004》（中国疾病预防控制中心营养与食品安全所编著，杨月欣主编，北京大学医学出版社 2005 年出版）。

准妈妈挑食要不得

有些准妈妈在孕前就有偏食的习惯，怀孕后变本加厉，往往只吃自己喜欢的食物，认为只要多吃就有营养。殊不知，偏食往往导致营养摄入单调，体内长期缺乏某些营养素，会造成营养不良，使妊娠合并症发生率增高，如贫血或骨质软化症等，也会影响胎宝宝正常的生长发育。

1. 主食不能不吃

一些准妈妈在孕前就为了保持体形而很少摄入主食，认为主食是体形发胖的主要原因。大米、面粉等主食是人体热能的主要来源，放弃或减少主食将使母体严重缺乏能量而使胎宝宝发育缓慢。而且，怀孕后准妈妈对热能的需要大大增加，如果热量摄入不足，为了满足胎宝宝的需要，就会动员体内的脂肪大量氧化释放热量，而把节约下来的葡萄糖优先供给胎宝宝，这个过程会产生过多的酮体，酮体能够进入胎宝宝体内，影响胎宝宝的大脑和智力发育。

2. 动物性食物要限量

也有些准妈妈为了保障宝宝的营养而拼命摄入大量的动物性食物，每天每餐都有超量的鸡鸭鱼肉，同时炒菜用很多油脂，大大超过身体的需要而转化为脂肪积存于体内，结果自己体重猛长，宝宝却营养不良。

3. 完全吃素危害多

还有些准妈妈日日与蔬菜、水果为伴，不吃其他食物。这些素食虽然含有丰富的维生素及矿物质，但蛋白质与脂肪的含量较低，热能摄入量严重不足，使得胎宝宝生长缓慢。而且，素食中普遍缺少一种被称为牛磺酸的营养成分，牛磺酸对儿童的智力发育有着至关重要的影响。因此吃素的准妈妈应该注意饮食搭配合理，多食用含有蛋白质、脂肪的食物，如奶类、蛋类、豆类、坚果、海藻等。

4. 坚果类食物要适量

还有一些准妈妈每天吃大量的坚果类食物，希望补充必需脂肪酸和优质蛋白质质，有助于胎宝宝大脑的发育。甚至说核桃的形状像大脑，多吃些能够补脑。其实，孕期对必需脂肪酸的需要只比正常人略高，而普通的烹调用植物油就能满足这一需要。坚果类食物含有极高的热能和较多的脂肪，摄入过多将影响其他营养素的吸收。

 每日各类食物推荐量

处于孕早期的准妈妈大多受妊娠反应困扰，胃口不佳，日常饮食要注意清淡、易消化，可少食多餐。不用刻意强迫自己吃鸡鸭鱼肉，选择自己喜欢的食物，想吃多少就吃多少。在维持体重正常（略有增长）的前提下，孕早期每日各类食物推荐量见下表。

食物类别	推荐数量（克）	相关说明
谷类	200~300	粗粮应占20%以上，包括薯类和杂豆类
蔬菜	300~500	其中绿叶菜不少于150克
水果	100~200	大致相当于1个苹果的重量
鱼类和海鲜	75	摄入不足时可用畜禽肉类或蛋类代替
畜禽肉类	50	选择脂肪较少的品种，如瘦肉
蛋类	50	大致相当于1个鸡蛋的重量
大豆和坚果	40	大豆主要指黄豆，不包括绿豆、红豆等杂豆
奶类	300	
油脂	25	选择包括亚麻油、橄榄油或茶子油在内的多种植物油
食盐	6	包括酱油、咸菜、酱等调味品中的盐

准妈妈可以多吃一些鱼和其他水产品，因为鱼与人脑营养的关系非常密切。鱼体内有很多营养物质是人脑发育所需要的，尤其是属于冷血动物的深海鱼类，在接近冰点的温度下活动，其体内的牛磺酸有促进大脑发育的作用，还可促进微量元素及其他氨基酸类营养物质的吸收。鱼肉脂肪主要是不饱和脂肪酸，吃鱼还可以补钙。

盐作为调味品，准妈妈是可以吃的，但不可过多食用。一般来说，每天食盐不得超过 1.5 克~2.0 克，其中 1/3 由主食提供，1/3 来自烹调用盐，另外 1/3 来自其他食物。

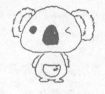

专家提示

孕吐不是疾病，是一种人体能够忍受的生理状况。 为了自己也为了胎宝宝，准妈妈要尽量多补充营养，能吃多少尽量吃多少，不要因为孕吐就什么都不吃。

有些准妈妈在怀孕前就有睡懒觉的习惯，很多时候都是早餐、午餐合为一餐。怀孕以后这种习惯必须改掉，因为早餐对准妈妈及胎宝宝来说都十分重要。早餐摄取的营养素及能量对血糖的调控有重要的意义，如果不吃早餐极易产生血糖波动。准妈妈的血糖产生波动同时也会影响胎宝宝的血糖值，进而影响胎宝宝的生长速度。而且，如果准妈妈不吃早餐，午餐就会吃得比较多，也会给胃造成很大的负担。所以，专家建议有这一习惯的准妈妈，从此时起就要改变生活习惯，做到早睡早起，早、中、晚三餐按时进食。

孕早期保健要点

什么时候进行第一次产检

妊娠期间的检查有两个目的：一是对孕母身体健康状况的动态监测，及时发现孕母由于妊娠而引起的病理变化，如妊娠贫血、妊娠高血压、妊娠糖尿病、妊娠合并心脏病及妊娠合并肾病。一些妊娠合并症可能威胁母子的生命安全。二是监测胚胎宫内的发育状况，胎儿发育是否存在异常，如发育畸形、停止发育、胎儿宫内缺氧、胎儿发育过小或过大、胎儿身体各部位比例是否合适等。

有一些准妈妈常常相隔很长时间才做检查，这样的准妈妈一旦出现问题往往造成不可挽回的后果。如果胎儿已经停止发育，并且停止发育的时间过久，会因胎体腐烂变性产生大量毒物被母体吸收，造成母体肝肾功能的损害，造成子宫内膜感染或粘连，

> **专家提示**
>
> 孕期检查是有步骤的，不同时期检查的重点也是不同的。孕早期着重于胎儿的发育观察，孕晚期着重于孕母的检查，各项检查必不可少。

甚至造成终生不孕。如果错过筛查时机，胎儿的先天异常未能被检查出来，就会造成先天缺陷儿的出生。有的准妈妈来做孕期检查的时候面色苍白、心慌乏力，经检查才发现已经是重度贫血，心脏负担由于长时间加重而已经出现衰竭的迹象，同时胎儿出现营养不良情况，如不立即住院将有可能危及母子生命。还有妊娠合并心脏病、肾病、糖尿病时都会造成严重的后果。

按时做产前检查，经常与医生沟通，日常孕期中的疑问或保健方法就都可以在与医生的互动中找到答案，产科医生就是孕妈妈的良师益友。

1. 产检医院的选择

孕期检查和分娩最好选择一家离家近、交通方便、设备先进、医务人员经验丰富的医院。对于准妈妈来说，医院离家近非常重要，孕期中的产前检查就可以节约不少时间，减少很多麻烦；而临产前会出现一些突发的紧急情况，如早破水、胎动过频或突然减少、剧烈腹痛、阴道出血等，如处理不及时会危及母婴安全。医院离得近可减少路途奔波，避免延误处理时间。可考虑首选专科医院，如妇产医院或妇幼保健院。这类医院大多技术力量雄厚，设备先进，有齐全的辅助科室，住院环境舒适，拥有设施优越、抢救设备齐全的产房、手术室、婴儿室。综合医院，特别是三级甲等综合医院，也是值得信赖的选择。尤其是怀孕时伴有肺结核、病毒性肝炎、心脏病等严重疾病或出现严重并发症的，最好选择综合性医院产科做检查和分娩。

2. 什么时候查比较好

一般来说，最晚也要在停经 6~8 周时去医院就诊，以尽早确认是否怀孕，并准确推算预产期。有的心急的准妈妈在停经未满 6 周就到医院要求进行妊娠试验，以确定是否怀孕。这时在医院可进行血 HCG（人绒毛膜促性腺激素）测定，对判断是否怀孕是较准确的。

预产期的推算一般是根据准妈妈末次月经的时间，适用于月经周期规律、又能准确记忆末次月经来潮日期的准妈妈。按末次月经的第一大计算，只要年份减 1、月份减 3 或加 9、日期加 7 便可以推算出预产期。从末次月经的第一天到预产期，整个过程历时 280 天。如果月经周期不准，或记不清末次月经来潮日期的，可根据孕 6~8 周 B 超确定。

3. 第一次产检查什么

不同的医院检查项目会有一些差异。一般来说，除了进行妊娠测试以确认是否怀孕外，还会包括完整的体格检查：身高、体重、血压测量，颈部触诊及甲状腺检查，心肺部听诊，乳房、腹部及四肢检查，阴道检查，等等。除了上述检查外，还有一些孕期的非常规检查项目，如微量元素检查、骨密度检测、甲胎蛋白检测（AFP）等，医生会根据每个人的具体情况给出合理的建议。

通常情况下，在妊娠 12 周左右，准妈妈去医院进行产检时医生会尝试测听胎心。一般是通过一个听筒将胎儿的心跳声音放大，然后通过了解初次听到胎心的时间、计算胎心跳动的次数来确定胎儿的孕周以及在妈妈子宫里的状态。正常胎心的跳动范围在 120 次~160 次/分。如果孕周较早，160 次~170 次/分也属于可以接受的范围。

如果准妈妈年龄超过 35 岁，而且家庭有遗传病史，需要做羊膜腔穿刺，检查胎儿染色体，对胎儿的先天性及遗传性疾病作出特异性诊断。一般在 18~23 周进行，但需要提前一个月预约和咨询。

4. 建立孕妇保健手册（卡）

有的医院可能会在第一次产检时提出关于建立孕妇保健手册（卡）的相关事宜，但一般情况是在妊娠 3 个月后，准妈妈确定了孕检和分娩医院再办理相关事宜。

准妈妈在办理保健手册（卡）时应带好户口本、准生证，在户口所在地妇幼保健院（社区医院）办理。在建立孕妇保健手册（卡）时应进行一次包括：血常规、尿常规、肝功能、肾功能、B 超、体格检查等项目的全面身体检查，有病史的准妈妈还要加查心电图等项目。在办理好孕妇保健手册（卡）后可到选定的医院建立病历。

正确认识早孕反应

妊娠早期，尤其是在妊娠 40 多天到两个多月期间，准妈妈往往有食欲不振、厌食、轻度恶心、呕吐、口水增加、头晕及倦怠等症状，这些症状在清晨更易出现，是准妈妈特有的症状，也是一种正常的生理反应，称为"早孕反应"。早孕反应大多会在孕 3 个月后自行消失，一般对生活和工作影响不大，不用特殊治疗。

早孕反应会影响准妈妈的饮食和对营养素的摄取，严重时还会损害准妈妈的健康和胎宝宝发育，所以要注意调理。

1. 减轻孕吐的小技巧

- 少食多餐，缩短进食间隔，避免因饥饿而加重恶心的感觉；

- 呕吐剧烈时、餐前及餐后 1 小时内要避免喝太多液体；

- 感觉恶心时吃一些清淡、易消化且较干的细粮类主食，比如烤面包片、米饭、面条、咸苏打饼干等；

- 避免油炸食物或者肉丸子、鸡翅、猪蹄等高脂肪食物，因为这会延缓胃排空而增加呕吐的可能；

- 避免太咸、太酸、太甜、太辣的食物或饮料（如酱豆腐、柠檬等），也不要接触味重（如鱼腥味、大蒜味、咖喱味等）的食物；

- 保持室内及厨房空气的流通。

2. 孕吐严重时要注意防脱水

为了防止呕吐严重时引起脱水，准妈妈可选食一些含水分比较多的食品，如各种水果、新鲜蔬菜等，这些食品不仅含有大量水分，而且含有丰富的维生素 C 和钙、钾等矿物质。热食气味大，有些准妈妈会比较敏感，可以适当食用些冷食或将热食凉凉后再食用。可以多食用一些蛋白质丰富的食物，如奶酪、牛奶、藕粉、鸡蛋等。

3. 不能用药抑制孕吐

准妈妈产生孕吐状况的时期是胎儿器官形成的重要时期，也是最易流产的时期，此时的胎儿若是受到 X 光的照射、某种药物的刺激、滤过性病原体的感染可能会产生畸形。对抑制孕吐有效的镇静剂、安眠药、安定神经剂等都会影响胎儿。在抑制孕吐的镇吐剂或镇静剂中以抗组胺最具药效，经常用来治疗孕吐，但只能在必要时在医师指导下使用。

如果孕吐剧烈，身体非常虚弱，可以住院治疗，在医师的指导下，每天可接受葡萄糖、盐水、氨基酸液等点滴注射，以减轻症状、恢复体能，一般的孕妇1~2周即可出院。

甘蔗姜汁：取甘蔗汁加少量生姜汁，频频缓饮。

柚子皮煎：取柚子皮用水煎服，连服数天。

生姜米汤：取生姜汁数滴，放入米汤内，频服。

橙子煎：取橙子用水泡去酸味，加蜂蜜煎汤频服。

姜汁牛奶：姜 1 大块，全脂纯牛奶 1 袋，砂糖适量。姜去皮洗净，把姜磨出姜汁 2 ~ 3 茶匙，并用纱布或小密筛筛过，倒入碗中备用。牛奶煮沸，加糖搅拌均匀。将牛奶搅动至 70℃ ~ 80℃，迅速地将牛奶倒入盛有姜汁的碗中，放置 30 分钟后即可。

奶香烤土豆：土豆中含有丰富的维生素 B_6，具有止吐作用。土豆 2 ~ 3 个，奶酪 6 片，菠萝、盐适量。将土豆洗净、煮熟后去皮，切成条状；将土豆条放在烤盘中，将切碎的奶酪、菠萝及盐均匀地撒在土豆上；烤箱 200℃预热 10 分钟后放入土豆，烤 5 ~ 6 分钟即可。

专家提示

姜自古以来就是民间止孕吐的良方妙药，对轻度孕吐效果最为明显。

还有一种多见于第一胎准妈妈的、较为严重的情况，起初为一般的早孕反应，但逐日加重，一般于怀孕第8周时最为严重，表现为反复呕吐，除早上起床后恶心及呕吐外，甚至闻到做饭的味道、看到某种食物就呕吐，吃什么吐什么，以致连喝水都吐，呕吐物中出现胆汁或咖啡渣样物。由于严重呕吐导致食物摄取不足，机体便消耗自身脂肪，引起脱水和电解质紊乱，形成酸中毒和尿酮体阳性。准妈妈的皮肤发干、发皱，眼窝凹陷，身体消瘦，严重影响身体健康，甚至威胁生命，这种严重的妊娠反应称为"妊娠剧吐"。出现这种情况应该立即住院治疗，通过静脉输液使准妈妈尿液中酮体由阳性转为阴性。

准妈妈完全不能进食时应静脉补充至少150克葡萄糖。住院期间一般要做B超检查，确定胎儿是否正常；做肝脏功能及乙型肝炎血清学化验，以排除外妊娠合并乙型肝炎等疾病。最初两三天可能需要禁食，主要通过静脉输液补充营养及纠正酸碱及水电解质平衡。一般经上述治疗后病情可迅速好转，呕吐停止，尿量增加，尿酮体由阳性转为阴性，食欲好转，此时可给予少量流食，并逐渐增加进食量或改进软食。

 ## 腹痛和出血要警惕

孕早期的有些腹痛是怀孕后的正常生理反应，比如子宫迅速增大引起的腹痛，但这种腹痛一般是隐隐的，不明显。如果出现小腹阵痛或腰痛，并伴有阴道出血，可能预示着流产等危险的发生，应及时到医院就诊。

1. 自然流产

妊娠的前 3 个月自然流产多由胚胎原因引起，主要是染色体异常造成的。引起自然流产的另一个重要原因是淋病，有关统计资料表明，在自然流产的准妈妈中，淋病导致的流产约占 32%。育龄期女性的淋病几乎 100% 是通过性交感染的，从这一点来说，孕早期应避免性交。其他引起自然流产的原因将在下一节详细介绍。

2. 宫外孕

腹痛和出血的另外两个危险的原因是宫外孕和葡萄胎。什么是宫外孕？在正常的妊娠中，精子和卵子相遇并完成受精，受精卵经过输卵管后在子宫内膜上着床。但是，也会出现受精卵不在子宫内部，而是在其他部位着床的情形，这就是宫外孕。90% 的宫外孕属于受精卵在输卵管上着床的输卵管妊娠，如果这种状态持续下去，将导致输卵管破裂或流产，引起大出血，若不及时进行处理会危及准妈妈的生命。阴道流血、腹痛下坠是宫外孕的典型表现，如果准妈妈下腹疼痛加剧，伴有恶心，呕吐、头晕、出汗、面色苍白，是危险之兆。此时准妈妈应保持头低、脚高的体位，安静，保温，寻求急救，如拨打急救中心电话等。

3. 葡萄胎

什么是葡萄胎？葡萄胎是指实际上没有胎儿，胎盘发育不正常的情形。因胎盘底部的微细绒毛产生异常，子宫内形成葡萄形状的水泡，并充满子宫。葡萄胎的发生概率为 0.5%。如果不消除产生的葡萄胎，有可能发展为癌症。葡萄胎患者在孕早期大多会出现间断性阴道出血、子宫异常增大、腹痛、恶心、呕吐症状重且持续时间长等现象。如果有上述现象，准妈妈一定要及时就医，以便明确诊断。

被确诊为葡萄胎后要及时住院吸宫，常需清宫 2~3 次。清除物一定要送病理检查，根据病理检查结果决定是否需要进行预防性化疗及子宫切除手术。有 15% 左右的葡萄胎可转为恶性，手术后一定要定期到医院检查，间隔为 1 个月、3 个月、半年、1 年，直到 2 年。按医生的要求进行随诊，同时严格实施避孕措施，2 年后完全没有问题了才可以考虑是否再次妊娠。

自然流产的原因

1. 生殖系统的炎症

生殖道的炎症会造成子宫内膜发炎，于是人体就保护性地产生大量具有吞噬微生物作用的白细胞，这些白细胞同样也会对着床的受精卵进攻，如果子宫内膜出现异常，受精卵没有被很好地种植，再加上细菌或病毒对受精卵的杀伤力，流产当然是必然的啦。

2. 遗传物质异常

由夫妇的染色体异常导致的早期自然流产可占反复自然流产的 15%～20%，其中一方是染色体异常携带时，发生流产的概率少则 30%，多则 100%。

3. 环境因素

环境污染对生殖细胞的伤害在很多时候是在受精前，造成受精卵的异常，而发生流产只是人体的保护性的自然淘汰现象。

4. 女性生殖功能不良

绒毛膜促性腺激素和孕激素分泌不足，不能支持子宫的发育和绒毛的功能会导致自然流产。此外，免疫机能障碍，人体出现了对受精卵的排斥反应，生殖器官发育异常或疾病造成的子宫形态改变，同样也会导致自然流产。

5. 子宫不完全纵隔

子宫纵隔是女性生殖器在胚胎发育期发育不完全的一种表现。在正常情况下，女性生殖器在胚胎发育期由两根腔管逐渐完全融合，发育成一个子宫。发育完全的子宫外形类似于倒立的鸭梨，是一个中空的腔性器官，当两根腔管融合不彻底时就会出现子宫形态的改变，如双子宫、双阴道、双宫颈、单角子宫、双角子宫、残角子宫等。

双角子宫就是我们常说的子宫纵隔。

子宫的纵隔又根据程度分为完全纵隔和不完全纵隔。很多女性都会有不同程度的子宫不完全纵隔，B 超检查时子宫腔呈 Y 字形，女性人群中纵隔子宫的发生率约为 5%。

子宫不完全纵隔又被称为"弓形子宫"，此时子宫腔因纵隔的存在而变得不很平整，而受精卵的着床既需要土壤肥沃，又需要平整的土地。受精卵种植在子宫腔内的位置是随机的，它不会自己主动寻找合适的部位，当着床位置不适合受精卵生长时，自然流产就会发生。

现代医疗手段及诊疗技术的提高，使子宫纵隔的发生率似乎变得有所增高，许多人因此很担心自己的生育能力。其实，轻度子宫不完全纵隔大多可以正常生育，可能有人一生也不知道自己的子宫中间有一道纵隔。

如果自然流产的发生确实与纵隔有关，医生可以用手术的方法切除子宫的纵隔，使子宫腔变得光滑平整，如经宫腔镜手术切除子宫腔内的一道嵴就可以很好地解决这个问题。子宫纵隔手术后的子宫需要一段时间修复，让子宫内膜有几次正常的脱落，也就是来几次月经之后就可以妊娠了。

6. 血型不合

夫妇二人血型不合也会发生自然流产。主要见于女方是 O 型血或 Rh 阴性血型者。血型不合可造成胚胎停止发育、胎儿溶血等。但夫妇血型不合引起的流产一般发生在多次流产的病人中，首次妊娠者相对概率较低。

7. 心理异常和精神压力

由于生殖功能的实现也是由我们的大脑中枢神经发出指令来完成的，所以，在心理焦虑、紧张的状态下，大脑中枢的调节能力就会下降，造成生理机能的不协调，从而影响生殖功能。近年以来，越来越多在城市中生活和工作的知识女性发生自然流产的病例逐年上升，这也反映了工作压力和环境因素的确在影响着人类的生殖能力。

8. 综合体能下降

生活不规律、运动量不足、营养不平衡以及环境污染因素都会使我们的综合体能下降，或者说是人体的亚健康状态也会表现在生育方面，那就是生殖能力的下降，从而导致流产。

 ## 出现先兆流产怎么办

无论什么原因引起的早孕期先兆流产，所表现的症状大致都是相同的，如阴道出血、下腹坠痛、妊娠激素水平下降、B超检查胚胎发育停止等。一旦出现先兆流产的征兆，多数人首先想到的就是要保胎。从生育健康的角度看，保胎要保护的是正常的胎儿，如果胚胎先天存在缺陷，实在没有必要保胎。

那么，在什么情况下才要保胎呢？维持正常妊娠需要具备以下条件：胚胎本身是健康的，胚胎发育的环境是正常的，维持胚胎发育的激素水平正常以及孕妇身体健康。上述任何一方面出现异常，胚胎的发育都难以维持。所以一旦出现流产征兆，首先就要从这几方面分析原因，才能决定是否进行保胎治疗。导致流产的原因主要有以下3种。

1. 胚胎本身不健康

胎儿为什么会自己停止发育呢？是胚胎发育的指挥中心出现了问题，即胚胎细胞核内的基因组。在基因组的精密调控下，胚胎才得以一步步分裂成熟、生长发育。而当这些基因组遭到伤害或基因的载体染色体发生畸变时，胚胎发育就会失去调控，当然也就无法生长发育了。

流产胚胎的染色体异常的种类各异，包括各种各样的数目和结构异常。那么，又是什么原因造成胚胎染色体的畸变呢？可能的原因有：

• 人类对异常胚胎的自然淘汰。生物界中的所有物种都有自然淘汰现象，人类的生殖细胞也会优胜劣汰。

• 受精时受到环境致畸因子的作用，如化学的、物理的、药物的因素，造成胚胎染色体畸变。

• 细菌和病毒感染，生殖道炎症或带菌状态，细菌病毒可以直接作用到胚胎细胞核中，导致胚胎染色体畸变。

• 夫妇一方为染色体平衡易位携带者，这种异常往往造成反复自然流产。

当发生了自然流产时应该对胚胎做染色体核型分析，以明确流产的原因，对再次妊娠预防流产是很有帮助的。另外，胚胎因细菌或病毒感染而受到伤害后，自然会停止发育或发育迟缓，出生的胎儿也可能存在潜在异常。

2. 胚胎发育环境不良

子宫本身形态不良导致的流产，如子宫肌瘤、子宫纵隔等。因子宫形态改变造成子宫内膜种植受精卵受干扰，这种原因引发的流产多发生在妊娠2个月左右。医生会建议保胎，但保胎方法多以休息、减少活动量为主，药物仅为辅助作用。可以采用中药调理性治疗，而激素类保胎药的使用量不宜过多。

3. 维持胚胎发育的妊娠激素不足

多见于卵巢功能不良治疗后的妊娠，或者孕妇年龄较大的妊娠。如果出现流产征兆，需要先测定妊娠激素水平是否低下，如检测血清人绒毛膜促性腺激素和血清孕酮值。如果有数值增高缓慢或者水平偏低表现，可以补充激素帮助保胎，同时还要观察妊娠激素水平变化情况，一般应该有不错的保胎效果。

另外，孕妇因全身性疾病引起的流产应该进行相应的特殊处理，如甲状腺功能异常；还有由于免疫系统异常导致的机体排斥性流产经，确诊后应进行特殊性的免疫治疗。

各种因素导致流产的临床表现往往是互为因果的，是妊娠激素水平不足引起的先兆流产，还是胚胎发育异常引起的激素水平不足而引发的先兆流产，还是子宫结构不良影响了胚胎着床而引发了激素水平下降，一时很难鉴别。先兆流产后应该向医生提供尽可能全面的病史资料，帮助医生进行鉴定。从优生的角度来看待保胎，还是顺其自然为好，发生先兆流产时以观察、了解病史为主，保胎是其次。

专家提示 TIP

任何一种药物都不是万能的，指望一种药就解决一切流产问题是不可能的。我们经常说，是好孩子怎么折腾也下不来，不是好孩子想保也保不住。在保胎这个问题上要能放就放，该舍就得舍。保胎要保留的是正常的胎儿。

常用的保胎方法有哪些

1. 一般性治疗

★卧床休息

这种方法是保胎的首选，它的好处是安全、方便，不吃药。早孕期一旦出现流产迹象，多数还不清楚病因，不宜随便使用药物时，以卧床最为安全，同时查找原因。

★服用维生素E

孕早期多数人会出现下腹轻度不适，如轻度坠胀感，有如月经期的感觉，甚至会有微量浅色血性分泌物，类似于流产的早期症状，是属于正常的早孕表现。出现这种情况可以服用小剂量的维生素E，以减轻下腹部的不适感，所用药量每日不超过15毫克~20毫克。

★补充孕激素

只有当检测血清妊娠激素值低于正常标准时才可以补充激素保胎。激素补充剂量不宜过大，时间不宜过久，一旦症状得到纠正即停止用药。药物最好选择对胚胎安全系数较高的天然激素，不要使用人工合成的孕激素，人工合成激素对胚胎毒性大，有致畸的可能性。

★中药保胎

当准妈妈体质瘦弱、生殖功能欠佳时可以配合使用中药或食疗方法以辅助保胎。选药性温和的有扶正作用的中药保胎对胎儿是安全的，如紫苏、黄芩、白术、菟丝子、杜仲，还可以食物辅助，如竹茹、葡萄、柠檬、鸡肝、鲤鱼等。

2. 手术保胎

对于由子宫形态异常引起的流产，由于妊娠后暂无良好的保胎方法，所以建议孕前治疗，如切除子宫纵隔、剔除子宫肌瘤、清除宫腔粘连带等，使子宫形态恢复正常。由子宫口松弛引起的流产，可在妊娠3个月后做宫口环扎术。

3. 免疫治疗保胎

有 3 次以上自然流产史，并确诊因免疫功能异常引起的流产，可以根据各项免疫检查结果做相应的治疗。

有些人在早孕期有少量阴道出血的情况。正常的早孕阴道出血量很少，出血颜色呈淡褐色，出血时间较短，多为 2~3 天就自然消失了，同时依然伴有早孕反应，检测妊娠激素水平在正常范围。这种正常的妊娠早期出血在临床上十分常见，但容易与病理性流产相混淆，于是不少孕妇要求用药治疗，认为用了保胎药就是吃了定心丸了。其实，遇到这种情况首先采取的最好措施是先休息、观察，观察出血的趋势，有了明确诊断后再用药也不晚，而不要轻易使用保胎药。

目前临床上使用最多的保胎药是黄体酮，这是一种孕激素。当妊娠早期因孕酮水平不足引起流产时，合理补充黄体酮可以起到保胎作用。需要注意的是，可以起到保胎作用的黄体酮，服用过量同样会对胚胎产生毒副作用，造成胎儿生殖器官发育异常，如性别不清、外阴形态异常等，甚至可能埋下潜在的隐患，以致宝宝出生后会发生不明原因的疾病。

 患了感冒怎么办

感冒可以分为普通型感冒和流行性感冒。绝大多数妊娠期发生的感冒为普通型感冒，是上呼吸道的急性炎症，又称为"上呼吸道感染"。上呼吸道感染 90% 由病毒感染所致，少数为细菌性炎症，好发在冬春季节。人体着凉后抵抗力下降，就很容易发生感冒，常见症状有咳嗽、嗓子痛、流鼻涕、发热等。流行性感冒是一种由感冒病毒引起的呼吸道传染病，传染性强，往往症状较重，严重时可危及生命。例如我国近年发生的"甲流"，孕妇也多为易感染者。

早孕期患了感冒应该及时积极治疗，控制炎症扩散，在起病早期大量喝水，起到抑制病毒繁殖的作用。服用清热解毒药物，提高上呼吸道的抗病能力。如果出现高热应尽快做降温治疗，如服退热药。炎症厉害时可服用头孢类抗菌药，头孢类抗菌素是孕期较安全的药物，但必须严格按医嘱服用。另外，保持上呼吸道清洁也很必要，可喝些淡盐水，吃清淡、易消化、刺激性小的饮食有利于治疗。经过短期治疗，感冒可以很快得到控制并痊愈。

很多人妊娠合并感冒后不敢用药，这样做其实非常错误。尽快控制感冒不但不伤害胎儿，还会对胎儿起到保护作用。一旦上呼吸道炎症治疗不及时，容易发展为气管炎或肺炎，不仅治疗时间长，用药量增大，病情不易控制时还必须加用更强劲的抗生素，而这些抗生素对胎儿的毒性是会增加的。另外，严重的炎症本身也可能伤害到胎儿。

由于流行性感冒具有高度的传染性，孕妇和儿童往往又是易受感染人群，所以更需加强自身防护。一旦有流感流行，药物要用在被传染之前，及时口服清热解毒预防感冒的中药，多喝水，保持上呼吸道清洁，提高自身防御能力。

 ## 远离病毒和霉菌

孕期感染病毒应采取以下措施：

• 病毒感染造成的胚胎伤害不是 100%，妊娠 3 个月后的感染可能性更小，一般不要轻易终止妊娠。

• 病毒的宫内感染不宜做治疗，因为抗病毒药物都具有一定程度的致畸性。用药治疗无疑是对胚胎的雪上加霜。

• 不要增加不必要的心理压力。一旦出现可疑感染情况，现阶段又无有效的处理方法，其结果只能是增添孕妇的心理负担。最好的预防方法是孕前消除隐患，即在孕前实施 TORCH 筛查。

有人说，既然是病毒感染，为什么不直接检查病毒是否存在呢？这主要还是受技术条件的限制。直接的病毒检查不仅检查周期很长，对设备要求很高，而且检查费用极高，是不适宜做广泛筛查的，只能用于少数高度怀疑感染的孕妇或对存在的疑难问题进行确诊。

霉菌性阴道炎是由霉菌（也就是白色念珠菌）引起的阴道炎症。怀孕后阴道内酸碱环境改变，适合霉菌的生存，因此准妈妈得霉菌性阴道炎非常普遍。1/3 的准妈妈阴道带有霉菌，其中一半准妈妈没有症状，成了带霉菌者，另一半有明显症状，就成了霉菌性阴道炎。

1. 霉菌性阴道炎有哪些症状

霉菌性阴道炎最主要的表现就是瘙痒、灼痛、豆腐渣样白带，常出现下列不适症状：

- 白带增多，白带呈豆腐渣样或凝乳状；
- 外阴部和阴道瘙痒并伴有烧灼痛感；
- 排尿不适，尿频，尿急。

2. 为何准妈妈容易患霉菌性阴道炎

- 怀孕后全身的抵抗力下降，是霉菌乘虚而入的好时机；
- 怀孕后阴道充血、分泌旺盛、外阴湿润，有利于霉菌生长；
- 准妈妈阴道 pH 值较怀孕前明显增高，适合霉菌繁殖。

3. 霉菌性阴道炎对宝宝有哪些影响

以下 4 点对宝宝的影响中前两点很常见，第三点较少见，第四点很少见，但却是最严重的。

- 新生儿鹅口疮；
- 新生儿肛门周围念珠菌性皮炎；
- 女婴可出现霉菌性阴道炎典型症状；
- 胎儿感染、早产：极少数准妈妈阴道的霉菌经宫颈上行，穿透胎膜感染胎儿，引起早产。

4. 怎样治疗霉菌性阴道炎

怀孕早期（12 周以内），症状较轻的准妈妈可以用 2%～3% 的苏打水、洁尔阴清洗外阴，或选择中药洗剂改善瘙痒症状；感染情况严重的准妈妈可以在进行阴道擦洗后由专科医生决

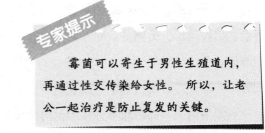

专家提示

霉菌可以寄生于男性生殖道内，再通过性交传染给女性。所以，让老公一起治疗是防止复发的关键。

定是否使用阴道栓剂、使用何种栓剂，放置栓剂的过程必须由医院的妇产科护士完成，以免用药不慎给胎儿带来不良影响。

患有霉菌性阴道炎的准妈妈应该每天换内裤，用过的内裤、毛巾洗净后应该煮沸5分钟后再暴晒才能使用。

5. 远离霉菌的好方法

治病不如防病，准妈妈想要远离霉菌性阴道炎应该从下面 5 个方面做好预防工作：

- 单独清洗内衣裤：特别是在家人有霉菌感染时，如香港脚、灰指甲等；
- 慎用女性清洁液：尤其不要做阴道冲洗，不然改变了阴道酸性环境可正中霉菌下怀；
- 避免长时间使用抗生素：杀灭了阴道正常细菌，霉菌当然乘虚而入了；
- 少吃甜食，控制血糖：准妈妈是糖尿病的高发人群，血糖升高会间接改变阴道的 pH 值；
- 保持外阴干燥，注意外阴清洁，穿宽松、透气性好的内裤。

 对胎儿有危害的西药

每一位爸爸妈妈都希望拥有一个健康、聪明、活泼、漂亮的小宝宝，而孕期用药不当会对胎儿的健康成长有影响。准妈妈如果用药不当，往往会引起流产或使胎儿患有功能性疾病，甚至造成先天性畸形。因此，准妈妈在整个妊娠期间应慎重用药。

由药物引起的胎儿损害或畸形，一般都发生在妊娠期的头 3 个月内。因为孕期前3 个月是胎儿器官生长、发育和分化的关键阶段，此时胎儿处于最易致畸的时期，顺利度过这个时期是保证胎儿健康的关键第一步。在这个重要阶段，如果准妈妈不小心使用了某些药物，一些组织和器官的细胞就会停止生长发育，从而导致胎儿身体残缺不全，出现畸形。药物导致胎儿畸形的原因主要有基因突变，染色体畸变，蛋白质合成障碍，干扰细胞的分裂、代谢等。药物对胎儿的影响程度主要取决于药物的性质、剂量、疗程长短、毒性强弱、胎盘的渗透性及胎儿个体对药物的敏感性等因素。

妊娠期用药，药物除部分被胎盘屏障隔离外，大多数经过胎盘进入胎儿体内，也有一些经羊膜进入羊水后被胎儿吞饮。此时胎儿的肝脏解毒功能低而有限，肾脏排泄药物的功能相对也差，这样就延长了药物在体内的停留时间，对胎儿的毒性危害可想而知。一般脂溶性化合物、药物离子等较易通过胎盘，扩散到循环系统。临床经验表明，准妈妈服用下列几种药物会影响胎儿发育：

● 抗生素类，如四环素，常规剂量就可导致胎儿牙齿、骨质发育不良、先天性白内障等，大剂量还可诱发致命的肝脂肪变性；链霉素及卡那霉素可导致胎儿先天性耳聋，对肾脏也有损害；氯霉素可使胎儿骨髓机能受抑制，磺胺可致新生儿黄疸。

● 解热镇痛药类，如阿司匹林和非那西丁，可能造成胎儿的骨骼畸形，神经系统或肾脏畸形，有的导致新生儿溶血，引起头部血肿等出血倾向。

● 镇静药，如安宁片可造成胎儿发育迟缓；巴比妥类可导致胎儿手指（脚趾）短小、鼻孔通连；而眠尔通不仅导致胎儿发育迟缓，还可能致先天性心脏病。

● 激素类，如雌激素会造成胎儿上肢短缺（海豹样），女婴阴道腺病，男婴女性化；可的松可导致无脑儿、兔唇腭裂、低体重畸形等。

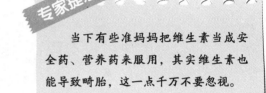

专家提示

当下有些准妈妈把维生素当成安全药、营养药来服用，其实维生素也能导致畸胎，这一点千万不要忽视。

● 降糖类药，如优降糖、达美康、甲苯磺丁脲等可导致胎儿畸形或死亡。

● 维生素 A 可破坏胎儿软骨细胞，导致骨骼畸形、指趾畸形、腭裂、眼畸形、脑畸形；而孕期内大量服用维生素 C、B 族维生素也可导致畸胎；维生素 D 会使胎儿血钙增高，易导致胎儿智力发育低下。

 ## 中药使用不当也有危害

一般中药的作用较温和，不会造成人体的剧烈反应。所以普遍认为妊娠期服用中药相对是安全的。而且中医的治疗讲究的是辨证施治，可以适当调整药物成分，妊娠期的用药可以减去药物中的毒性成分。

妊娠期准妈妈一旦患病，在病情许可时，医生可以用中药进行治疗。比如，早孕期的感冒、发热，甚至炎症都可以服用清热解毒的中成药等。有的保胎药也是中药，为防止夫妇血型不合而发生的新生儿溶血症也可用中药来降低免疫反应。

即使如此，中药也不能随便过多地服用。例如日常生活中常见的可以入中药的大蒜、生姜、人参等，当摄入量过多时可能影响到胎儿。如果孕妇吃入过量大蒜后，羊水中就会有大蒜的味道，说明大蒜是可以通过胎盘的，可能会对胎儿产生微小的不良影响。

生姜对人体也有药性，它可以制成祛风剂、强心剂和抗血栓的药物，还有抗感染作用。但动物实验显示，服用一定量的生姜后可使流产率增加。

人参对人体具有生理调节的作用，也是用来养生的良药，但妊娠期间不宜大量服用人参。有资料显示，孕期服用人参有可能引起胎儿多毛或体重超标。

有些中药的药性峻猛，可能会对妊娠及胎儿生长不利，甚至是孕期禁用的，如水银、砒霜、雄黄、斑蝥、蟾酥、麝香、牛黄、水蛭等；有的中药的药性是行气、攻下和活血的作用，使用后可以产生堕胎的作用；有的则可能对母体产生毒性作用。

 ## 怀孕后能注射疫苗吗

由于用于预防接种的疫苗是从相应的细菌和病毒中提取而来，有的疫苗直接注射的是减毒疫苗，有的是类毒素，于是有人担心接种疫苗会不会伤害胚胎而致畸。准妈妈到底能不能接种疫苗，临床医学始终保持着十分慎重的态度，一般轻易不会做孕期接种。近年来疫苗制作的科技化水平越来越高，疫苗的安全性有了很大保证，经过大量临床观察，许多疫苗开始逐渐应用于准妈妈了。

1. 准妈妈可以接种的疫苗

★乙型肝炎疫苗

对于体内没有抗乙肝病毒抗体的孕前女性，多采用基因工程制备的疫苗，这种疫苗安全性好，注射疫苗后不影响妊娠。

★甲型肝炎疫苗

由于甲型肝炎是消化道传染病，准妈妈感染甲型肝炎后一般不传染给胎儿。当妊娠后有甲型肝炎接触，并处于高危易感状态时，可以接种甲型肝炎疫苗。

★ 流行性感冒病毒疫苗

准妈妈是流行性感冒的高发人群，流感疫苗是一种经过灭活的疫苗，换句话说病毒疫苗的毒性很低，但免疫性依然存在。大量数据表明，流感病毒疫苗安全性尚好，准妈妈注射疫苗后产生的抗体可以经过胎盘进入胎儿体内。

★ 狂犬病血清疫苗

由于人一旦感染了狂犬病病毒后，死亡率可达100%，此时保护准妈妈是最重要的，故准妈妈被疯狗咬伤后一定要注射狂犬病疫苗。接种疫苗的同时还需注射抗狂犬病的抗体，这样既保护准妈妈也可以保护胎儿。

★ 抗艾滋病球蛋白

HIV通常是在妊娠期或分娩时由母亲血液传播给胎儿的，通过注射高效价抗HIV抗体可以达到保护胎儿的目的。

★ 破伤风类毒素

准妈妈患了破伤风可严重威胁生命，新生儿的破伤风病死率达到60%。妊娠注射破伤风类毒素可使95%的胎儿得到保护。

2. 孕期不宜注射的疫苗

孕期不宜接种的疫苗主要是风疹减毒活疫苗。由于孕期感染风疹病毒后对胎儿致畸性很强，可引起新生儿先天耳聋、失明等严重畸形，所以一般孕前女性都常规进行风疹病毒抗体检测，如抗体检测为阴性可以在孕前3个月注射风疹疫苗，刺激身体免疫系统产生抵抗力。但妊娠早期注射风疹疫苗胎儿发生先天性风疹病毒综合征机会近5%，故对孕期感染风疹病毒的准妈妈采取的处理措施是终止妊娠。孕期意外接种了风疹疫苗，可以继续观察，而不必立即终止妊娠。

> **专家提示**
>
> 目前孕期还缺乏种类齐全的防病疫苗，如巨细胞病毒疫苗、弓形虫疫苗及单纯疱疹病毒疫苗，我们只能采取孕前病毒检测的方法来防止孕期感染。

避免不良生活追求

现在的准父母已基本都是看着电视长大的一代人，生活方式会受电视节目的很大影响。比如时尚一族，往往不愿听从老人的那套生活方式和怀孩子方式，只认时尚，电视上宣扬该过"痛快日子"，要"活出美丽"、活得"酷"，要"排毒养颜"，要吃补品、吃"一片顶5片"的补钙片，就一一跟着学，结果受到伤害的事时有发生。

有的人看了电视节目，追求"帅气""潇洒"，便将好好的一头乌发染成了黄色、红色等颜色。染发对普通人尚且有害，孕期危害更大。

现在很多人涂口红，有的准妈妈觉得不涂口红显得苍白、没精神。其实唇膏里含铅，是有毒性的，时间长了会进入人体血液，对胎宝宝也有害，所以孕期最好不用口红。如果准妈妈因工作需要必须讲究外在形象，可适当用些玫瑰花瓣揉碎后和上一点动物油脂，即可成为无害的口红。

国外有些专家发现准妈妈用浓香水后，生出的孩子容易得抑郁症，准妈妈产后也容易由此而得抑郁症，所以最好不用或只用很淡的香水。

另外，有些去皱、去斑、去死皮、增加脸部皮肤亮度的美容品和摩丝等一些润发定型水剂，各种颜色的指甲油，口嚼胶母口香糖，一些瘦身束身的紧身腹带或紧身裤、兜裆紧腹的牛仔裤或束腰束胸的紧身牛仔上衣、化学烫发、舞厅内强节奏的舞曲和令人眼花缭乱的旋转灯光、乌烟瘴气的麻将桌和纸牌桌前的长时间玩耍、寻找"蹦极"等刺激玩法、"死去活来"的爱情，还有为求家中时髦、阔气、漂亮、典雅而追求豪华室内装修，配备过多的家用电器等，结果造成过多的个人化学污染、光电污染和体能消耗，这些照中医和西医的眼光看都是有损于人的气血和健康，对胎儿有毒害作用的。

老人的话和一些传统的生活方式，大多是经过生活的长期考验、长期积累下来证明是有利无害的方式，年轻人不要轻易加以否定。

古人认为准妈妈自己的坐、站、躺如都能讲究端正，对胎儿气质的优化会有积极意义，这是很有道理的。也许准妈妈连续几天不经意间歪斜地躺了、坐了，可能就阻隔了胎儿气血的流通，形成了这个娇嫩小东西某个地方的小小伤害或变异。所以准妈妈最好也学一点古人，练一练"坐有坐相，站有站相，睡有睡相"。准妈妈自己生活起居有规律，也会有助于胎儿形成有规律的生物钟。这些事平时不算什么大事，但怀上孩子以后，这些方面就需要准妈妈多加注意或尽量避免了。

在光怪陆离的现代生活中，准父母千万要记住一条——顺应自然是最好的，不要刻意去追求外在的东西。好好保护自己，维持好大自然母亲给予自己的孕育后代的身体，给胎儿创造一个气血平衡的、健全的内部环境。

专家提示

从怀孕前3个月起一直到怀孕结束，准妈妈最好：

● 不要涂含铅的口红（可用玫瑰花瓣自做的天然口红替代），不使用含铅的化妆品。

● 尽可能不烫染头发。

● 远离声音嘈杂、强烈的地方，不去迪厅、舞厅、酒吧。

● 不参与惊险旅游活动和体育活动。

孕早期生活安排

注意日常生活细节

1. 选择适宜的衣服与鞋子

准妈妈应选择一些舒适、宽松的衣服，面料要透气、刺激性小、吸湿性好、轻柔、保暖，以棉织品为首选；避免紧身或吊带的衣物以免腹部和乳房受到挤压；内衣能够牢固承托乳房的同时，不压迫乳房和乳头；不能选择高跟和完全平跟的鞋子，要能够支撑体重，又感到舒适和方便。

2. 尽量少用洗涤剂

日常用的洗涤剂含有直链烷基碘酸盐、酒精等化学成分，可破坏和导致受精卵变性和坏死，特别是在孕早期，若过多地接触各种洗涤剂，如洗衣粉、洗发水、洗洁精等，其中的化学成分就会被皮肤吸收，在体内积蓄，从而使受精卵外层细胞变性，导致流产。准妈妈在怀孕早期一定要少用洗涤剂，以免产生不良后果。

3. 尽量远离微波炉

微波炉是日常生活中的重要家用小电器，但在产生微波的同时会产生较强的电磁波，是目前所有家用电器中产生电磁波最强的一种电器。有研究指出，微波炉产生的电磁波可致胎儿先天性白内障，妨碍胎儿大脑发育，还会降低男子睾丸生精细胞的功能，使精子数量骤减，甚至无精。建议准妈妈要远离正在使用中的微波炉，注意防护。

4. 不要睡电热毯

许多人在寒冷的冬季喜欢睡在电热毯上，但即使是绝缘电阻完全合格的电热毯，也会有感应电压产生并作用于人体。人体与电热毯之间的感应电压可达 40 伏特~70 伏特，且有 15 微安的电流，可产生足以危害胎儿健康的电磁波，可以引起流产等，建议准妈妈不要睡在电热毯上。

5. 避免用电吹风吹头发

准妈妈不要用电吹风吹头发，因为吹风机某些部分是由石棉做的，使用时的热风中多含有石棉纤维微粒，可通过呼吸道和皮肤进入血液，经胎盘循环进入胎儿体内，诱发胎儿畸形。据统计，经常使用电吹风的孕妇，胎儿畸形的发生率要比正常孕妇高1倍以上。此外，电吹风工作时会形成电磁场，电磁场的微波辐射会使人出现头痛、头晕、精神不振等，对孕妇及胎儿都不利。因此，准妈妈最好勿用电吹风。

6. 养花要有所选择

在准妈妈的居室里不宜摆放新鲜的花草，因为有些花草可对孕妇产生不良反应，如茉莉花、丁香、水仙、木兰等花卉，其浓烈的香味会减退孕妇的食欲和嗅觉，甚至引起头痛、恶心和呕吐；又如万年青、仙人掌、五彩球、洋绣球、报春花等花卉，能引起皮肤过敏反应，不小心接触后会发生皮肤瘙痒、皮疹等过敏现象。此外，孕妇新陈代谢旺盛，居室需要充分的氧气，而有些花卉如夜来香、丁香等，吸进新鲜氧气，呼出二氧化碳，会夺走居室内的部分氧气，对孕妇及胎儿的健康十分不利。

7. 不宜使用清凉油和风油精

清凉油在日常生活中应用广泛，具有爽神止痒和轻度消炎退肿作用，可用于防治头痛、头昏、蚊子叮咬、毒虫咬、皮肤瘙痒和轻度的烧伤、烫伤等。中暑引起腹痛时，将清凉油用温开水内服可治腹痛；伤风感冒时，把清凉油涂在鼻腔内，可减轻鼻塞症状。清凉油中含有樟脑、薄荷、桉叶油等，主要成分之一的樟脑可经皮肤吸收，对人体产生某些影响。樟脑可穿过孕妇的胎盘屏障，影响胎儿的正常发育，严重的可以导致畸胎、死胎或流产。因此，准妈妈不宜涂用清凉油、风油精等，尤其是妊娠头3个月，应避免涂用清凉油、风油精。

8. 早睡觉，多休息

妊娠使准妈妈的身体承受着额外的负担，准妈妈会变得特别容易疲倦，大白天就想睡觉，夜晚也要比平常睡得更长些，并经常感到头晕乏力，尤为在孕早期和晚期更为明显。建议准妈妈想睡就睡，不要做太多事，尽可能多休息、早睡觉。并可通过一些方式来减轻疲倦，恢复精力，如心旷神怡的想象、轻松愉快的聊天、调节情绪的音乐、健脑养颜的按摩、自寻乐趣的手工等。

 家庭环境应整洁、安全

环境的美与洁对准妈妈心情、气血健康都会有影响，对胎儿身心的健康也会有影响。

1. 尽可能保持居室洁净、卫生

细心的人在生活中都可以发现，有些衣冠不整、家中凌乱肮脏、居室光线幽暗、由于很少开窗通风使屋内充满了长期积累的体味的家庭，很少会出现气质好、聪明健康、有出息的孩子，这样的家中容易出现体质不佳、精神萎靡的孩子。事实证明，新鲜的空气、良好的自然光线、洁净以及雅致宜人的环境，是能激活人的生理细胞、强化它们的功能的。

2. 注意室内化学污染

新家具、新地板、瓷砖、刷墙时使用的涂料和胶水中往往会含有苯。这是一种易使人得癌症、白血病等疾病，易使胎儿畸形的有毒化学物质，一定要注意。最好装修完后将屋子空晾三五个月再住进去，怀孕前、怀孕期间最好不要装修屋子。另外，准妈妈的生活环境内千万不能堆放农药化肥、化纤和皮革制品、废电池、过多的塑料橡胶制品、油漆涂料、消毒剂等有一定污染性、会释放有害气体的物品。

3. 注意室内光、电、磁污染

条件好了，往往家中会买不少光电设备，现在大彩电、大冰箱、大立体声音响设备、电脑、电饭锅、微波炉等电器在一般家庭都已一应俱全，人们往往毫不在意地过着早上一起便开电视听新闻、开灯，上班路上一路都在听 MP3，在办公室里一天都使用电脑，晚上回家便坐在沙发上看电视、听音乐，然后又是坐到电脑前上网，直至深夜。这样的一天，接受的光电磁波辐射量实在不少，对准父母身体会有不利影响，对胎儿的伤害就更不会少。所以，已经怀了孩子的准妈妈一定要注意尽可能避开光电辐射，尽量少使用电器。微波炉前要少站，使用时人尽可能离远一点；看电视不要时间过长、距离过近，最好不超过 1 小时、保持 1 米以外的距离；电脑尽可能少用。

4. 整齐简洁就行

家庭环境不在于是否豪华漂亮，而在于是否洁净舒适、不易生长细菌，更在于准妈妈是否心情愉悦满足。房间小，只要整齐干净就行。适当放一瓶绢花或野花，贴一张好看的画，自做一个小装饰品，就可以使居室显得舒适宜人。如果光线不好，考虑一下是否有可能把窗户玻璃换换新或擦擦亮？如门外有树或东西挡住光线，是否能去掉一些树的小枝或拿开东西使光线更多地照进屋来？窗户如果打不开，是否能改装一下或换个插销使它能开启？屋内杂物过多显得拥挤凌乱的，是否能整理掉或搬开一些，使屋子变得简洁明快？另外，能保持床单经常更换、沙发罩适时清洗、衣服找地方挂好或叠好了放整齐，杂乱无用的东西及时处理，同样能创造一个宜人的天地。

5. 条件更差的可多利用室外环境

居室条件实在太差、无法获得较好的通风透气条件的可多到室外活动。只要天气许可就出去晒晒太阳，呼吸呼吸新鲜空气，或到附近的树林、小花园、田野散步，感受感受室外的美和开阔明亮。

屋子或附近环境如果太潮湿，对准妈妈、胎儿不好，最好想法避免。因为环境过于潮湿，容易滋长细菌病毒，人容易得病。南方有些地方梅雨季节家中的桌子也会长毛，雨季墙壁会滴水珠子，最好买个抽湿器经常干燥一下屋子，或者经常开窗通风以驱走湿气。另外，现在有不少公共场所采用完全密闭形式的窗户，比如不少商场，尤其是一楼以上的几层商场，往往没有开启的通风窗户；有的机场候机厅、图书馆、学校教室、阅览室、豪华写字楼内的会议厅、办公室等也是只有没法开启的窗户，这使室内容易积聚人和物排出的废气，新鲜空气却没法流进来，对准妈妈、胎儿健康不利，所以最好避免去这样的场所。

 合理安排家务

上班族准妈妈因怀着孩子，工作和家务事不可能都干得很理想，应当考虑放弃一些容易摆脱的家务事，可请丈夫来承担一些。大件的衣服，可花点钱送洗衣店去洗；疲劳时，可从饭馆叫便饭或到外边吃点饭；有可以利用的闲暇时间，再去做一些轻微的家务。准妈妈要保证充足、高质量的睡眠，避免工作或家务侵占休息时间和睡眠时间。同时要注意合理、全面的营养，必须每天坚持吃早餐；若考虑营养的话，最好自带午餐；如只能在外面吃饭，对营养问题应考虑得周到一些，可在午餐后加食水果和牛奶。另外，一定要定期保健，不要因为工作繁忙而忘记接受产前检查，比起家务和工作，应优先考虑产前检查的问题。

不要长时间用手机、看电视

手机本身所发射的高频电磁波对人体会产生危害。在通话过程中，有 40% 的高频电磁波会被手机的机体本身吸收到深部，从而使使用者的器官发热，但使用者却没有感觉。那么，准妈妈怎样远离手机辐射呢？

1. 尽量让手机离自己远一点

据说手机信号刚接通时，产生的辐射比通话时产生的辐射高 20 倍。因此，信号接通的瞬间最好把手机放在离自己远一点的地方，这样能减少绝大部分的辐射量。最好在手机接通时让手机离自己 15 厘米远。

2. 不要在胸前挂手机

手机挂在胸前会对心脏和内分泌系统产生一定的影响。即使在待机状态下，手机周围也存在电磁波辐射，虽然没有接通时危害大，但对胎宝宝来说也是非常不利的。

3. 充电器的辐射也很厉害

手机充电器是大家都比较容易忽略的。充电器在充电时，它周围会产生很强的电磁波，能杀死人体内的免疫细胞，所以准妈妈最好远离手机充电插座 30 厘米以上，另外也不要把充电器放在床边。

许多准妈妈担心看电视、用电脑会受到辐射而影响胎宝宝的健康。其实，合格的电视机所产生的射线穿透力很弱，容易被物体吸收，一般不致对人体产生伤害。如果准妈妈使用的电视机符合安全检测标准，并且看电视时身体能离开电视机 1 米以上，从理论上说是安全的。但是，长时间看电视，除了射线辐射外还会受到电磁波辐射的影响，对胎宝宝及准妈妈的健康是会有一定影响的。所以，准妈妈不宜长时间看电视，每 1 小时应起立活动 5~10 分钟。长时间不活动会让准妈妈感到头昏脑涨、乏力疲惫。也不能吃完饭后就立即看电视，饭后立即看电视会造成供给胃肠的血液减少，影响准妈妈的消化吸收。看电视时音量不要太大，要避免看刺激性强的电视节目，以免身体疲劳、精神紧张，从而影响休息、睡眠。

安排好家中的宠物

如今有不少女性喜欢饲养小动物，如小猫、小狗之类的宠物，甚至与宠物同睡一张床，常常将它们抱在怀中亲昵，这是很不卫生的习惯。猫、狗等会传播狂犬病这已经是众人皆知的了，猫、狗身上潜藏的病毒、细菌、弓形虫等感染准妈妈后可经血液循环到达胎盘，破坏胎盘的绒毛膜结构，造成母体与胎儿之间的物质交换障碍，使氧气及营养物质供应缺乏，胎儿的代谢产物不能及时经胎盘排泄，导致胚胎死亡而发生流产，或因慢性缺氧而导致胎儿宫内发育迟缓或死胎。

弓形虫病是一种人畜共患疾病，猫是传染弓形虫病的罪魁祸首，受到感染的猫排出的大量弓形虫卵囊能够长期存活，食用沾上这些卵囊的食物可使人的眼、耳、喉、内脏等多种器官发病，对准妈妈的危害尤其大。弓形虫感染会造成人类最严重的先天畸形，如弱智、癫痫、精神异常及眼睛畸形等。一般来说，孕早、中期感染弓形虫病多数会引起流产及胎宝宝畸形，而孕晚期感染则多易导致早产、死产或新生儿死亡。此外，猫、狗等宠物身上还易长跳蚤，跳蚤也是传播疾病的媒介，若与宠物过分亲近很容易被传染上疾病。因此，怀孕前应妥善安排家中所养的猫、狗等宠物，不要和猫、狗等宠物居住在一起，并彻底清除它们的排泄物。

怀孕后一定不要吃半熟肉或生肉及被污染的家畜，如牛、羊、鸡的肉。准妈妈在怀孕的早、中、晚期要注意检测血清，看是否有弓形虫抗体。如果准妈妈感染了弓形虫，怀孕早期在积极治疗的同时应尽早终止妊娠；在怀孕中晚期，要在医生的指导下口服乙酰螺旋霉素。患有弓形虫病的准妈妈分娩的新生儿，即使外观正常也要口服乙酰螺旋霉素进行治疗。

尽量远离公共场所

许多准妈妈怀孕后仍喜欢去热闹的公共场所，但公共场所的人群的嘈杂声、高音喇叭声、各种车辆的启动声，甚至飞机场飞机起降时发出的轰鸣声等都对胎儿中枢神经系统发育很不利。许多公共场所，如车站、影院、码头，人多拥挤、空气浑浊，人群呼吸排泄出的二氧化碳较多，有抽烟者的场所更是烟雾缭绕，释放出大量有害气体，使空气中氧气少而有害气体多，准妈妈待在这种环境中，浑浊的空气、被动吸烟和缺氧对胎儿均有害处。公共场所中各种致病微生物密度远远高于其他场所，特别在传染病流行期间，准妈妈很容易被传染而导致病毒和细菌感染。因此，公共场所中存在许多对腹中胎儿不利的因素，准妈妈应尽量避免去人多、嘈杂、拥挤的公共场所。

 ## 避免噪声对胎儿的危害

噪声是畸形的诱发因子。由于科技的进步带来工业和交通事业的迅速发展，噪声污染由此也就变得广泛和严重了。通过对动物的实验已证实，噪声会影响受精卵发育，造成畸形。

孕妇在怀孕初期可出现恶心、呕吐等反应，有些人反应特别剧烈，以至于影响进食，有的甚至需要输液治疗。有的孕妇在妊娠后期还会得一种叫作"妊娠高血压综合征"的病，主要表现是血压高、水肿和蛋白尿。在接触强烈噪声的女性中，妊娠剧吐的发生率和妊娠高血压综合征的发生率都比其他女性高。接触强烈噪声不仅会对孕妇的健康产生危害，也会对胎儿产生许多不良的影响。我国的学者对怀孕期间接触强烈噪声（95分贝以上）的女性所生子女进行了测试，并把结果同其他条件相似的小儿作比较，发现前者的智商水平比后者低。造成这种情况的原因可能是，噪声经常引起子宫收缩，影响胎儿的血液供应，进而影响了胎儿神经系统的发育。长期接触噪声的女性，其所生婴儿的体重比其他新生儿的体重低，说明强烈噪声很可能影响胎儿的发育。此外，母亲接触强烈噪声还可对胎儿的听觉发育产生不良后果。国外的一些研究表明，孕妇在怀孕期间接触强烈噪声（100分贝以上），婴儿听力下降的可能性增大。这可能是由于噪声对胎儿正在发育的听觉系统有直接的抑制作用。

由于噪声会对人体产生许多不良的影响，因此很多国家对生产车间或工作场所的工作地点的噪声做了明确规定。为了保护自身及胎儿的健康，女性在怀孕期间应该避免接触超过卫生标准（85分贝~90分贝）的噪声。

不要接受放射或 CT 检查

有些 X 射线对胎儿是有潜在危害的，如准妈妈接受胃、肠、胆囊、肾或腰椎的 X 光检查；有些是无害的，如对手脚、乳房、牙齿拍 X 光片。准妈妈最好不要做 X 光检查，更不能做放射性同位素检查。在孕早期接触放射线可能引起胎儿脑积水、小头畸形或造血系统缺陷、颅骨缺损等严重恶果。从事接触放射性辐射工作的准妈妈在怀孕期间应调离工作岗位。

CT 是利用电子计算机技术和横断层投照方式，将 X 射线穿透人体每个轴层的组织，具有很高的密度分辨力，做一次 CT 检查所受到的 X 射线照射量比 X 光检查大得多，对人体的危害也大得多。如果准妈妈不是病情急需，还是不做 CT 检查为好。如果必须做 CT 检查需要在腹部放置防 X 射线的装置，以避免和减少胎儿发生畸形的可能性。

调离不适宜的工作岗位

准父母在工作环境中必须细心关注几个问题，就是工作场所有没有化学类的、光电类的、物理类的污染源，工作的节奏、性质、压力大小是否适合准妈妈的承受力，人际关系是否协调。不要对此毫不在意，结果稀里糊涂受了害，影响了胎儿的健康。

1. 要远离工作场所的有害物质

有一些职业对准爸爸、准妈妈会有伤害，从而也会对胎儿造成伤害，准父母一定要加以注意。如油漆厂、化工厂、皮件厂或印染厂、某些药厂、塑料制品厂、电镀厂等工厂中直接接触有毒物质的工作，以及长时间在复印机旁、电脑旁、微波炉旁、电磁类仪器旁、X 光机器旁作业或者从事放射物研究等工作，这些场所产生的化学、光电、物理危害会引起男子不育、产生畸形精子或血液方面的疾病，会引起准妈妈身体不适或内分泌紊乱，有的会直接伤害胎儿的身体或神经。X 光辐射会致癌致畸，这一点已得到医学确证。涂料油漆、胶水、复合木材及皮件物中所含的苯易引起白血病或再生障碍性贫血，也已得到医学验证。高温、汽油、电磁辐射、噪声等会使男性的精子畸形，这也是得到专家认证的。准父母最好对此有清醒意识，注意自我防范。

2. 关注工作节奏、性质是否适合准妈妈

这一点准妈妈也要加以注意，如表演摇滚乐、表演节奏强烈的舞蹈和芭蕾等节目的专业演员，需经常参加竞技比赛的体育运动员，需爬高、举重或挑重物的特殊职业工作人员等，其职业对胎儿都会有伤害，最好怀孕后调离专业工作或暂休。

有些季节性的工作会在某个时间段内特别忙，有些工作需要长期加班加点或熬夜，有的工作如流行病医生、律师、商人会一时突然面临巨大的工作压力，准妈妈如在这些行业工作，最好自己适当调整一下工作强度和压力，如不能避免，最好暂休而不要硬撑着。

3. 努力为自己创造一个和谐的工作环境

工作环境中的人际关系好坏也会极大地影响准妈妈和胎儿的身体健康。有人的地方就会有矛盾，有明争暗斗，准妈妈如不小心已经卷入人际矛盾不可挣脱，唯一的办法是进行自我调节，把一切想开。怀孕期间万事应该抛开，切不可因为一点小事就耿耿于怀、气急败坏、心胸狭窄，否则对胎儿的身心会十分不利。古人认为准妈妈郁火盛，孩子就会得胎毒、长痘疹、得癫痫，或变得"暴狠""诈为"。工作中人际关系的好与坏其实还是能靠自己来调理的，你遇事想得开、多让一步，吃点小亏不在意，就没什么大烦恼了。

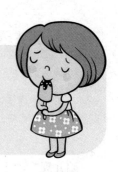

孕中期，悦享"孕妈"生活每一天

胎儿的生长发育

 第 13~16 周

胎盘发育成熟，开始为胎儿提供保护，形成胎儿与母体联系及生长发育的稳固基础。羊水已经达到 200 毫升，并开始急速增加。胎膜坚韧，易造成流产的危险期基本结束，本月至怀孕 7 个月为最安定的时期。

胎儿的发育速度加快，尤其是身长的增长迅速，胳膊和腿也赶上了身体其他部位的发育速度，比例变得相对协调。到胎儿满 16 周时身长约 16 厘米，差不多有妈妈手掌那么大。但体重增长还比较缓慢，到 16 周时体重约 110 克。骨骼钙化明显，已经能够让自己的头竖起来，而不再是耷拉在胸前。皮肤菲薄，呈深红色，无皮下脂肪。头上已经长出毛发。从外生殖器可以确定胎儿的性别。

心脏的搏动更加活跃；已开始出现能使羊水进出呼吸道的呼吸运动，每分钟 30~70 次，可以帮助肺泡扩张及生长；胃肠功能基本建立，胎儿能吞咽羊水，吸收水分、氨基酸、葡萄糖及其他可溶性营养物质，同时能排出尿液控制羊水量；神经系统也在不断发育，大脑已经能够控制肢体运动。胎儿在子宫里开始做许多动作，他可以握紧拳头、眯着眼睛斜视、皱眉头、做鬼脸、会吸吮自己的大拇指。研究者认为，这些动作会促进胎儿大脑的发育。但准妈妈仍感觉不到胎动，尤其是第一次怀孕的准妈妈。

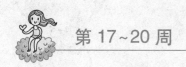

第 17~20 周

胎儿现在看上去像一只梨子，头已经占到全身长度的1/3。在今后3周内，他将经历一个飞速增长的过程，重量和身长都将增加两倍以上。到这个月月末的时候，胎儿大约有25厘米长、320克重。皮肤暗红，出现胎脂。胎脂是皮脂腺分泌的皮脂和脱落的皮肤上皮的混合物，以提供胎儿皮肤所需的营养，并保护皮肤及分娩时润滑胎儿。全身覆盖毳毛，眼睛、眼睑和眉毛都已发育成形，并可见一些头发。

骨骼和肌肉开始发育，肢体的活动能力增强，可有明显的胎动，更容易被准妈妈感觉到。运动神经和感觉神经已开始发育，出现肌肉的细微活动。

感觉器官开始按区域迅速发育，神经元分成各个不同的感官，味觉、嗅觉、听觉、视觉和触觉都从现在开始，在大脑里的专门区域里发育，神经元数量的增长开始减慢，但是神经元之间的相互连通开始增多。

心脏活动活跃，用一般听诊器即可在准妈妈的腹部听到强而有力的胎心音；肝脏开始造血；循环系统和泌尿系统完全进入正常的工作状态；肺也开始工作，他已经能够不断地吸入和吐出羊水了；味蕾也在逐渐形成，声带也开始发育。如果胎宝宝是个小公主，那么她的子宫在这个时候形成了；如果是个小男孩，那么他已经开始产生睾丸激素。

第 21~24 周

从21周开始胎儿的体重开始明显增加，到这个月的月末体重可达630克，身长约30厘米。嘴唇、眉毛和眼睫毛已各就各位，清晰可见，耳朵和眼皮都长好了。皮下脂肪开始蓄积，但量不多，皮肤仍呈皱缩状，像个小老头。胎动更为明显，手脚活动开始变得比较频繁，经常在羊水中变换姿势，而其睡眠姿势已与出生后的相似。

大脑继续发育，大脑皮层已有六层结构，沟回增多。孕24周时胎儿的听觉快速发育，能听到子宫外传进来的音乐和声音，并且作出反应，甚至可以识别妈妈的声音。在今后的日子里，他会对亲人的声音越来越熟悉。一些噪声胎儿也能听到，比如吸尘器发出的声音、开得很大的音响声、邻家装修时的电钻声，这些声音都会使胎儿躁动不安。很多研究发现，胎儿更喜欢优美抒情的古典音乐。除了听力有所发展外，视网膜也已形成，具备了微弱的视觉。肺部已有一定的功能，如此时早产可有浅呼吸，能够存活数个小时。在牙龈下面，恒牙的牙胚也开始发育了，为此准妈妈要多补充些钙质，为宝宝将来能长出一口好牙打下基础。

第 25~28 周

　　此时的胎儿体重约为 1000 克，身长约为 35 厘米。胎儿的体重和羊水量明显增加，皮下脂肪继续增多，皮肤由暗红色变为粉红色，皮下有胎脂，头发已长出一定的长度。骨骼关节及肌肉继续不断发育生长，动作能够自控，手脚可自由地伸展、摆动，孕 27 周时胎儿可以在子宫内自由活动。此时的胎动更加频繁，并且动作有力。

　　大脑细胞迅速增殖分化，体积增大，这标志着胎儿的大脑发育将进入一个高峰期。准妈妈可以多吃一些核桃、芝麻、花生之类的健脑食品，为胎儿大脑发育提供充足的营养。大脑知觉开始发达，脸部有表情，听觉反应能力充分，不过，听觉要到第八个月时才能发育完成。孕 26 周时，胎儿的眼睛开始睁开，透过准妈妈肚皮穿透进来的一些光线照亮了胎儿黑暗的小世界，胎儿的眼睛对光的明暗开始敏感。特别让你意想不到的是，他有喜怒哀乐的表情和动作，也开始有小脾气，会做梦，会哭泣，也能喝水了。这个时候，小家伙对外界刺激更容易接受，出现记忆、意识萌芽。

心、肝、肾和肺等内脏器官相继发育成熟，并运转有力。胎心率是每分钟 120~140 次，相当于准妈妈的两倍。男宝宝睾丸未降，但女宝宝小阴唇、阴核已明显突起。

 ## 胎儿大脑发育的三个关键时期

大脑是人类智慧的发源地，所以，大脑细胞的旺盛发育就为良好的神经传递和敏捷的思维活动提供了物质基础。大脑神经的发育贯穿于胚胎发育的全过程，换句话说，人类脑神经细胞的发育从胚胎期就开始了，经过了妊娠 10 个月，直到宝宝出生后的半年，大脑细胞一直处在不断的分裂和增殖中。胎儿的大脑在整个发育期都需要充足的营养物质。

胎宝宝大脑细胞的发育可以分为 3 个不同阶段，也可以说是发育的 3 个关键期。

1. 脑细胞增殖期

即妊娠的 3~6 个月。在这个时期脑神经细胞以每分钟 25 万个的速度增长。我们知道，一个正常人的大脑神经细胞是 1000 亿个左右，在脑细胞增殖期，母体需要提供充足的营养来保证胎宝宝脑神经细胞的快速分裂和增殖。另外，由于大脑神经细胞的快速增殖，脑神经对外界环境的致畸因子是非常敏感的。

2. 脑细胞增殖成熟期

即妊娠的 7~9 个月。这个阶段的脑神经细胞依然不停地分裂增殖，同时神经细胞本身开始进一步成熟，表现为神经细胞的突触增加，各个神经细胞的突触开始结合，有人将其称为神经细胞的增肥期。此时的脑神经细胞就好像一只稚嫩的小鸟，在不断丰满着自己的羽翼。

3. 脑细胞成熟期

即新生儿出生后的 3~6 个月内。在这个阶段，尽管宝宝已经出生，但大脑神经细胞发育并没有停止，在进行着最后的完善与成熟。

大脑神经细胞既有不可再生性，又有不可修复性，也就是说，过了这个村就再也没有这个店了。一旦错过了脑神经细胞生长发育的最佳时期，大脑的神经细胞就再也不可能发育了。另外大脑的神经细胞一旦受到损害，也是不能修复的。

为了保证胎宝宝大脑神经细胞的正常发育，母体要为其发育提供充足的营养，准妈妈的食谱应该科学、合理，除主食米面外，应多食鱼、动物内脏、豆制品、鸡蛋、牛奶等富含蛋白质的食品以及富含维生素的新鲜蔬菜水果，以帮助促进胎宝宝脑细胞的发育。同时，还要防止外界不良因素的影响，例如环境污染、母体病毒感染性疾病和不恰当用药等，均能影响胎宝宝脑细胞的正常发育。

准妈妈的身体变化

怀孕第4个月（13~16周）

早孕反应停止，感觉开始好转，恶心、呕吐基本消失，精力恢复一些。基础体温开始下降，逐渐呈低温状态并持续到分娩结束。

子宫已经明显增大，如同婴儿头部大小。这个月月末的时候，宫底达脐和耻骨联合上缘之间。腹部稍有变化，下腹部逐渐隆起，但还不是很明显，不久准妈妈就需要穿准妈妈装了。因子宫已经进入盆腔，尿频现象消失。

乳房的发育还在继续，乳头和乳晕呈深褐色，但相比前几个月表现并不明显。尽管现在离分娩的时间还很久，但是你的乳头已经可以挤出一些乳汁了，看上去就像刚分娩后分泌出的初乳。

阴道分泌物增多，它是阴道和宫颈的分泌物，正常的分泌物应是白色、稀薄、无异味的。如果分泌物量多而且颜色、性状有异常，应请医生检查。这时应注意保持外阴部的清洁，内裤应选用纯棉制品，并坚持每天清洗，避免使用刺激性强的皂液。

为了将来顺利地分娩及产后尽快恢复，现在准妈妈需要做一些适当的运动，比如可以有目的地做一些准妈妈操，每天还可以让丈夫陪你一起散散步，这是最安全的运动。

怀孕第 5 个月（17~20 周）

　　子宫继续增大，在第 5 个月的月末，宫底在脐下 2 横指，下腹部的隆起开始明显。因宫底达到腹部，使心脏上抬而引起心悸、气短的症状，为正常现象，不必恐慌。心脏被子宫上抬而出现胃部的饱胀感，可能导致腹部下坠、心悸、气短、便秘等。皮下脂肪蓄积，体形丰满，腰部完全失去腹部会出现妊娠纹。

　　乳房继续发育，乳房变大，乳腺发达，乳头坚挺，可出现泌乳现象。

　　在 16~20 孕周内会感到胎动。如果你有过怀孕史，你会感到胎动的时间比以前提前了。现在胎动时准妈妈会有喝了饮料后胃肠蠕动的感觉，注意记录下第一次胎动的时间，下次去医院做检查时告诉医生。这时的胎动不很活跃，而且不一定每天都能感觉到，不必由于有一天没有感到胎动就惊慌失措。

　　有些准妈妈会出现鼻塞、鼻黏膜充血和出血，这种情况与孕期内分泌变化有关，切忌自己滥用滴鼻液和抗过敏药物。这种现象会逐渐减轻。如果发生严重的鼻出血，应考虑是否发生妊娠期高血压疾病，最好请教医生。

　　有些准妈妈在怀孕 4 个月以后，在鼻梁、双颊、前额部出现茶色色斑，呈蝴蝶形，医学上称为"妊娠黄褐斑"，俗称为"蝴蝶斑"。这种色素沉着是由于孕期内分泌改变，致使皮肤中的黑色素细胞功能增强造成的，属于妊娠中的生理性变化，待到分娩之后会自然消失，不必担心也不需要治疗。不过，如果在这期间长时间地受到强烈阳光的照射，蝴蝶斑便会固定下来。因此，准妈妈如果长了蝴蝶斑，应该避免阳光长时间地直射面部，并可口服维生素 C 或多吃含维生素 C 的新鲜蔬菜和水果。

　　此阶段容易缺钙，血钙含量降低使小腿抽搐，及时进行补钙后会好转。

怀孕第 6 个月（21~24 周）

　　子宫迅速增大，宫底高 22 厘米~25 厘米。下腹明显隆起，腹围的增长速度为整个怀孕期间最快的阶段，孕22周的子宫顶端和肚子的底端平行，怀孕至第6个月的月末宫底平脐。增大的子宫适应了快速生长的胎儿的需要，但不可避免地会压迫周围的组织和器官，准妈妈会出现心悸、气短、胃部胀满感、腹部下坠、尿频、便秘等症状，下半身也由于血液循环不畅而极易疲劳，并且难以缓解。

这个月准妈妈的体形凸显，行动开始有点迟缓和笨重，这很正常。随着子宫的增大，身体的重心发生了变化，突出的腹部使重心前移，为了保持平衡，准妈妈不得不挺起肚子走路。这时可不能再穿高跟鞋了，它不仅会使准妈妈的背部肌肉紧张程度加重而导致疼痛，而且还会使重心不稳，这很危险。另外，由于孕激素的作用，准妈妈的手指、脚趾和全身关节韧带变得松弛，从而觉得有些不舒服。

乳房继续发育，乳腺发达，可出现泌乳现象；乳房的周围有时会出现一些褐色的小斑点，形成第二乳晕。这个阶段准妈妈的体重在稳定增加，大约每周增重250克左右。

 ## 怀孕第7个月（25~28周）

妊娠第7个月的月末时，宫底在脐上3横指处。增大的子宫压迫下半身的静脉，使下半身出现静脉曲张。下肢承担体重并被子宫压迫而影响回流，容易出现水肿。子宫压迫骨盆底部，容易发生便秘和痔疮。

腹部越来越沉重，腰腿痛因而更加明显，准妈妈可能会感到有些疲惫。另外，随着腹部的不断增大，这时你会发现肚子上、乳房上会出现一些暗红色的妊娠纹，脸上的妊娠斑也明显起来。有的准妈妈还会觉得眼睛发干、发涩、怕光，这些都是正常现象，不必过于担心。

乳房的乳腺管和腺泡增生，脂肪沉积，乳头增大变黑、易勃起，乳晕变黑。孕28周前后，乳房可能分泌初乳，是真正乳汁产生之前的分泌物。

这时的准妈妈可能会觉得心神不安，睡眠不好，经常做一些记忆清晰的噩梦，这是在怀孕阶段对即将承担的妈妈的重任感到忧虑不安的反应。这是正常的，不必为此自责。准妈妈应该为了胎儿的健康发育保持良好的心境，可以向丈夫或亲友诉说内心感受，他们也许能够帮助准妈妈放松下来。

孕中期营养要点

孕中期，胎儿生长比较迅速，需要更多的营养物质才能保障其正常生长。与此同时，母体子宫、胎盘、乳房等也逐渐增大。再加上早孕反应导致的营养摄入不足也要在孕中期弥补，所以孕妇必须增加营养物质摄入，并使体重有较快增长。在保证体重正常增长的前提下，孕中期应格外重视下列几种重要营养素的摄取。

适当增加能量的摄入

孕中期，每日对能量的需求大约比未孕前增加 5%~10%，约增加 200 千卡，即一天需要摄入 2300 千卡能量。

影响能量需要的因素很多，如孕前体重、孕期体重增加的情况和准妈妈的活动量等，不可能有一个确切的能量需要量适用于所有的准妈妈。一般可根据准妈妈体重的增长来评价和判断能量的摄入是否适宜，孕中、晚期每周增重应不少于 0.3 千克、不多于 0.5 千克。

碳水化合物、脂类和蛋白质经体内代谢可释放能量，统称为"三大产能营养素"。其中，碳水化合物是人体最重要的能量来源，人体所需的能量 50% 是由食物中的碳水化合物提供的。粮谷类食物是碳水化合物的主要来源，中国营养学会建议孕中期每日应摄入 350 克~450 克粮谷类食物。

脂类是人类膳食能量最经济的来源，1 克脂肪在体内分解成二氧化碳和水并产生 9 千卡能量，比 1 克蛋白质或 1 克碳水化合物高 1 倍多。2000 年《中国居民膳食营养素参考摄入量》推荐准妈妈膳食脂肪供能比为 20%~30%，即一天需要从脂类食物中摄入 460 千卡~690 千卡能量（合 51 克~76 克脂肪）。

在一般情况下，人体主要依靠碳水化合物和脂肪供应能量，但如果这两者供能不足，如长期不能进食或消耗量太大时，体内的糖原和储存脂肪已大量消耗之后，将依靠组织蛋白质分解产生氨基酸来获得能量，以维持必要的生理功能。

保证优质蛋白质的摄入

怀孕期间，胎宝宝、胎盘、羊水、血容量的增加及准妈妈子宫、乳房等组织的生长发育约需 925 克蛋白质，其中胎宝宝体内约 440 克，胎盘 100 克，羊水 3 克，子宫 166 克，乳腺 81 克，血液 135 克。胎宝宝早期肝脏尚未发育成熟，缺乏合成氨基酸的酶，所有的氨基酸都是必要氨基酸，需要由母体提供。

孕中期要注意摄入足量的蛋白质，特别是优质蛋白质。2000 年《中国居民膳食营养素参考摄入量》建议，孕中期准妈妈每日应摄入 15 克蛋白质。绝大多数孕妇膳食蛋白质的摄入量应达到 80 克以上。

食物中蛋白质含量的大致规律是：鱼、禽类、畜肉、蛋类、奶类、海鲜、内脏等动物性食物以及大豆制品含较多的蛋白质，谷类（主食）中的蛋白质也不少，而蔬菜和水果中的蛋白质通常很少。动物性食物以及大豆制品所含蛋白质不仅含量比谷类高，而且其营养价值也超过谷类，故而是优质蛋白质的良好来源。另外，坚果类如花生、瓜子、核桃、腰果、杏仁等也还有较多蛋白质，其含量与大豆相当。

因此，孕中期膳食结构中要增加动物性食物以及大豆制品的摄入量。其中，奶类每天至少 250 克（或毫升），鸡蛋每天 1 个，肉类（包括禽类、畜肉、鱼和海鲜等）每天 150 克，大豆 40 克（相当于豆腐 200 克、豆腐干 80 克、腐竹 30 克、豆浆 800 克、豆腐脑 700 克）。

要特别注意补铁

铁是人体需要量最大的微量元素。孕中期和孕晚期，铁的需要量大增，每天应摄入 25 毫克和 35 毫克。孕早期每天摄入 15 毫克铁即可。因为孕中期和孕晚期对铁的需要量较大，而与此同时，大多数日常饮食铁含量不高，吸收率也低，所以，铁缺乏导致的缺铁性贫血是孕妇最常见的营养缺乏病之一。中国孕妇贫血率为 30% 左右，平均每 3 个孕妇中至少有 1 个患有贫血。

孕妇血液中的铁同时被母体骨髓和胎儿利用，两者之间是互相竞争关系。在竞争中，胎儿占有优势。铁一旦通过胎盘由母体运至胎儿，就不可能逆转回母体血液中。而母体骨髓中的铁却没那么"自私"，如有必要，还可以回到血液中供母体及胎儿双方利用。所以，孕妇膳食轻度缺铁时，首先危及母体而不是胎儿。当然，如果孕妇膳食缺铁严重，胎儿发育亦会受累。

饮食补铁是防治缺铁性贫血的有效方法。防治孕期缺铁性贫血首先要多选择富含铁的食物。含铁丰富的动物性食物有猪肝、猪血、瘦肉、牛肉、羊肉、鱼类等；含铁丰富的蔬菜有菠菜、芹菜、小白菜、鲜豆角、荠菜、芋头、豆芽、紫菜、海带、蘑菇、黑木耳等；含铁丰富的水果有大枣、葡萄、山楂、杏、桃等。蔬菜、水果还含有促进铁吸收的维生素 C。粗粮和豆类的含铁量也较高。

不过，实践证明，防治缺铁性贫血仅仅关注食物铁含量是远远不够的，食物中铁的吸收率更为关键。不同食物中铁的吸收率有很大差别。肉类（如瘦猪肉、牛羊肉等）、动物血液（如血豆腐等）和动物肝脏（如猪肝、羊肝等）铁吸收率最高，约为 20%~25%；鱼类铁吸收率尚可，为 11%；其他类别的食物铁吸收率就较低了，蛋类（蛋黄）为 3%，谷类和蔬菜中铁的吸收率一般低于 5%，如大米仅为 1%，菠菜仅为 1.3%，豆类铁吸收率多在 7% 以下。值得一提的是奶类，不仅铁含量低，而且铁的吸收率也不高，为 10%，故被称为"贫铁食物"。

由此可见，要保证铁的有效供给，肉类、动物血液、动物肝脏和鱼类是最佳的选择。这些食物含铁多，吸收率高，而且很少被其他膳食因素干扰，是铁的良好来源。尤为难得的是，肉类和鱼类与其他食物如蔬菜和谷类搭配食用时，还可以提高这些食物中铁的吸收率。因此，孕妇膳食结构中保有一定数量的肉类和鱼类是非常重要的，

专家提示　　　　　　　　　　　　　　　　　　　　　　TIP

鉴于准妈妈贫血发生率较高，中国营养学会将孕妇铁的推荐摄入量定为正常成年人的 1.25（孕中期）~1.75（孕晚期）倍。不要在饭后喝茶，更不要喝浓茶，因为茶叶中的鞣酸可妨碍铁的吸收。

它们对防治缺铁性贫血的作用几乎是无可替代的。为此，素食者更容易出现较为严重的贫血现象，要积极尽早补充铁剂。

除摄入富含铁的食物外，选择添加了铁的强化食品（如加铁酱油、加铁牛奶或奶粉、强化面粉等），也是防治孕期缺铁性贫血的重要手段。此外，大部分复合型营养补充剂中也含有铁。一些学者主张自孕中期起通过补铁剂来改善准妈妈的贫血症状，常见的补铁剂有硫酸亚铁（剂量为150毫克/日）、富马酸亚铁（剂量为100毫克/日）等。

 ## 继续补充钙和维生素 D

钙是人体内含量最大的矿物质。成年人体内钙总量约为1.2千克，占体重的2%。钙是构成人体骨骼和牙齿的主要成分之一，人体内绝大部分（超过99%）钙都在骨骼和牙齿中。

孕期对钙的需要量大增，显然是与胎儿骨骼发育直接有关的。在孕早期，因为胎儿的骨骼发育尚未开始，准妈妈需要钙的量与未孕时相比，并没有增加，大致是每天800毫克。进入孕中期后，胎儿骨骼系统快速发育，钙的适宜摄入量增加至每天1000毫克，孕晚期则为1200毫克，与未孕时相比增加了50%。

孕中期和孕晚期对钙的需要量增加，主要是为了满足胎儿的骨骼发育。然而，如果此时准妈妈膳食中钙供应不足，首先受害的却不是胎儿，而是准妈妈自己。胎盘对钙的转运是主动式的，它像吸盘一样"吸"走准妈妈身体里的钙。当膳食缺钙时，准妈妈骨骼中"储存"的钙将被胎儿优先使用。这种"牺牲"准妈妈"保护"胎儿的现象，在孕期营养中十分普遍。有研究表明，孕期摄入钙较少的女性，骨密度降至同龄非孕女性的85%。因此，孕期摄入充足的钙，与其说是为了胎儿的正常发育，不如说是对准妈妈健康更重要。孕期钙摄入不足，不但会影响产后恢复，还是导致女性骨量减少、体质下降的重要原因之一。当然，在缺钙更为严重时，胎儿的发育也会受累。

奶类是钙的最好食物来源，不仅钙的含量高，而且吸收率也较其他食物高。所以，准妈妈膳食结构中一定要有奶类。一般的液态奶，其钙的含量大致是100毫克/100毫升（或克），或可简单地记为1毫升（或1克）液态奶含有1毫克钙。如果准妈妈每天喝奶 300 毫升（300 克）或相当的其他奶制品，即可摄入 300 毫克的钙，这一数值约占准妈妈每天钙适宜摄入量的 30%（孕中期）~25%（孕晚期）。如果准妈妈每天喝奶 500 毫升（500 克），则可摄入 500 毫克的钙，这一数值约占准妈妈每天钙适宜摄入量的 50%（孕中期）~40%（孕晚期）。

因为奶类是钙的最好来源，我们希望准妈妈能通过奶类摄入较多的钙，所以主张准妈妈特别是孕中期或孕晚期的准妈妈，每天至少喝奶 300 毫升，最好喝奶 500 毫升。如果准妈妈根本不喝奶的话，那么她的钙需要很难通过其他食物得以全部满足。

除奶类外，大豆和大豆食品如豆腐、豆腐干、豆腐皮、素鸡、豆腐花等含钙量也比较高，是膳食钙的较好来源。不过，豆制品中的钙含量很大程度上是与加工过程中添加的凝固剂如石膏（硫酸钙）、卤水（含氯化钙）等有关。比如 40 克黄豆含钙 76 毫克，但用它做成豆腐（约为 200 克）后，含钙 328 毫克，增加了 3 倍多。也就是说，凡是使用了含钙凝固剂的豆制品，如豆腐、豆腐干、豆腐花等，钙的含量就比较高。而且添加凝固剂越多的豆制品，钙含量越多，比如老豆腐的钙含量就高于嫩豆腐。但没有使用含钙凝固剂的豆制品，如内酯豆腐、豆浆等，钙的含量就比较低。比如豆浆中的钙含量，仅为牛奶的 1/20，这也是豆浆无法代替牛奶的主要原因。因此，一般建议准妈妈每天摄入相当于 40 克大豆的豆制品，且选择含量较高的品种，如豆腐（200 克）、豆腐干（80 克）、腐竹（30 克）、豆腐脑（700 克）等。这些大豆制品大约可提供 200 毫克~300 毫克的钙。如果准妈妈膳食中奶类摄入量不足的话，应增加大豆制品的摄入量，以补充钙。

除奶制品和大豆制品外，虾皮、芝麻酱、紫菜、某些蔬菜等也还有较多的钙，亦可作为孕期膳食钙的来源。不过，需要指出的是，奶类和大豆制品是膳食钙的主要提供者，其他食物很难替代。如果准妈妈膳食结构中奶类和大豆制品摄入量都不足的话，其他食物是很难满足每日钙需要的。此时，服用钙补充剂（如碳酸钙片剂）每天补充 600 毫克钙是非常必要的，而且不必担心补钙过量造成副作用。

常见食物钙含量（以100克可食部计）

食物名称	含钙量（毫克）	食物名称	含钙量（毫克）	食物名称	含钙量（毫克）
芝麻酱	1170	虾皮	991	奶酪（干酪）	799
全脂牛奶粉	676	素鸡	319	豆腐干	308
紫菜（干）	264	甜炼乳	242	海带（水浸）	241
海蟹	208	豆腐丝	204	黄豆	191
苋菜（红）	178	豆腐（平均）	164	豆腐卷	156
芸豆（虎皮）	156	海虾	146	豆腐（北）	138
扁豆	137	酸奶	118	豆腐皮	116
豆腐（南）	116	油菜	108	牛奶	104
豆浆粉	101	空心菜	99	豌豆	97
香菇（干）	83	鲜羊奶	82	绿豆	81
芹菜茎	80	腐竹	77	红小豆	74

数据来源：数据引自《中国食物成分表2004》（中国疾病预防控制中心营养与食品安全所编著，杨月欣主编，北京大学医学出版社2005年出版）。

对于钙营养而言，还有一点是非常重要的，那就是维生素D。维生素D能提高食物中钙的吸收率，并促进钙在体内的利用和代谢。实际上，维生素D是调节钙代谢的关键所在。在维生素D缺乏的情况下，膳食摄入的钙将不会被好好地吸收、正确地利用。

维生素D主要来源于自身皮肤的合成。皮肤在阳光中紫外线的照射下，以7-脱氢胆固醇为原料，自动合成维生素D。所以，对孕妇而言，多晒太阳或多进行户外活动是非常必要的。绝大多数食物中维生素D含量都很少，不能满足人体需要。只有鱼肝油中含有大量的维生素D，常被加工成营养补充剂应用，每日补充400IU维生素D。

 ## 维生素C帮助铁吸收

维生素C是人体需要最多的维生素，孕中期每天应摄入130毫克维生素C。维生素C促进铁吸收的作用对孕妇尤其重要。人体肠道只能吸收二价铁（Fe^{2+}），而维生素C可以促使三价铁（Fe^{3+}）还原为二价铁而利于吸收。研究表明，在膳食中添加维生素 C 可使铁的吸收率提高 5~10 倍。临床实践表明，轻度到中度的缺铁性贫血仅靠口服维生素 C 即可治愈。

一般而言，蔬菜中维生素含量一般比水果更高一些，但蔬菜通常需加热烹调后食用，有相当一部分维生素 C 会被破坏。而水果一般都是生吃，无须加热，所含维生素 C 不会被破坏。两者各有所长，都是孕妇膳食结构中重要的组成部分。一般建议，孕妇每天应摄入蔬菜 500 克（其中绿叶菜 300 克）、水果 200 克。

在吃蔬菜和水果较少的情况下，或者出现缺铁性贫血时，在医生指导下额外服用维生素 C 制剂是比较可取的做法。

 ## 增加奶类的摄入量

奶类是优质蛋白质、维生素 A、维生素 B_2 和钙的重要来源。尤其是奶类对人体所需钙的贡献，几乎是其他食物无法替代的。

1. 每天食用 2 次奶制品

调查表明，中国居民钙摄入量普遍偏低。所以《中国居民膳食指南 2007》中加大了对奶类的推荐量，建议每人每天饮奶 300 克或相当的奶制品。考虑孕中期和孕晚期钙的需要量远超过普通人，建议准妈妈每天摄入 300 克~500 克牛奶或相当的奶制品，这意味着每天要食用 2 次奶类。

奶类的营养缺点是含有较多的饱和脂肪酸。当准妈妈每日饮奶量达到 500 克时，为避免摄入过多的饱和脂肪，宜全部或部分选择低脂牛奶或奶粉。尤其是那些孕前即肥胖或孕期体重增长过快的准妈妈，更应如此。

2. 乳糖不耐受的人也可以喝奶

有相当一部分人喝奶之后出现腹胀、腹部不适、腹泻、排气增多等症状，此种现象称为"乳糖不耐受"，是因为这些人肠道中乳糖酶活力不足，无法消化牛奶中的乳糖所致。很多人因此放弃了喝奶，这是非常错误的。

其实，乳糖不耐受的人仍然可以喝奶，只要注意选择那些不含乳糖或乳糖含量极少的奶制品就可以了。最常见的是酸奶。鲜奶经乳酸菌发酵成酸奶后，大部分乳糖被转化成乳酸了，可以明显减轻或消除乳糖不耐受者的症状，而且酸奶的营养价值要高于鲜奶。

另一个选择是低乳糖牛奶。这种牛奶中的乳糖大部分（90%）已经被提前分解，基本可以避免乳糖不耐受问题。目前市场上有多种此类牛奶产品，如舒化奶等。此外，少量多次地饮奶，避免空腹喝奶，把牛奶或奶粉和其他食物混合烹调（如制作牛奶鸡蛋饼、牛奶花卷、牛奶小窝头、奶蛋羹等）等措施，也可以解决乳糖不耐受问题。

3. 要牛奶不要"牛奶饮料"

除液态牛奶、酸奶外，奶粉、奶酪、淡炼乳（而不是甜炼乳）以及羊奶等奶制品都可以纳入孕期食谱。特别有一些专门为准妈妈设计的"准妈妈奶粉"，更适合孕期营养需要。

不过，有两种"奶制品"貌似牛奶但实非牛奶，它们的营养价值与牛奶不可同日而语。一种是牛奶饮料或酸奶饮料，它们的蛋白质含量通常只有1%左右，而牛奶的蛋白质含量是≥2.9%（调味酸牛奶蛋白质含量标准略低，为≥2.3%）；另一种是奶油，奶油也称"黄油"，或"白脱"（butter），其主要成分就是奶中的脂肪。这两种产品都不在膳食指南的推荐之列，不能用来代替奶制品。

 鱼和海鲜营养多

比较而言，鱼类和海鲜中所含脂肪和胆固醇要少一些，尤其是饱和脂肪酸更少，主要是不饱和脂肪酸。而且，鱼类和海鲜的脂肪中还含有在其他食物中难得一见的"ω-3型长链多不饱和脂肪酸"，即DHA和EPA。这些特别的脂肪酸不但对血脂和防治心脑血管疾病有利，还会促进胎儿大脑和视神经的发育。很多权威机构给出的膳食指南，包括我国卫生部发布的《中国居民膳食指南2007》，都建议人们"首选鱼类和海鲜"。普通成年人鱼类和海鲜的每日推荐量为75克~100克。考虑到孕期需要更多的营养，特别是DHA和EPA，一般建议孕中期和孕晚期鱼类和海鲜的每日摄入量为100克和150克。

其实，鱼类和海鲜也可能存在较大的安全隐患，如重金属污染、养殖用药残留等。甚至美国 FDA 和香港卫生署都曾经发出过"孕妇不要吃太多海鲜"的警告。

不单鱼类和海鲜，鸡、火鸡、鸭、鹅等禽肉类在理论上也要比畜肉类好一些，其饱和脂肪酸和胆固醇的含量更低。但就国内目前的情况来看，鸡肉、鸭肉的安全性不及猪肉，滥用激素、抗生素等药物的问题在禽类养殖业尤其严重。有鉴于此，一般将禽肉类和畜肉类合并推荐，孕中期每天摄入 50 克~100 克，孕晚期每天 100 克。当然，这一推荐量还要有较大的灵活性。假如准妈妈的膳食中缺少鱼类和海鲜，那么畜禽肉类的摄入量必须增加（增加的重量大致与鱼类和海鲜缺少的重量相当），才能满足孕期对优质蛋白质的需要。

常见鱼类、海鲜主要营养素含量（以 100 克可食部计）

食物名称	水分（克）	能量（千卡）	蛋白质（克）	脂肪（克）	胆固醇（毫克）	维生素 A（微克）	铁（毫克）	锌（毫克）
草鱼	77.3	113	16.6	5.2	86	11	0.8	0.87
鲤鱼	76.6	109	17.6	4.1	84	25	1.0	2.08
鲫鱼	75.4	108	17.1	2.7	130	17	1.3	1.94
带鱼	73.3	127	17.7	4.9	76	29	1.2	0.70
黄鱼（小）	77.9	99	17.9	3.0	74	—	1.2	0.70
鲅鱼	72.5	121	21.2	3.1	75	19	0.8	1.39
比目鱼（片口）	75.9	112	20.8	3.2	81	—	1.0	0.53
海虾	79.3	79	16.8	0.6	117		3.0	1.44
海米	37.4	198	43.7	2.6	525	21	11	3.82
海蟹	77.1	95	13.8	2.3	125	30	1.6	3.32
鲍鱼（杂色鲍）	77.5	84	12.6	0.8	242	24	22.6	1.5
海参（水发）	93.5	25	6.0	0.1	50	11	0.6	0.27

数据来源：数据引自《中国食物成分表 2004》（中国疾病预防控制中心营养与食品安全所编制，北京大学医学出版社出版 2005 年出版）。

尽量少吃动物内脏

单就营养价值而言，动物肝脏如猪肝、羊肝等是非常高的。猪肝的营养价值比猪肉要高出一大截，其蛋白质、维生素 A、B 族维生素以及铁、锌、硒等微量元素的含量都超过猪肉。猪肝甚至还含有维生素 C，且含量比苹果还多！

然而，猪肝的缺点更严重。姑且不说其胆固醇含量很高，安全隐患足以让人忧心，生猪养殖时随饲料、饮水和空气摄入猪体内的污染物（如重金属、残留农药）、抗生素、激素、饲料添加剂、非法使用的物质（如"瘦肉精"——盐酸克伦特罗和莱克多巴胺等）等在肝脏（以及其他内脏）内积聚较多，远多于肌肉。

因此，吃猪肝（或其他动物内脏）现在是不安全的。这让营养师也很无奈。过去营养师会推荐准妈妈每周吃 1~2 次猪肝，以补充营养并预防缺铁性贫血。但现在看来，这个推荐应该放弃了。准妈妈最好不要吃猪肝，更不要定期吃猪肝。

事实上，只要保证肉类、鱼类、海鲜以及新鲜蔬菜和水果的摄入量，即使不吃猪肝，准妈妈也没那么容易发生缺铁性贫血。当然，如果有条件确保猪肝是安全的，比如自家养的猪，猪肝完全是可以吃的。此外，在缺铁性贫血迟迟难以纠正的情况下，吃猪肝的确是有效的食物之一，这时，可以在确保安全的前提下吃一些猪肝。

 ## 多吃纤维素缓解便秘

准妈妈由于胃酸减少，体力活动减少，胃肠蠕动缓慢，加之胎宝宝挤压肠部，肠肌肉乏力，常出现便秘，严重时可发生痔疮。如果准妈妈进食大量高蛋白、高脂肪的食物，而忽视蔬菜的摄入，就会使胃肠道内纤维素含量不够，不利于食糜和大便的下滑。而粗纤维有刺激消化液分泌、促进肠蠕动、缩短食物在消化道通过的时间等作用。粗纤维在肠道内吸收水分，使粪便松软、容易排出。

健康的膳食模式应该是谷类食物、水果和蔬菜兼顾。全谷类食物是获取膳食纤维的重要途径，但不是唯一途径，蔬菜、水果、坚果和植物种子中也含有丰富的纤维。

膳食纤维在这些食物中的含量因食物种类不同而存在差异，比如豆类、梅子、李子、无花果中纤维含量较高，而莴苣、芹菜、菜花中的含量很低。

购买食物时应该选择成分标签上注明是全谷类的食物，标有"100%全谷类"的食物是最好的。需要提醒大家的是，不要被一些标签上的"多种谷类""6种谷类""用无漂白面粉制造"等字样所误导，这些食品大多是精制谷类食物。另外，没有标明"全谷类"字样的黑麦和小麦面包同样也是使用精制面粉为原料的。

 ## 体质不同，饮食不同

如果准妈妈较胖、怕热、性子急躁，说明属于阳性体质，饮食上就要注意适当多补充一些阴性物质，比如多吃些西瓜、黄瓜、青菜、梨、西红柿等凉性或平和性的蔬菜瓜果，适当喝些绿茶，少吃桂圆、红枣等热性干果和过量的肉食。如果自己觉得有上火的症状，能学会用多吃凉性食物、少吃热性食物的方法来调理。

如果准妈妈脸色较苍白、嘴唇不红，说明有些贫血，饮食上就要注意多吃些红枣、桂圆、黑木耳、菠菜及肉蛋类含铁丰富的食物。

如果准妈妈较瘦弱但嘴唇很红，说明不是血虚而是气虚类体质，就要适当多吃些牛羊肉，以及加香料烹调的其他红烧类肉食，这样可以补气强身。

怕冷、容易腹泻说明体质为阴性阳虚，就要适当多吃些羊肉、桂圆、红枣、阿胶等热性壮阳的食物。

 ## 太胖应减少能量摄入

体重增长是反映准妈妈健康与营养状况的一项综合指标。虽然整个孕期和产后哺乳阶段准妈妈都需要加强营养，但并不是吃得越多越好。吃得太多会造成营养过剩，表现为体重增长过多、过快。

虽然准妈妈体重的增长不仅仅是脂肪贮备增加造成的，但体重的过分或过快增长则主要是体内脂肪增加的结果。

除脂肪储备过多外，准妈妈体重过多或过快增长有时候还可能与异常情况或疾病有关。一个常见的问题是妊娠水肿。妊娠水肿可使体重显著增加。正常妊娠约60%的准妈妈会有不同程度的水肿，是由于增大的子宫阻碍下肢血液循环而产生水肿，但一般不会太严重，且经过侧卧位休息后可逐渐减轻。如果体重突然显著增长（每周超过0.5千克）或出现下肢水肿、全身凹陷性水肿等，应及时就医诊治。

还有一个不太常见的问题——羊水过多，也会导致准妈妈体重增长异常。在子宫里，胎儿实际上是在羊膜囊的"水晶宫"内生长，有一定量的羊水保护着胎儿。如羊水量达到2000毫升或更多，则称"羊水过多"。羊水过多的原因还没有完全搞清楚，但已经发现与血糖偏高、胎儿畸形、双胎、多胎等因素有关，亦应引起高度重视，需及时就医诊治。

体重超标的准妈妈不能通过药物减肥，可在医生的指导下通过调节饮食和增加运动量来减轻体重。调节饮食最主要的是减少高能量食物的摄入。

1. 高能量食物和低能量食物

除纯水外，各种食物都含有一定的能量。那么，哪些食物中能量较多，哪些食物中能量较少呢？日常食物所含能量见下表。

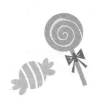

日常食物的热量含量（以100克可食部计）

食物类别	食物	能量（千卡）	食物	能量（千卡）	食物	能量（千卡）
主食类	燕麦片	367	大米	346	面粉	344
	面包	312	面条	284	馒头	221
	米饭	116				
禽肉类	肥猪肉	807	肥瘦猪肉	395	肥肉鸡	389
	炸鸡	279	鸭	240	猪小排	278
	叉烧肉	270	酱牛肉	246	肥瘦羊肉	203
	卤猪肝	203	猪里脊	155	瘦猪肉	143
	肥瘦牛肉	125	土鸡	124	瘦羊肉	118
	瘦牛肉	106	兔肉	84		
鱼及海鲜类	带鱼	127	草鱼	113	鲤鱼	109
	黄鱼	97	海虾	87	海蟹	95
	鲍鱼	84	海蜇皮	33		
蛋类	鸡蛋黄	328	鸡蛋	144	鸡蛋白	60
乳及乳制品	奶油	879	酸奶	72	牛奶	54
豆类及制品	绿豆	316	油豆腐	244	豆腐卷	201
	豆腐	81	豆浆	14		
蔬菜类	马铃薯	76	洋葱	39	西蓝花	33
	荷兰豆	27	芸豆	25	菠菜	24
	青椒	22	南瓜	22	西红柿	19
	萝卜	21	茄子	21	大白菜	17
	芹菜	14				
水果类	枣	122	香蕉	91	苹果	52
	柑橘	51	桃	48	梨	44
	葡萄	43	西瓜	25		
坚果类	葵花子	616	榛子	594	花生	589
	西瓜子	556	腰果	552		
糕点类	饼干	433	蛋糕	347		
其他	植物油	900	芝麻酱	613	炸薯片	612
	方便面	472				

数据来源：数据引自《中国食物成分表2004》（中国疾病预防控制中心营养与食品安全所编著，杨月欣主编，北京大学医学出版社2005年出版）。

从上表中的数据可以看出，坚果类含油脂能量较高。在同一类别的食物中，有的能量高，有的能量低。如果想减少能量的摄入，可以在同类别的食物中寻找低能量的食物替代高能量的食物。

需要注意的是，食物所含能量的多少要在同等重量的前提下才能对比，但在实际生活中，我们摄入各种食物时往往并不是摄入同等重量。比如，我们每天也许会吃500克葡萄，但只吃150克黄鱼，此时能量孰多孰少呢？这就得通过简单的计算来找出答案了。

吃某种食物摄入的能量＝该食物的重量×100克该食物所含能量÷100。

查上表可知，100克葡萄含有能量43千卡，100克黄鱼含有能量97千卡。那么，吃500克葡萄摄入能量215千卡（500×43÷100＝215），吃150克黄鱼摄入能量145.5千卡（150×97÷100＝145.5）。如此一来，吃葡萄（500克）摄入的能量反倒比吃黄鱼要多一些。

另外，食物所含能量的多少主要受水分含量、脂肪含量和膳食纤维含量等因素的影响。一般来说，在同等重量的前提下，水分含量多的食物能量少，如粥比米饭能量少，蔬菜、水果比粮食能量少。脂肪含量多的食物能量多，如面包比馒头能量多，肥肉比瘦肉能量多，普通牛奶比脱脂牛奶能量多，烹调油比糖能量多。

2. 如何减少能量摄入

以下一些建议有助于减少能量摄入：

● 每餐只吃七八分饱。所谓七八分饱，是指胃口还留有一些余地，没吃饱，本来还可以再吃，远没有吃到"撑"的程度。

● 控制主食摄入量，减少富含脂肪的主食类食物，如面包、饼干、油条、油饼、麻花、方便面、蛋糕、点心等。此外，在同等重量或能量的前提下，吃粗粮比细粮更具有饱腹感，"顶饿"。

● 减少烹调油的摄入。烹调时少放油，避免任何油炸或过油食品。在饭店就餐时，不要吃油比较多（特别香或比较腻）的菜肴。

● 要注意隐藏在零食（如薯条、薯片、小点心、膨化食品、麦片、蛋黄派、饼干等）、坚果类、面条汤料、冰激凌、咖啡伴侣等食物中的脂肪。实际上，几乎所有"香喷喷"的食物都含有较多的脂肪和能量。这是因为在天然食物成分中，除酒类中的少量酯类略有香味外，几乎只有脂肪是有香味的，别的营养成分都没有香味。

• 选择脂肪含量少的肉类，如瘦猪肉、瘦牛肉、鸡翅、鱼肉等，尽量避免脂肪含量多的品种，如肥瘦猪肉、五花肉、肥牛、肥羊等。在家庭烹调时，可以把肉品中白花花的脂肪剔除掉。

• 不要喝甜饮料。饮料中的糖含有较多能量，且摄入后，人不会产生饱的感觉，很容易过量摄入。

• 不要大量吃水果。水果的含糖量比蔬菜高，是能量的重要来源之一。准妈妈大量摄入水果会导致能量摄入过多。所以，准妈妈每天摄入水果以200克～400克为宜，不要超过500克。每餐进食之前，先吃1个（或一些）水果，可以减少其他高能量食物的摄入，从而有助于控制能量摄入。

专家提示

巧克力是容易使人发胖的食物，准妈妈常吃会令体重快速增加，不利于分娩。另外，巧克力还会使人产生饱腹感，准妈妈常吃会阻碍对其他营养成分的摄取。

• 尽量使用容量较小的餐具、容器盛装食物，避免产生必须吃完的暗示。

• 尽量避免去餐馆吃饭。如果一定要去的话，尽量点一些清淡、低脂肪的菜肴，如白灼、清蒸、凉拌、绿叶蔬菜等。

每日各类食物推荐量

孕中期每天大致的推荐摄入数量见下表。除这九大类食物外，食盐摄入量对孕妇健康也有重要影响。一般建议，孕妇每天食盐摄入量为6克。

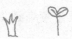

孕中期每日合理膳食结构的组成

食物类别	推荐数量（克）	相关说明
谷类	250~450	粗粮应占 30% 以上，包括薯类和杂豆类
蔬菜	300~500	绿叶菜等深色蔬菜占 50% 以上
水果	200~400	大致相当于 1~2 个苹果的重量
鱼类和海鲜	100	摄入不足时，可用畜禽肉类或蛋类代替
畜禽肉类	50~100	选择脂肪较少的品种，如瘦肉
蛋类	50	大致相当于 1 个鸡蛋的重量
大豆和坚果	40~60	大豆主要指黄豆，不包括绿豆、红豆、扁豆等杂豆
奶类	300~500	当摄入量为 500 克时，宜选用低脂牛奶
油脂	25	选择包括亚麻油、橄榄油或油茶子油在内的多种植物油
食盐	6	包括酱油、咸菜、酱等调味品中的盐

表格中各类食物的推荐摄入量是针对体重增长正常的孕妇设计的。当孕前即肥胖或孕期体重增长过快时，应首先减少谷类、油脂类、大豆和坚果类，大致可减少 1/3~1/2。效果不理想时，可继续减少肉类和蛋类摄入量（50 克~100 克）。而奶类、大豆、鱼类和海鲜、蔬菜和水果则尽量不减少。

当体重增长不足时，应首先增加谷类、奶类、蛋类、鱼类和肉类的摄入量。增加大豆和坚果摄入量，亦能加快体重增长。而增加蔬菜和水果摄入量，则不利于加快体重增长。油脂类几乎是 100% 纯脂肪，像糖一样，营养价值不高，不宜用来增加体重。

对患有妊娠糖尿病、妊娠高血压疾病和妊娠贫血的孕妇，膳食结构也要做相应的调整。

有时候，即使孕妇基本按照上述平衡膳食的大原则来安排饮食，也还会出现一些与营养素缺乏有关的问题，如腰腿痛、腿抽筋、贫血、口腔溃疡等，这可能与食物品种选择和（或）烹调方法不当有关。此时，在医生指导下有针对性地服用营养补充剂是必要的。

孕中期保健要点

每4周做一次产检

定期检查可于妊娠 20 周左右开始，至妊娠 36 周，每 4 周查 1 次。孕中期需要多加关注血压、血红蛋白、血糖的变化，以排除或及早发现是否有合并妊高征、贫血、糖尿病的可能。

1. B 超检查

B 超对胎儿影响不大，在孕期的不同阶段进行 B 超检查目的不同。一般在怀孕 6 ~ 8 周最好有一次 B 超检查，可确定孕周和是否多胎及是否宫外孕；在 11 ~ 13 周可以测胎儿 NT 值，作为唐氏筛查的指标之一；在 20 ~ 24 周时 B 超检查胎儿有无畸形，一般从头到脚、内脏都能看得清楚；28 ~ 30 周时做 B 超的目的是了解胎儿发育情况，观察是否有体表畸形，同时还要对胎儿的位置及羊水量做进一步的了解；最后一次是在孕 37 ~ 40 周，此时做 B 超检查的目的是确定胎位、胎儿大小、胎盘成熟程度、有无脐带缠颈等问题，进行临产前的最后评估。

专家提示 TIP

唐氏筛查是唐氏综合征即 21—三体综合征产前筛查的简称，目的是通过化验准妈妈的血液来判断胎儿患有唐氏综合征的危险程度。需要强调的是，该检查只是判断胎儿患有唐氏综合征的可能性有多大，而不能明确胎儿是否患上了唐氏综合征。因此，筛查结果为阳性的准妈妈不要过度惊慌，要积极配合医生做进一步检查。

2. 胎心音检查

怀孕 18～20 周用一般听诊器经准妈妈腹壁就能够听到胎心音。胎心音呈双音，犹如钟表的"嘀嗒"声，速度较快，正常时为 120 次～160 次/分钟。准爸爸可直接将耳朵贴在准妈妈的腹壁上听，或用木听筒听，每日一至数次。胎心直接反映胎儿的生命情况，过快、过慢或不规则都说明胎儿在宫内有缺氧情况，有窒息的可能，可危及胎儿生命，应及时就医。

胎心音应与子宫动脉及胎盘杂音相区别。子宫动脉杂音是血流通过扩张的子宫动脉时所产生的吹风样的低音，胎盘杂音是血流通过胎盘时所产生，二者的快慢与母体脉搏相一致。胎盘杂音的范围较子宫动脉杂音的范围大。

3. 宫高、腹围检查

从怀孕 14～15 周开始，准妈妈做产前检查时增加了一个新的检查项目，即测量宫高及腹围。怀孕 28 周前每 4 周测量 1 次；怀孕 28～35 周，每两周测量 1 次；怀孕 36 周后每周测量 1 次。测量宫高的方法是让准妈妈排尿后平卧于床上，用软尺测量耻骨联合上缘中点至宫底的距离，然后将测量结果画在妊娠图上，以观察胎儿发育与孕周是否相符及羊水的多少等情况。

正常的准妈妈宫高和腹围的增长应该限制在一定范围内，超出该范围就要仔细考虑是否存在一些隐匿的问题。最为常见的是准妈妈吃得太多，体重增长超过了标准；另外，羊水过多或者双胎妊娠时都会在妊娠图上表现出来。

4. 糖尿病筛查

随着生活水平的不断提高，体重超标、营养过剩的准妈妈越来越多，妊娠期糖尿病的发生率也逐渐增加。因此，在怀孕 24～28 周后要进行糖尿病筛查，又叫"50 克糖筛"。如果糖筛血糖高，则通过喝 75 克葡萄糖水试验来帮助确定准妈妈是否患有妊娠期糖尿病。

5. 血压监测

孕中期血压正常值的标准和孕前一样，仍然是不能超过 140/90 毫米汞柱。从妊娠

20周后开始，医生更加注意血压的变化，因为在20周之前发现血压升高的准妈妈属于原发高血压的范围，也就是说，该高血压是你在孕前就已经存在的疾病，不是妊娠所诱发的。而20周之后出现的高血压则提示准妈妈罹患了一种新的妊娠期并发症，即妊娠期高血压疾病。虽然单纯的妊娠期高血压症状不会给母儿带来太大的危害，但是妊娠期高血压症状带来的先兆子痫和子痫则完全不同。

专家提示

先兆子痫和子痫不同于一般的高血压，治疗中不强调利尿剂及低盐饮食的作用。鼓励准妈妈正常摄入盐分，多饮水，多卧床休息。 建议准妈妈在睡觉或卧床时采用左侧卧位，可减少下腔静脉的压力，增加回心血量，改善血液循环。

先兆子痫是指准妈妈在妊娠20周到分娩后第一周之间发生的高血压、蛋白尿或水肿等一系列症状的总称。肥胖，高龄，患有高血压、肾病等慢性疾病的准妈妈更容易患上先兆子痫。疾病一旦发生会影响到准妈妈全身各个脏器，一旦机体器官先后出现问题，产妇就会有生命危险，严重的时候会并发胎盘早剥或引起子痫（由先兆子痫发展成的更为严重的症状），可引起孕产妇的抽搐或昏迷，甚至在很短时间内导致胎儿死亡。

轻度先兆子痫的准妈妈只需要在家卧床休息，但必须每周去医院检查，如果病情没有迅速改善应当住院治疗。若住院期间病情仍在继续发展，应尽快终止妊娠。严重先兆子痫的准妈妈应住院治疗，卧床休息，静脉输液和硫酸镁可缓解症状，通常在用药后4~6小时血压能够得到控制。

6. 胎动监测

孕18周时，胎儿四肢运动范围更大，部分准妈妈可感觉到胎动。孕20周时，胎儿四肢活动明显增加，大多数准妈妈可感觉到胎动，特别是夜间更为明显。孕29~38周为胎动最频繁的时期。接近足月胎动略为减少，如妊娠过期胎动次数减少。

胎动的强弱和次数个体差别很大，一般每小时胎动3~5次，12小时内胎动次数约为30~40次。在正常情况下，一昼夜胎动强弱及次数有一定的变化，一天之中以早晨次数最少，下午 6 点以后增多，晚上 8~11 点是胎动最活跃的时间，说明胎儿已有自己的睡眠—觉醒规律，即胎儿生物钟。胎动还与妈妈的性格、情绪、爱好以及外界环境的声音、光线和宫内压力有关系，如巨大的声响、强光的刺激、触压准妈妈的腹壁等，均可使胎动次数增加。胎儿活动的方式有蠕动、踢撞、搅动和呃逆打嗝 4 种。怀孕 6 个月开始，胎儿有剧烈地踢脚或冲撞，产前 3 个月左右有缓慢地蠕动或扭动。

 ## 35 岁以上应进行产前筛查

一般年龄在 35 岁以上的准妈妈需要进行产前筛查（一般在孕 21 周之前进行），目的是在产前检查的基础上进一步对高危人群确诊，并提供终止妊娠的方法，预防和减少出生缺陷。目前产前筛查的两种主要疾病是唐氏综合征（又称 21—体综合征）和先天性神经管畸形。

唐氏综合征是由于第 21 号染色体异常造成的，胎宝宝可能很快就会流产或是早产。如果侥幸存活，智商可能也会比同龄儿童低，容貌也和正常宝宝有很大不同，寿命也比较短。所以，一旦确诊，通常医生会建议准妈妈进行选择性流产，但是最终的选择还是由准妈妈自己决定。

神经管指的是胎宝宝的中枢神经系统。在胚胎形成的过程中神经管应该完全闭合，如果在闭合过程中出现任何异常，宝宝就会出现各种各样的先天畸形，如无脑儿、脑膨出、脑脊髓膜膨出、隐性脊柱裂、唇裂及腭裂等。

筛查不是诊断某一种疾病，而是筛选出患某一种疾病可能性较大的人。通过了解准妈妈的年龄、体重、血液和激素水平，并结合其他的一些情况，如是否吸烟或酗酒等，计算出胎宝宝分别患有唐氏综合征和先天性神经管畸形的风险值，依据风险值的高低得到一个阳性（高危）或阴性（低危）的结果。

通常把区别唐氏综合征高危和低危的风险值设定为 1/270，如果唐氏综合征风险值低于该水平（如 1/1000），那么就是筛查低危，但是筛查低危并不能等同于零风险。如果准妈妈年龄较大（大于 35 岁），或者以前曾经有过分娩畸形儿的病史，往往医生会推荐进行羊水穿刺和染色体测定以进一步进行诊断。

有些情况应该做产前诊断

在遗传咨询的基础上，对有高风险的准妈妈应该进行产前诊断。如果确认为正常胎宝宝可以继续妊娠至足月生产，如果诊断为存在严重遗传病则应该尽早结束妊娠，这是降低有缺陷新生儿出生率的有效手段。下列准妈妈需要进行产前诊断：

●性连锁遗传病携带者。在孕期应该确定胎宝宝性别：对有 X 连锁隐性遗传病，如血友病、红绿色盲、假性肥大型肌营养不良症等家族病的胎宝宝，及早确定胎宝宝性别，男胎应终止妊娠。

●35 岁以上的高龄准妈妈。易发生胎宝宝染色体异常：主要指染色体（常染色体及性染色体）数目或结构异常，常染色体异常有先天愚型唐氏综合征；性染色体异常有先天性卵巢发育不全症等。

●前胎为先天愚型或有家族病史者。从羊水细胞提取胎宝宝 DNA，针对某一基因做直接或间接分析或检测，如诊断地中海贫血、苯丙酮尿症、进行性肌营养不良等。

●准妈妈有常染色体异常、先天代谢障碍、酶系统障碍的家族史者。其基本病因是由于遗传密码发生突变而引起某种蛋白质或酶的异常或缺陷。遗传性代谢病涉及各代谢系统，如脂代谢病、粘多糖沉积病、氨基酸代谢病、碳水化合物代谢病等。

●前胎为神经管缺陷或此次孕期血清甲胎蛋白值（AFP）明显高于正常妊娠者。

●产前筛查血清标记物异常，属于高风险的准妈妈。

产前诊断的方法主要有：羊膜腔穿刺法、绒毛取样法、B 型超声扫描、脐带血穿刺、X 光检查、胎儿镜检查。现在各个医院进行的比较多的产前诊断的方法是羊膜腔穿刺、超声检查和脐带血穿刺检查。这 3 项检查中只有超声检查是无创的，其他两项都是有创检查。所谓"有创"指的是检查有可能对准妈妈或者胎儿造成损伤，因此需要在医生和准妈妈进行充分沟通并签订协议之后才能进行。如果准妈妈有疑虑检查就不会进行，直到准妈妈对检查的目的和内容以及可能出现的意外有了充分的了解之后，检查才会在资深医生的指导下进行。

产前诊断 ≠ 产前筛查

孕期检查先天缺陷儿大多采用产前筛查与产前诊断相结合的方法，产前筛查在先，产前诊断在后。就好像过筛一样，尽可能一个不落地筛出先天异常胎儿。

现在产前能够筛查和诊断的畸形儿有21—三体即先天愚型、神经管畸形、18—三体儿、13—三体儿和胎儿的各种明显的器官和组织结构畸形以及多种先天代谢异常和血液系统疾病。

第一步的筛查采用的是个人花钱不多而且无创伤的检查方法，这样做的好处是人人都易于接受，可以做到大范围人群的筛查。产前筛查和产前诊断各自的侧重点不同。

1. 服务范围不同

产前筛查是大范围的，筛查针对的是尽可能大的群体，也可以说是未知的，没有针对性的正常孕妇群体。

而产前诊断是小范围的，是经过产前筛查可能存在高危疑点的人，还有一些孕妇是原本就存在高危因素，如年龄大于35岁的高龄孕妇，或曾经生育过先天缺陷儿的孕妇，或本人为异常遗传携带者，或因其他任何原因而担心胎儿可能出现异常的孕妇。这类孕妇往往不到产前筛查孕妇的5%。

2. 检查方法不同

产前筛查是用初级的、简单的、无创性的、花钱少的检查方法，筛出的是可能存在生育先天异常儿的相对高危的群体。例如多在妊娠的早些时候，采用静脉抽血、B超探查进行筛查。通过筛查还可以获得某种先天异常的群体发病规律，逐步改进为更有效的产前检查方法。

产前可以筛查的疾病是一些已经明确了的先天异常疾病，疾病对胎儿的危害很大，并且可以进一步做产前诊断的先天异常疾病。

产前诊断采用的是更深入的方法，有时是有轻度创伤的方法，如羊膜腔穿刺、绒毛取样、脐带穿刺及羊膜腔镜等。

3. 检查结果不同

产前筛查得出的结果是经过统计学计算出的风险数字或者是影像学的可疑图像，如先天愚型的筛查结果只是提示每个孕妇的胎儿发生先天愚型的可能的概率，可信度不是100%，可能有误差。根据结果选择是否进一步做产前诊断。

产前诊断得出的结果则是确定性的，是是与否的结果，如羊水染色体诊断先天愚型和各种染色体病。根据结果选择是否终止妊娠。

如果诊断结果是正常的，那么皆大欢喜。如果诊断结果确定异常，根据疾病的再发风险及疾病严重程度由患者家属作出保留或放弃的决定，并帮助医生做好出生后的治疗准备。如确诊腹中胎儿是染色体异常携带者，与夫妇一方的染色体是相同的异常，只对胎儿将来生育有影响，孕妇完全可以自行选择胎儿的去留。如腹中胎儿确诊为先天愚型儿，只有选择放弃而引产了。应该说的是，大约有98%的产前诊断结果是正确的。

4. 知情同意书要先看明白再签字

产前筛查和产前诊断在实施检查之前都必须要取得孕妇及其家属的知情同意，这一过程真正的意义是，让孕妇及家属了解此项检查的目的，作为孕妇本人应该知道为什么要做筛查，筛查的方法如何，筛查的准确率有多高，是否有必要做筛查以及筛查的费用等。

了解产前筛查和产前诊断过程，对于孕妇来说既是自己的一项权利，也是知识普及的过程。

专家提示　TIP

有些病人到医院就医时就完全把自己的身体交给了医生，任凭医生处理。这不是现代医学的就医理念。医生为患者治疗疾病的过程其实是一个服务过程，医生有责任解释检查的相关事宜，并解答病人的疑问，同时起到了医学知识普及的作用。就产前筛查和诊断来说，孕妇在听取医生解释的同时，也学习了必须知道的妊娠生育常识，这样才能科学、理智地作出决定，才能更好地保障母婴的健康。

知情同意权包括了解权、被告知权、选择权、拒绝权和同意权的权利，是患者充分行使自主权的前提和基础。患者对自己的疾病和健康状况、医务人员对自己健康状况作出的诊断和分析、将支付或已支付的医疗费用、即将接受的检查项目、实施药物治疗、物理治疗、手术治疗的目的和要求等，有了解和详细、真实被告知的权利，并在充分理解的基础上，有权作出同意或拒绝的决定。

 ## 染色体异常能继续妊娠吗

产前诊断出胎儿染色体异常该如何处理，也就是说，染色体异常胎儿必须终止妊娠吗？这要根据染色体异常的不同类型具体分析。

1. 全身多个组织器官畸形或异常

患儿不能独立生存，无生活自理能力，如多发畸形儿、智力低下、先天心脏畸形等。这类异常严重影响了个体的生长发育，将会给家庭和社会带来很大负担。常见染色体异常类型有 21—三体儿、18 三体儿、猫叫综合征等。一旦确诊应该立即终止妊娠。

2. 性器官发育异常

影响的是患儿本身的性功能和生育功能。多生长到青春发育期才出现异常表现，如性器官不发育、先天性卵巢发育不良、女性无月经、男性先天性睾丸发育不良、无精子以及第二性征不发育等。这类异常染色体应该根据每个人的具体情况决定是否引产。如果孕妇高龄或久治不孕后的妊娠，以后基本没有生育的希望时，可以考虑保留胎儿，但同时应该告知这种染色体异常儿出生后的后果。但如果孕妇年轻，只是第一次妊娠的偶发情况，以后仍有生育正常胎儿的希望，则应该立即终止妊娠，争取再一次的生育机会。

3. 表型正常的染色体异常携带者

影响是以后正常生育的概率可能会很低。如染色体相互平衡易位携带异常，这种异常只是影响日后的生育概率，对本人身体生理功能基本没有妨碍。有些类型的染色体平衡易位，如罗伯逊易位，并非没有生育机会，只不过是会增加流产的概率罢了。这种类型染色体异常可以考虑继续妊娠而不做引产处理。

不要害怕 B 超检查

很多准妈妈对于做超声检查（尤其是在妊娠早期）存在很大的顾虑，因为有些资料认为过于频繁的应用超声检查在妊娠早期会增加流产和胎宝宝畸形的风险；而有些准妈妈则直观地把超声等同于一种声音，接下来产生的就是这种声音听多了会不会对胎宝宝听力造成影响的担忧。但是目前没有任何一项研究能够证明上面所提到的观点，仅有的关于超声对于妊娠早期影响的文献中所提到的，仅仅是有可能引起胚囊的轻微水肿和变形，但是在很短的时间内就能够恢复正常形态，不会造成流产或是胎宝宝畸形。与这些推测的危害和风险相比，B 超检查的优点显而易见，它能够在妊娠早期动态检测胚芽的生长，及时发现胚芽和孕囊的异常，除外胎宝宝的复杂畸形，如先天性心脏病、消化道或是泌尿系统畸形等，在怀孕晚期检测胎盘功能、胎盘位置、羊水量等。总之，孕期检查很大一部分依赖于超声检查的结果，所以遵从医生的指导，定期进行超声检查非常重要。在发达国家一般产前检查每次都用 B 超看胎宝宝大小。

在孕 16 周左右，通过超声检查能够清楚地看到胎宝宝的性器官，尤其是男宝宝的"小鸡鸡"。但是在我国，受到计划生育相关法律的限制，医生是不会告知你宝宝的性别的，只有在宝宝降生的那一刻谜底才会被最终揭晓。当然，一些特殊情况下，比如要对一些随性染色体遗传的特殊疾病进行产前筛查的时候，医生此时能够特别准确地告知准妈妈胎宝宝的性别，这也是产前筛查的目的——避免和减少出生缺陷的发生。

预防妊娠高血压综合征

妊娠高血压综合征是怀孕中晚期常见的疾病，发病率为 5%～10%，仅次于产科出血，是威胁产妇生命安全的第二大疾病。妊高征大多发生在妊娠 20 周以及产后两周，主要症状为高血压、蛋白尿及水肿，并伴有头痛、眼花、恶心、呕吐等症状，严重的还会发生抽搐。全身肌肉抽搐时可引起子宫收缩，导致早产、胎宝宝窘迫甚至宫内死亡。患有妊高血征的准妈妈所怀的宝宝，宫内发育迟缓的发生率高，出生体重低于正常的标准，严重者可致胎儿死亡或新生儿死亡。

营养不良、贫血、肥胖、有高血压及糖尿病家族史的准妈妈是妊高征的高危人群。

1. 妊高征的诊断标准

根据症状的轻重，妊高征可分为急性妊高征和慢性妊高征，其诊断标准如下：

★高血压

血压升高达≥140/90 毫米汞柱，或血压较孕前或孕早期升高≥25/15 毫米汞柱，至少 2 次，间隔 6 小时。

★蛋白尿

单次尿蛋白检查≥30 毫克，至少 2 次，间隔 6 小时，或 24 小时尿蛋白定量≥0.3 克。

★水肿

体重增加>0.5 千克/周为隐性水肿。按水肿的严重程度可分为：局限踝部及小腿（+）；水肿延及大腿（++）；水肿延及会阴部及腹部（+++）。

★妊娠期高血压疾病

仅有高血压，伴或不伴有水肿，不伴有蛋白尿。

★先兆子痫

是多系统受累的情况，主要的是母体异常发生于肾、肝、脑及凝血系统，由于胎盘血流减少可引起胎儿生长迟缓或胎死宫内。

★轻度先兆子痫

有高血压并伴有蛋白尿的存在。

★重度先兆子痫

血压≥160/110 毫米汞柱；蛋白尿≥3 克/24 小时；伴有头痛，视物不清，恶心，呕吐，右上腹疼痛；眼底不仅有痉挛还有渗出或出血；肝、肾功能异常，或有凝血机制的异常；伴有心衰及肺水肿的存在。

2. 妊高征的发病原因

★胎盘缺血

多胎妊娠、羊水过多、初产妇、子宫膨大过度、腹壁紧张等都会使宫腔压力增大，胎盘血流量减少或减慢，引起缺血缺氧，血管痉挛而致血压升高。也有人认为，胎盘或蜕膜组织缺血缺氧后可产生一种加压物质，引起血管痉挛，使血压升高。

★免疫和遗传方面的原因

一般经产妇患妊高征比较少见，但是妊高征妈妈的女儿今后患妊高征者较多。所以有人认为与孕妇隐性基因或隐性免疫反应基因有关。

★前列腺素缺乏

前列腺素类物质能使血管扩张，一般情况下人体内加压物质和减压物质处于平衡状态，使血压维持在一定水平。血管扩张物质前列腺素减少了，血管壁对加压物质的反应性增高，于是血压就升高了。

★营养原因

妊娠高血压疾病与营养因素密切相关，动物脂肪、热能摄入太多，蛋白质、各种维生素、矿物质和微量元素摄入不足，水果、红糖、蜂蜜、冰糖等及其他含糖食品或饮料超量，钠盐摄入超量，都会诱发或加重妊娠高血压。为了增加营养而大补特补，往往会使准妈妈患上妊高征。因此，每周体重增加应控制在 500 克以内，整个孕期的最佳体重增加量为 12 千克~13 千克。此外，要保证允分休息，每天睡眠的时间至少在 8 小时，包括中午休息半小时到 1 小时。

专家提示　　　　　　　　　　　　　　　　　　　　　TIP

　　患有妊高征的准妈妈大多存在低蛋白血症，饮食方面注意减少脂肪摄入，烹调选用植物油，增加优质蛋白质质的比例，如牛肉、脱脂牛奶、鸡蛋、豆腐、鱼、虾等。但蛋白质也是一把双刃剑，肾功能异常的准妈妈要控制摄入量，避免增加肾脏负担。

3. 按时产检，及时发现异常

按时进行产前检查是及早发现妊娠高血压疾病的最好方法。每一次检查时医生都会测量血压、验尿及称体重，并检查腿部水肿现象。

高血糖对胎儿的危害

孕妇的高血糖会使胎儿长时间处于高糖环境中。高浓度的血糖经胎盘达到胎儿体内，刺激胎儿的胰岛 β 细胞增生、肥大，胰岛素分泌增多。胎儿的胰岛素和血糖升高后，脂肪的蛋白合成也随之增加，使胎儿生长加速，机体耗氧增加，造成胎儿相对慢性缺氧，胎儿呈现出肥胖、圆脸似满月、全身皮下脂肪丰富、头发多、皮肤呈深红色等特征，被称为"糖尿病胎儿"。

肥胖使胎儿肺成熟延迟，容易发生新生儿呼吸窘迫综合征。胎儿器官的生长会受到影响，最多见的是胎儿多发畸形。一些研究数据告诉我们，血糖高的孕妇发生胎儿多发畸形率为 6.1%，如大血管错位、室间隔缺损、房间隔缺损、单心室；神经系统畸形有无脑儿、脑脊膜膨出和脊柱裂；消化器官畸形有肛门直肠闭锁。此外还有肾肺发育不全等，全身各个器官都会出现异常。胎儿一旦出生而脱离母体的高血糖环境，常会发生新生儿低血糖症，发生率可达 30%~50%。

孕妇高血糖胎儿会出现慢性缺氧的情况，使胎儿的红细胞增加，当胎儿出生后体内大量的过多的红细胞被破坏，从而造成新生儿的高胆红素血症，出现黄疸。

巨大胎儿可发生肥厚性心肌病，严重时会出现心力衰竭。

巨大胎儿的体内储存了大量的脂肪细胞，为将来的肥胖打下基础，增加将来发生糖尿病、成年肥胖的机会，有些人还会出现智力下降的问题。

孕妇怎样控制血糖

首先我们应该知道，人体中的血糖是从哪里来的，又到哪里去了。我们摄入食物，食物中含有大量的碳水化合物。食物经过消化分解，其中的碳水化合物被分解为单糖，主要是葡萄糖。葡萄糖就是血糖，进入血液，由胰腺产生的胰岛素控制其在血液中的浓度和在身体中的分布。胰岛素的生理作用好像一个向导，引导葡萄糖到身体不同的部位，发挥不同的生理功能。有些葡萄糖被立即吸收利用，向细胞提供短期内所需要的能量。过多的葡萄糖则以脂肪的形式储存起来，供身体长期使用。

孕期进行血糖筛查是为了使血糖在身体中保持平衡，观察血糖的变化可以及时发现糖尿病患者或有糖尿病倾向的人，控制血糖浓度可以减少胎儿畸形和流产的发生，保障孕妇身体健康。

正常妊娠至24~28周时要做餐后血糖筛查，如果血糖浓度高于7.8毫摩尔/升，说明血糖过高需要控制了。

正常孕妇控制体重就是最好的控制血糖。当体重在合理范围内时，体内新陈代谢处于相对平衡状态，没有多余的热量，血糖基本可以保持在正常范围内。

如果正常孕妇出现了体重增长过快，体重增加已经超标时，就需要控制了。控制从两个方面做起，即饮食控制和运动控制。

专家提示

运动可以帮助多余的热量从体内代谢掉，所以坚持做适量运动有助于体重的控制。最好选择自己喜欢的运动项目，不必强求与他人一致，建议在享受生活中控制体重。

饮食控制包括饮食合理搭配，特别要控制高糖、高脂类食物，改变不合理的饮食方法。例如经过精加工的点心、糖果、巧克力、高甜度饮料等。有些孕妇认为水果可以补充维生素，于是每天要吃掉大量的水果。有的孕妇每天要吃半个大西瓜，还要吃葡萄、苹果、蜜桃等高甜度水果，这样做的结果很容易造成血糖含量短时间内突然增加，超过人体代谢负荷，并且过多摄入的糖分会转变成脂肪，在体内存积下来，使体重快速增加。同时大量高甜度水果的摄入会妨碍其他营养物质的摄入。任何单一的营养物质都不能过多食入，尽管人体需要，食入过多同样会造成伤害。

已经患有糖尿病的孕妇孕期要做到：

1. 饮食控制血糖

根据孕妇体重和身高制定个性化食谱，但不能过度控制饮食，可以采取少量多餐的方法，每日吃 5～6 餐，早餐占全天热量的 1/4，午餐和晚餐各占全天热能的 5/18，其余作为上午、下午及睡前的加餐，防止因饥饿引起低血糖。同时要注意多吃富含膳食纤维和维生素的食物。

2. 适当运动

肥胖孕妇餐后应有一次适度的锻炼。运动时保持心率每分钟少于 120 次，运动时间以 20～30 分钟为宜，可以做些散步等有节奏的活动，不要做剧烈运动，运动时以舒适不累为好。

3. 使用胰岛素

糖尿病孕妇不能控制血糖时要加用胰岛素，并自备血糖仪测量血糖，标准为：

空腹时：血糖 3.3～5.6 毫摩尔/升。

餐后 2 小时：血糖 4.4～6.7 毫摩尔/升。

夜间：血糖 4.4～6.7 毫摩尔/升。

餐前：血糖 3.3～5.8 毫摩尔/升。

 ## 了解和预防静脉曲张

妊娠期间子宫逐渐增大，增大的子宫会压迫下腔静脉和髂静脉，子宫对下腔静脉和髂静脉的持续压迫（四五个月的时间）使下肢静脉血回流不畅，导致下肢静脉压力持续增高，形成下肢静脉曲张。从妊娠第 5 个月开始就应做好预防工作。

• 经常做下肢的屈伸活动，可以调动小腿肌肉泵的作用，增加静脉血的流速，促进下肢静脉血的回流，减少下肢静脉的压力。

• 仰卧床上，抬高双下肢，使两腿交替屈伸，像骑自行车一样的动作。子宫增大后，不便仰卧时可以侧卧，活动一侧下肢，然后翻身，改为另一侧侧卧，活动另一个下肢。这样可以降低下肢静脉的压力，有利于下肢静脉的回流，使静脉瓣膜得到适当的休息。

● 有条件的应购买进口的循序减压弹力袜，可选择弹力在 15 毫米汞柱~20 毫米汞柱的弹力袜即可。经济条件差的可用弹力绷带包扎双下肢，只需包扎至膝关节下方 3 厘米~57 厘米即可。

● 应摒弃传统的产后"坐月子"的陋习，产后早期可在床上适当活动下肢，最简单的动作就是屈伸踝关节。方法是：用力向下伸脚，尽量使踝关节伸直，保持 1~2 秒钟；然后用力将脚背屈，再保持 1~2 秒钟，如此反复练习，可调动小腿肌肉泵的作用，加速下肢静脉血的流速，也有利于下肢静脉的回流。

● 孕期穿弹力袜的准妈妈应继续穿至产后能正常活动为止，这样不但能预防下肢静脉曲张，还可以预防下肢深静脉血栓形成，并有保持体型的作用。

阴道出血小心胎盘早剥

胎盘早剥是胎盘早期剥离的简称。正常情况下，胎盘要等到胎儿娩出后才会从子宫壁上剥落下来。如果正常位置的胎盘，在妊娠 20 周后至胎儿娩出前从子宫壁剥离脱落，就称为"胎盘早剥"。胎盘早剥在我国的发生率约为 1.2%。

发生胎盘早期剥落时，胎盘可能部分剥落或完全从子宫壁剥离，后者最危险。因为胎儿与母亲之间的循环完全依靠胎盘，如果胎盘与子宫剥离，胎儿就无法从脐带得到充足的营养。

1. 胎盘早剥的原因

造成胎盘早期剥离的原因至今仍不明确，但下列因素可能会增加胎盘早剥的概率：

★血管病变

重度妊娠期高血压疾病是并发胎盘早剥的最常见疾病，此外，也常见于慢性肾炎和慢性高血压病人。

★宫腔内压力突然改变

如羊水过多突然破膜，或者双胞胎第一个胎儿娩出过快，使孕妇宫腔内压力突然降低，宫腔体积缩小。

★准妈妈外伤

如车祸，或是腹部受到猛烈撞击。

★全身性疾病

如血液凝固机能异常。

★脐带过短

★子宫畸形

如子宫壁部分组织粘连，使胎盘无法顺利着床。

★饮食失调，营养不良

根据调查资料，叶酸或维生素缺乏对胎盘早剥有影响。

2. 胎盘早剥的症状

胎盘早剥，如果是轻型的，主要表现为突然发生轻度腹痛，同时有少量出血，多见于分娩期；重型的胎盘早剥表现为突然发生难以忍受的持续性剧烈腹痛和腹胀，子宫收缩与间歇交替不明显，阴道可能无出血或有少量流血，但贫血程度与外出血的数量不成比例。

- 阴道出血发生胎盘早剥的概率约为 75%；
- 胎儿窘迫症或胎儿心跳不正常者发生胎盘早剥的概率约为 60%；
- 子宫触痛者发生胎盘早剥的概率约为 60%；
- 感觉子宫收缩或勒紧者发生胎盘早剥的概率约为 34%；
- 早产者发生胎盘早剥的概率约为 20%；
- 胎儿死亡者发生胎盘早剥的概率约为 15%。

 羊水过多或过少都不好

1. 什么是羊水

羊水由准妈妈血清经羊膜渗透到羊膜腔内的液体及胎宝宝的尿液所组成，它可保护胎宝宝免受挤压，防止胎体粘连，保护子宫腔内恒温恒压。

2. 羊水过多怎么办

正常足月妊娠时，羊水量约 1000 毫升，羊水量超过 2000 毫升称为"羊水过多"。如果羊水量在数天内急剧增加超过正常量称为"急性羊水过多"，不过大多数都是在较长时间内缓慢增加形成羊水过多，称为"慢性羊水过多"。

羊水过多的原因现在尚未完全搞清楚，临床观察到的原因胎儿畸形（无脑儿、脊柱裂等神经管畸形为多）最常见，其次为胎儿大脑发育不全，多胎妊娠，准妈妈患糖尿病、妊娠高血压综合征和肾功能不全者也常合并有羊水过多。

一般羊水超过 3000 毫升，准妈妈会有不适感觉。急性羊水过多可引起准妈妈腹痛、腹胀、气短、不能平卧等不适，也可出现下肢、外阴部水肿及腹水。慢性羊水过多由于羊水量是逐渐增加的，上述症状较轻，准妈妈一般能够适应。

准妈妈发现腹部增大明显应及时到医院就诊，如确认为胎宝宝畸形，应及时终止妊娠，并检查有无其他合并症如双胎、妊娠高血压等。如胎宝宝无畸形，症状不重者，可以继续妊娠，但必须给予临床监测，酌情治疗，并注意防止胎膜早破。

3. 羊水过少怎么办

羊水量少于 300 毫升称为"羊水过少"，最少的只有几十毫升或几毫升。此时胎儿紧贴羊膜，B 超检查羊水平段小于 3 厘米。羊水过少与胎宝宝泌尿系统畸形同时存在，如先天肾缺陷、肾发育不全。孕晚期羊水过少常与过期妊娠、胎盘功能不全并存。

羊水过少对准妈妈的影响较小，但对胎宝宝的威胁较大，围产儿死亡比正常妊娠高出 5 倍以上。羊水过少的产妇在分娩时子宫收缩疼痛剧烈，收缩不协调，宫口扩张缓慢，分娩时间长。

定期产前检查及 B 超检查可以发现羊水量的情况。如果出现羊水过少应及时到医院检查。准妈妈应密切注意胎动变化，医生应及时测定胎宝宝有无缺氧情况，一旦发现异常情况应考虑立即施行剖宫产，尽快娩出胎宝宝。如果发现胎宝宝畸形应立即终止妊娠。

发现子宫肌瘤怎么办

如果怀孕前未做检查，怀孕后才发现患有子宫肌瘤，怎么办呢？虽然子宫肌瘤的发病率在育龄女性中占20%，但却很少发生严重的并发症。正常情况下，子宫肌瘤会伴随着孕妇一直到分娩，并不会产生重大影响。子宫肌瘤会随着怀孕的进行而有变化，有的会改变位置，有的会长大。如果产生红色变性而出现发热、腹痛、子宫收缩等现象，需要及时到医院治疗。需要注意的是，子宫肌瘤可能造成胎位不正，提高剖宫产的概率并会导致其他合并症。如果浆膜下肌瘤发生蒂扭转坏死，需立即住院手术治疗。而肌瘤也可影响产后子宫收缩，导致产后大出血。

患有子宫肌瘤的孕妇也不必过于紧张，只要认真按照医生的要求去做，大部分孕妇还是可以正常分娩的。

孕期应注意：

•怀孕后一定要按照医生的要求定期做孕期检查，以便及时掌握胎儿和肌瘤的生长情况，及时采取措施。

•严格节制性生活，以降低流产和感染的发生。

•避免中度及中度以上的体力劳动，必要时卧床休息。

•增加营养，特别是应多吃补血的食品，如鸭血、动物肝脏、枸杞子、红枣等，做好可能发生出血的准备。

•调整好心态，有意识地提高自己的心理承受能力。因为子宫肌瘤孕妇出现流产、难产等异常妊娠的情况明显高于正常人群。

有的孕妇为摘除子宫肌瘤而选择剖宫产，这个做法是不可取的，医生也不会同意。因为这样做会给子宫留下一个伤口，对以后会产生较大影响，如子宫内膜异位症、盆腔内腹膜脏器粘连等并发症的患病风险。如果必须进行剖宫产，能否摘除子宫肌瘤要根据具体情况而定，医生会考虑尽量在剖宫产时摘除肌瘤。

积极预防和应对下肢水肿

1. 下肢水肿的原因

妊娠中晚期时，随着子宫一天天增大，准妈妈的下肢会出现水肿。一开始仅仅是脚踝部的皮肤发紧、发亮，手指按下去皮肤出现凹坑，逐渐向上蔓延到小腿、大腿，使准妈妈特别容易感到疲劳。

一般情况下，准妈妈在孕期的体重平均增加 9 千克~12.5 千克。这些增加的体重实际上有 2/3 以上是液体，而皮肤下面疏松的组织间隙是这些液体潴留的最好场所。因此，它们会在妊娠最后 10 周左右分布于皮肤下面疏松的组织间隙中，引起皮肤水肿。

准妈妈的体位与水肿的形成也有很大关系。比如，夜晚准妈妈睡眠时如果取仰卧位，增大的子宫就会压迫下腔静脉，阻碍下肢的静脉血液往心脏回流；坐或站立时会阻碍髂总静脉回流，这些都会引起下肢静脉血液瘀滞，导致静脉压增高。当静脉里的压力增高到一定程度时就会迫使血管内的液体跑到皮肤下的组织间隙中，在皮下形成凹陷性水肿。

2. 应对下肢水肿的好方法

招数 1：妊娠中晚期尽量少取站立姿势，不要久坐不动，不要经常盘腿而坐，也不要步行走远路。

招数 2：不得不久站或久坐时，最好每隔半小时就站起来走动走动，活动一下腿脚，促进静脉血液回流。

招数 3：站立时注意不时地变换姿势，可以先让一条腿的膝盖稍弯曲一些，然后另一条腿也这样做，使腿部得到轮流休息。

招数 4：上班时注意在工间找一

专家提示

秋初的老鸭可以滋阴清热、利水消肿，很适合体质燥热、容易水肿的准妈妈。

166

个合适的地方坐下来，把腿抬高一会儿，减轻下肢静脉的淤血。

招数 5：睡眠或平时躺卧时取左侧卧位姿势，减轻增大的子宫对下腔静脉的压迫，增加回心血流量。

招数 6：饮食上注意控制盐分摄入，盐里的钠离子会加重水在组织间隙中的潴留，使水肿不容易消退。

 ## 要重视脚的保护

怀孕后负担最重的是心脏。由于子宫的增大提高了横膈，90%的准妈妈有功能性的心脏杂音，平均每分钟增加 10~15 次心跳。

被称为人体第二心脏的脚，在怀孕后的负担也不轻。首先要支持增加的体重（10千克~14.5 千克），脊椎前弯、重心改变。怀孕末期由于松弛素的分泌，颈、肩、腰背常常酸痛，脚更不堪重负，足底痛时有发生。

准妈妈的脚容易水肿，最好选择柔软天然材质的软皮或布鞋，可有效减少脚的疲劳。合成革或不透气的劣质旅游鞋，沉重而且不透气，会使水肿加重。

怀孕后脚痛还有一种原因是平足。平时无症状，孕期的生理变化往往使平足加重。人体的足弓由横弓和纵弓组成。横弓在足底的前部，内侧纵弓较多，外侧纵弓较少。足弓正常时，站立和行走主要由第 1、第 5 跖骨头和跟骨负重，准妈妈常因为体重增加，使维持足弓的肌肉和韧带疲劳，不能维持正常足弓。而矫形平足鞋垫可以治疗，这是根据个人足形，由变压泡沫做成鞋垫来矫治。其材质近似人体结缔组织，帮助足弓均匀分散和承担体重。

孕中期生活安排

重拾性爱甜蜜

由于性激素的作用，准妈妈的生殖器官血流更加丰富，血管充血而粗大，容易受伤和出血；阴道变得湿润而容易进入，生殖器和乳房更加敏感。有的准妈妈在孕中期会出现性欲增强和性反应提高的现象，可以适当进行性生活。健康而适度的性生活能大大增进准妈妈和丈夫的感情，又不必担心避孕的问题，可以使夫妻更放松、更能体验到性爱的快乐。此时性生活的原则是选择适宜的体位，不要过于激烈，不能压迫或撞击准妈妈的腹部，不要给子宫以直接的强烈刺激，次数也不宜过多。因为此时羊水增多，胎膜张力增加，如果性生活频繁，性交的力量过大，准妈妈腹部受压，可能导致胎膜早破，脐带可能从破口脱落到阴道里，甚至阴道的外面，胎宝宝失去了供应氧气和营养的脐带会流产。即使胎膜不破，没有发生流产，也可能造成子宫腔感染。轻度的感染会使胎宝宝的智力和发育受到影响，而严重的感染可致胎儿死亡。

注意身体清洁

怀孕期间，汗腺和皮脂腺分泌旺盛，头部的油性分泌物增多，阴道的分泌物也比较多，应当经常洗头、洗澡、换衣服。全身清洁可以促进血液循环和皮肤代谢，增强准妈妈的体质。夏季酷热，每天洗澡不可少于 2 次；春秋气候宜人，每周 1~2 次即可；寒冬腊月每周 1 次就足够了。洗澡的时间要适当，饥饿时、饱食后 1 小时之内不宜洗澡。水温要适当，无论春夏秋冬，浴水温度最好与体温接近，太凉或太热的水会对准妈妈皮肤造成刺激，影响准妈妈的血液分布，不利于母体健康及胎宝宝发育。淋浴比盆浴更适合准妈妈，因淋浴可防止污水进入阴道，避免产前感染。而且，孕中期，准妈妈的身体日渐笨重，进出澡盆、浴缸不便，容易滑倒，使腹部受到撞击。

洗澡时要注意通风，并避免时间过长。一般每次洗澡时间不宜超过 15 分钟。如果浴室通风不好，空气混浊，湿度大，空气的含氧量就会相对较低，再加上热水的刺激，使皮肤血管扩张，造成血液流入躯干、四肢的较多，进入大脑和胎盘的相对减少，可能造成准妈妈在洗澡的时候晕厥或胎宝宝缺氧，胎宝宝脑缺氧时间较短，一般不会有什么不良后果，如果过长会影响其神经系统的生长发育。

孕期准妈妈的外阴部会发生明显变化，皮肤更柔弱，皮脂腺及汗腺的分泌较体表其他部位更为旺盛。同时，由于阴道上皮细胞通透性增高，以及子宫颈腺体分泌增加，使白带大大增多。准妈妈要每天进行外阴局部清洁，以免发生感染，但注意不可用热水、碱性肥皂水和高锰酸钾液清洗。

采用哪种睡姿更好

一般人睡觉，可以随意采用侧卧或仰卧都没问题，但是准妈妈到了妊娠中后期，则以侧卧为好，仰卧对大人和胎儿都没有好处。

女性怀孕以后，子宫由孕前的 40 克左右增大到妊娠后期 1200 克左右，再加上羊水、胎儿的重量，可达到 6000 克，子宫的血流量也相应增加。如果经常仰卧睡，子宫后方的腹主动脉将受到压迫，影响子宫的供血以及胎儿的营养，同时可能影响肾脏的血液供应，血流减慢，使尿量也随之减少。准妈妈身体内的钠盐和新陈代谢产生的有毒物质，不能及时排出，可引起妊娠中毒症，出现血压升高、下肢和外阴水肿现象，严重时会发生抽搐、昏迷，甚至可能危及生命。准妈妈仰卧睡觉，还可能压迫子宫后方的下腔静脉，使回流心脏血液减少，影响大脑的血液和氧气供应不足，准妈妈会出现头昏、胸闷、面色苍白、恶心呕吐等情形。

此外，妊娠中后期，准妈妈如果常仰卧睡，子宫会压迫输尿管，使排尿不畅，容易发生肾盂肾炎等疾病。

祛除妊娠纹的有效方法

怀孕期间，准妈妈肚子不但变大、变松，而且会出现一条条的花纹。条纹处的皮肤看上去很薄，有时还能隐约见到下面的小血管。分娩后这种条纹虽然依然存在，但颜色从淡红色变为白色，或者有些色素沉着。妊娠时的皮肤条纹不只发生在腹部，有时乳房区及大腿也可发生，也是因为妊娠后局部膨胀而形成的，这种花纹就是"妊娠纹"。

妊娠纹的发生原因可能是怀孕期间内分泌的改变，这时肾上腺皮质分泌的激素增加，它抑制了纤维母细胞的功能，使构成弹力纤维的成分——弹力纤维蛋白分解、变性，弹力纤维就容易断裂。加上怀孕时增大的子宫撑的力量，腹部等处的皮肤的弹力纤维就更容易断裂，破坏了正常皮肤的完整性，所以就产生了肚子皮肤上的花纹。妊娠纹是不必治疗的，也没有特效的疗法。

对于减少妊娠纹的建议：

孕期进行适当的锻炼，增加皮肤对牵拉的抗力；对局部皮肤使用祛纹油进行适当的按摩，促进局部血液循环，增加皮下弹力纤维的弹性；怀孕中避免体重增加过快或过多，体重的增长控制在 12 千克左右。

怀孕后不停脱发怎么办

有的准妈妈在妊娠期间会一大把一大把地掉头发，是什么原因呢？其实，女性头发的更新与其体内雌激素水平有密切关系。雌激素水平高，毛发更新速度就慢；雌激素水平低，毛发更新速度就快。怀孕期间，准妈妈体内雌激素水平发生变化，因而有可能掉发。另外，怀孕期间抑郁、情绪低落也是掉发的重要原因。

准妈妈在护发的过程中有哪些需要注意的呢？

1. 洗发水的选择

准妈妈的皮肤比原来更敏感，为了防止刺激头皮，影响胎儿，准妈妈要选择适合自己发质且性质比较温和的洗发水。如果原来使用的品牌性质温和，最好能沿用，不要突然更换洗发水。特别是不要使用以前从未使用过的品牌，防止皮肤过敏。发质变干的准妈妈可以对头发进行营养护理，同时按摩头皮来促进头部血液循环。

2. 洗发姿势

短发的准妈妈头发比较好洗，可坐在高度适宜，膝盖能弯成90°的椅子上，头往前倾，慢慢地清洗。

长发的准妈妈最好坐在有靠背的椅子上，请家人帮忙冲洗。若嫌这样太麻烦，干脆将头发剪短，等生完之后再留长。

3. 洗头后湿发的处理

洗头后可以用干发帽、干发巾，由于干发帽的吸水性强、透气性佳，所以很快就能弄干头发，以免感冒。不过要注意选用抑菌又卫生、质地柔软的干发帽、干发巾。

洗发的时候，做一些头部按摩可改善脱发。沐浴的时候，把头发弄湿后做做头部皮肤舒缓按摩操，只是简单的轻柔按压，你会感受到前所未有的舒缓与松弛。

- 十指合拢，指尖先轻按在太阳穴上，以顺时针方向打圈6次；再以逆时针方向打圈10次。

- 将双手并放在额头上，以指腹从眉心中线开始按压。从额头中线开始，至头顶中线。

- 双手指腹，从眉心中线开始轻轻地往两侧按压，一直到达太阳穴为止。重复10次。

- 双手盖住两耳，手指放在脑后，左右两手的手指要尽量靠拢，接着用四指轻轻弹打后脑勺，心里默数49下。

- 手指插入头发，用力将手掌紧闭握拳，轻拉头发。持续动作至整个头皮都拉撑过为止。

- 十指微屈做徒手梳头的动作。双手由前额发际将头发梳往脑后，这个动作至少做 20 次。

准妈妈最好不开车

准妈妈最好不要开车。开车的时候驾驶者通常都是持续坐在座位上，骨盆和子宫的血液循环都会比较差，而且开车容易引起紧张、焦虑，这些都对胎儿不利。如遇紧急刹车，方向盘还容易冲撞腹部，引起破水。另外，怀孕期间准妈妈的反应也会变得比较迟钝，此时开车会增加危险。

如果准妈妈无法避免开车，则一定要注意以下几点。

- 时速不要超过 60 公里。

- 避免紧急刹车。

- 每天只走熟悉的路线，而且连续驾车不超过 1 小时。

- 不要在高速公路上开车。

- 怀孕 32 周以上的准妈妈，请不要开车。

- 系好安全带。

可以乘坐飞机吗

如果准妈妈身体一切正常，无论何时乘飞机都是安全的，只是要谨慎一些，做好充分的准备工作，并征求医生意见。最好选择离通道最近的座位，可以方便去洗手间，并每小时起来走动一下，以保持血液循环流畅。也可以不时伸展双脚，减少因屈曲过久导致肿胀。虽然飞机上的氧气会较稀薄，但在正常情况下不会影响胎儿。飞机上的空气比较干燥，需要经常喝一些果汁或白开水，不要喝汽水饮料。还可以带一些清凉薄荷茶、姜茶，以防止呕吐或反胃。飞机上的配餐通常都很简单，也不合胃口，可以预订适合自己口味的餐点，或自己准备一些食物。

孕晚期，迎接宝宝的降生

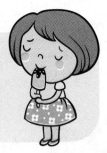

胎儿的生长发育

第 29~32 周

这个月，胎儿的身长增长减慢而体重迅速增加。到这个月的月末时，他的体重可达到 1700 克。皮下脂肪更加丰富，皱纹减少，看起来更像一个婴儿了。他的身体和四肢还在继续长大，最终要长得与头部比例协调。到这个月的月末时，身长约 40 厘米。

胎儿越长越大，他在母体内的活动空间相对会越来越小，胎动也会逐渐减弱，但现在胎儿还是比较好动的。可能在妈妈想睡觉的时候胎儿醒来了，在那里动个不停，搞得妈妈无法入睡，等妈妈醒来时他却睡着不动了。

有的准妈妈因胎儿现在还是头朝上而担心临产时胎位不正，其实，这时的胎儿可以自己在妈妈的肚子里变换体位，有时头朝上，有时头朝下，还没有固定下来。大多数胎儿最后都会因头部较重，而自然头朝下就位的。如果需要纠正的话，产前体检时医生会给予适当指导。

大脑发育非常迅速。几乎大多数胎儿此时对声音都有了反应。胎儿的眼睛时开时闭，他大概已经能够看到子宫里的景象，也能辨别明暗，甚至能跟踪光源。如果你用一个小手电照射腹部，胎儿会转过头来追随这个光亮，甚至可能会伸出小手来触摸。

一些研究者认为，准妈妈在明亮的光线下袒露腹部，可以刺激胎儿的视觉发育。但这并不意味着宝宝一生下来眼睛就可以看清东西，新生儿最远只能看清距离 20 厘米～30 厘米处的人和物。除了听觉和视觉，胎宝宝还具有味觉、嗅觉和触觉。

此时期各个器官继续发育完善，肺和胃肠功能已接近成熟，已具备呼吸能力，能分泌消化液。胎儿喝进的羊水经膀胱排泄在羊水中，这是在为他出生以后的小便功能进行锻炼呢。

 第 33～36 周

从这个月开始，一直到宝宝出生，体重的增长特别明显。宝宝出生时的体重，有近半数都是在这两个月增加的。到这个月月末时，胎宝宝体重大约已有 2500 克了，身长约为 45 厘米。胎儿的头骨现在还很柔软，而且每块头骨之间还留有空间，这是为了在分娩时使胎儿的头部能够顺利通过狭窄的产道。但是现在身体其他部分的骨骼已经变得结实起来，皮肤也不再那么又红又皱了，皮下脂肪明显增加，身体开始变得圆润。有的胎儿已长出了一头胎发，也有的头发稀少，前者并不意味着将来宝宝头发就一定浓密，后者也不意味着将来宝宝头发就一定稀疏，所以不必太在意。胎儿的指甲已长到指尖，但一般不会超过指尖。

胎儿的呼吸系统、消化系统发育已近成熟，已经为分娩做好了准备。大多数胎宝宝已将身体转为头位，即头朝下的姿势，有的胎儿头部已经进入骨盆。

如果是个男孩，他的睾丸很可能已经从腹腔降入了阴囊，但是也有的胎儿的一个或两个睾丸在出生后当天才降入阴囊。别担心，绝大多数的男孩都会是正常的。如果是个女孩，她的大阴唇已明显隆起，左右紧贴。这说明胎儿的生殖器官发育也已近成熟。

子宫里的空间已显得很拥挤，胎儿的活动余地小多了。这时每当胎儿在你腹中活动时，他的手肘、小脚丫和头部可能会清楚地在你的腹部突现出来，这是因为此时的子宫壁和腹壁已变得很薄了，会有更多的光亮透射进子宫，这会使胎儿逐步建立起自己每日的活动周期。

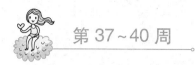
到这个月月末时，胎儿身长约 50 厘米，体重约 3400 克，已发育成熟。皮肤呈粉红色，下脂肪多，体形丰满。男宝宝睾丸已降入阴囊内，女宝宝大小阴唇发育良好。

到第 9 周正式进入胎儿期，胎宝宝每个月的发育特征见本节末表格。

整个妊娠期历经 280 天，胎宝宝在母亲的子宫内的发育逐步成熟。

到妊娠满 37 周时，胎儿基本发育成熟，胎宝宝此时就可以出生了。在妊娠第 38～42 周出生的宝宝都是正常的，母亲也就完成孕育的使命了。

不同胎龄胎儿的外形特征

胎龄（月）	周	外形特征	体重（g）	坐高（cm）	立高（cm）
第 3 个月	9～12	眼睑闭合，胎头大，有颈，性别可识别	14	5.6	7.3
第 4 个月	13～16	颜面具人形，母体感觉到胎动	110	11.2	15.7
第 5 个月	17～20	出现胎毛，有胎心音，有吞咽活动	320	16.0	23.9
第 6 个月	21～24	有指甲、眉毛、胎瘦无脂肪，呼吸功能开始发育	630	20.3	29.6
第 7 个月	25～28	眼睑张开，头发明显，早产可存活	1000	24.2	35.5
第 8 个月	29～32	皮下脂肪增加，皮肤浅红，睾丸下降	1700	27.7	40.9
第 9 个月	33～36	胎毛脱落，指甲可见，四肢屈曲	2500	31.3	45.8
第 10 个月	37～40	四肢圆润，乳房略隆起，头发长约 2 厘米	3400	35.0	50.0

准妈妈的身体变化

 怀孕第 8 个月 （29~32 周）

准妈妈这时会感到身体越发沉重，肚子大得看不到自己的脚，行动越来越吃力，如果长时间走动会感到下腹部或脚跟疼痛。随着胎宝宝的生长，子宫位置上移压迫腹部和心脏，会产生胸闷，也会有类似于因食物堵噎而引起的心口胀闷。大约 34 周时，胎儿的头部将开始下降，进入骨盆，到达子宫颈，这是在为即将到来的分娩做准备。这时准妈妈会觉得呼吸和进食舒畅多了。由于子宫压迫血管，会伴有腰痛、水肿、痔疮等现象。阴道分泌物增多，排尿次数也增多了。

子宫每天收缩 4~5 次，超过 5 次则有早产的危险。这个时期要保持绝对的安定，一旦发生不规则宫缩应立刻停下来休息，最好中午睡个午觉。

这个月准妈妈的体重增加 1300 克~1800 克。最后这个时期，准妈妈的体重每周增加 500 克是很正常的，因为现在胎儿的生长发育相当快，他正在为出生做最后的冲刺。

 怀孕第 9 个月 （33~36 周）

妊娠第 9 个月时，子宫上升至心口附近，压迫胃、心脏、肺，胸口疼痛、呼吸困难现象加重。这时肚子已相当沉重，准妈妈会发现自己的肚脐变得又大又突出。上下楼梯和洗澡时一定要注意安全，防止滑倒。做家务时也一定要注意动作轻缓，不要过猛，更不能做有危险的动作。变大的子宫压迫膀胱，出现尿频，打喷嚏、咳嗽时会有小便漏出。肚子更大，躺着时变换姿势会很困难，睡觉时翻身也会不便。

体重大约以每周 250 克的速度增长，主要是因为胎儿在出生前的最后几周内体重猛增，这段时间胎儿增长的体重大约是此前共增体重的一半还要多。

也许这时准妈妈会发现自己的腿脚肿得更厉害了，但不要限制水分的摄入量，因为母体和胎儿都需要大量的水分。如果发现自己的手或脸突然肿起来，那就一定要去看医生了。

由于胎儿增大，并且逐渐下降，相当多的准妈妈此时会觉得腹坠腰酸，骨盆后部附近的肌肉和韧带变得麻木，甚至有一种牵拉式的疼痛，使行动变得更为艰难。准妈妈还会感到骨盆和耻骨联合处酸疼不适，不规则宫缩的次数增多，这些都标志着胎儿在逐渐下降。沉重的腹部会使准妈妈更加懒于行动，更易疲惫，但还是要适当活动。日益临近的分娩会使准妈妈感到忐忑不安甚至有些紧张，和丈夫、朋友或自己的妈妈聊一聊，也许可以稍稍缓解一下自己内心的压力。

 ## 怀孕第 10 个月（37~40 周）

接近预产期，子宫下移，胃肠感到舒适，但膀胱会受到压迫，要经常去厕所。胎宝宝进入骨盆中央，准妈妈的脚踝或耻骨会有疼痛感。准妈妈的身体整体进入分娩准备状态，产道变软，分泌物增多，经常有腹坠现象。阵痛每间隔 10 分钟 1 次，最后开始产前阵痛，初产妇在规则的阵痛后约 12 小时就会分娩。

准妈妈现在可能会既紧张又焦急，既盼望宝宝早日降生，又对分娩的痛苦有些恐惧。现在应该适当活动，充分休息，密切关注自己身体的变化，即临产征兆的出现，随时做好入院准备。准妈妈可能会觉得这等待的日子格外漫长，准爸爸也会整天心神不宁，不知道妻子何时临产，一切处于"备战"状态，气氛显得有些紧张。不妨两个人再一起享受一下二人世界，在家里听听音乐、看看影碟，好好珍惜这难得的时光。

孕晚期营养要点与饮食安排

孕晚期，胎宝宝的生长发育速度加快，表现为体重迅速增加，大脑增长达到高峰。同时，准妈妈子宫增大、乳腺发育增快，对蛋白质、能量以及维生素和矿物质的需要明显增加。这时，准妈妈的营养摄取非常重要。在保证体重正常增长的前提下，应加大营养素的供应量。

铁的需求量达到高峰

胎宝宝的肝脏在孕晚期以每天 5 毫克的速度储存铁，直至出生时达到 300 毫克 ~ 400 毫克的铁质。孕 30~34 周对铁的需求量达到高峰，准妈妈每日应保证摄入 35 毫克的铁。动物肝脏、动物血、瘦肉是铁的良好来源，含量丰富、吸收好。此外，蛋黄、豆类、某些蔬菜，如油菜、芥菜、雪里红、菠菜、莴笋叶等也提供部分铁。水果和蔬菜不仅能够补铁，所含的维生素 C 还可以促进铁在肠道的吸收。因此，在吃富铁食物的同时，最好一同多吃一些水果和蔬菜，也有很好的补铁作用。例如，鸡蛋和肉同时食用，可提高鸡蛋中铁的利用率；或者鸡蛋和番茄同时食用，番茄中的维生素 C 可以提高铁的吸收率。

注意补充水溶性维生素

孕晚期需要充足的水溶性维生素，尤其是维生素 B_1，如果缺乏则容易引起呕吐、倦怠，并在分娩时子宫收缩乏力，导致产程延缓。

在妊娠后期，准妈妈应注意食用富含维生素 K 的食物，以预防产后新生宝宝因维生素缺乏而引起颅内出血、消化道出血等症状。维生素 K 有"止血功臣"的美称，经肠道吸收，在肝脏能产生凝血酶原及一些凝血因子。若维生素 K 吸收不足，血液中凝血酶原减少，易引起凝血障碍，发生出血症。预产期前 1 个月左右的准妈妈，尤其应注意每天多摄入些富含维生素 K 的食物，如菜花、白菜等，必要时可每天口服维生素 K1 毫克。

增加蛋白质摄入量

胎宝宝从怀孕 28～40 周，体重要从 1000 克增加到 3000 克左右，胎盘、子宫和乳房也要增大，需要增大蛋白质摄取量，特别是在孕期的最后 10 周，是蛋白质储存最多的时期。2000 年《中国居民膳食营养素参考摄入量》建议孕晚期每日应增加 20 克蛋白质。

增加能量摄入

除了母体代谢加快、组织增大和胎宝宝快速生长发育外，胎宝宝开始在皮下和肝脏储存糖原和脂肪。因此，准妈妈需要增加热量的摄入应该在非孕基础上每日增加 836 千焦（200 千卡）热量。

对钙的需求量明显增加

虽然准妈妈在怀孕的整个过程中都需要补钙，但怀孕晚期的准妈妈对钙质的需求量明显增加。同时，胎宝宝的牙齿和骨骼的钙化速度也在加速。胎宝宝体内一半的钙质都是在怀孕的最后两个月储存的。这一时期，

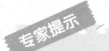

专家提示

维生素 D 缺乏会引起血钙下降，不仅准妈妈发生骨质软化，胎宝宝也可发生骨骼钙化障碍和牙齿发育缺陷，甚至引起先天性佝偻病。

胎宝宝骨、牙齿的钙化速度明显加快，至出生时，全部乳牙均在牙床内形成，第一恒磨牙也已钙化。胎儿时期钙、磷的摄入量对其一生牙齿的整齐、坚固起着很大的决定作用。如果孕晚期钙、磷供给不足，胎宝宝就会从母体的骨、牙齿中争夺大量的钙、磷以满足自身的需要，很可能导致准妈妈产生骨质软化症。同时，胎宝宝也可能产生先天性佝偻病或缺钙抽搐。中国营养学会建议孕晚期准妈妈每日应该摄入钙1500毫克。而且，补充钙质有助于预防准妈妈发生妊娠高血压综合征。

 多吃蔬菜

蔬菜是人体所需维生素C、β-胡萝卜素、叶酸、钾和膳食纤维的良好来源，是维生素 B_2、铁、钙、镁等营养素的较好来源。研究表明，多吃蔬菜具有防癌作用，可以降低心血管疾病的发病风险，可以降低发生 Ⅱ 型糖尿病的危险性，有助于控制体重，促进排便，缓解便秘。这些作用使蔬菜（还有水果）成为膳食结构中的佼佼者，备受推崇，孕期膳食也不例外。

1. 蔬菜要吃够量

《中国居民膳食指南2007》建议，成年人每天吃蔬菜300克~500克（6两~1斤），孕妇的蔬菜推荐摄入量与此相同。孕妇一日三餐食谱都要有蔬菜。当孕妇出现体重增长过快或血糖异常时，控制谷类、油脂和肉类摄入的同时，要加大蔬菜摄入量，每天500克以上。

2. 增加绿叶蔬菜

不同种类的蔬菜，营养价值有差异。其中，深色蔬菜营养价值比浅色的更高，所以《中国居民膳食指南2007》建议，每天蔬菜要有一半是深色蔬菜。深色蔬菜主要包括：绿色蔬菜如菠菜、油菜、绿苋菜、茼蒿、芹菜叶、空心菜、菜心、莴笋叶、芥菜、西蓝花、西洋菜、生菜、小葱、韭菜、萝卜缨、青椒、蒜薹、荷兰豆、四季豆、豇豆、苦瓜等；红黄色蔬菜如西红柿、胡萝卜、南瓜、红辣椒等；紫色蔬菜如茄子、紫甘蓝等。

在深色蔬菜中又以绿色叶菜营养价值最高。这是因为绿色叶菜富含叶绿素，叶绿素是植物进行光合作用的所在。光合作用是植物一切养分合成的基础。植物中绝大多数营养成分都在叶片中合成，叶片是植物生命中最具活力的部分，它富含养分是一点儿也不奇怪的。在孕期膳食结构中，绿色叶菜应该占 50%，达到每天 250 克。

3. 增加菌藻类和薯芋类

除深色蔬菜，尤其是绿色叶菜之外，菌藻类蔬菜（如蘑菇、香菇、木耳、银耳、海带、紫菜、裙带菜等）、十字花科蔬菜（如甘蓝、西蓝花、油菜、大白菜、萝卜等）也因营养价值较高和（或）有特殊保健价值而被《中国居民膳食指南 2007》推荐。

还有一类蔬菜值得强调——薯芋类。薯芋类主要包括马铃薯（土豆、洋芋）、红薯（甘薯、地瓜）、芋头、山药、莲藕、荸荠等。它们具有蔬菜的一般特点，但又与其他类蔬菜明显不同——含较多淀粉，其含量在 10%～25%。淀粉含量高，这是谷类食物的特点。所以薯芋类兼具蔬菜类和粮食类食物的特点，既是粮食，又是蔬菜。对那些面临体重增长过快压力的孕妇而言，薯芋类应该作为主食，代替谷类来食用。当然，对那些体重增长正常的孕妇，薯芋类完全可以作为蔬菜食用。此时，大致的推荐数量是每周 250 克～500 克。

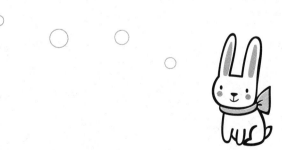

常见蔬菜主要营养素含量（以 100 克可食部计）

食物名称	水分（克）	蛋白质（克）	碳水化合物（克）	膳食纤维（克）	β-胡萝卜素（毫克）	维生素 C（毫克）	维生素 B₂（毫克）	钾（毫克）
大白菜	94.6	1.5	3.3	0.8	120	31	0.05	—
菠菜	91.2	2.6	4.5	1.7	2992	32	0.11	311
芹菜茎	93.1	1.2	4.5	1.2	340	8	0.06	206
油菜	96.0	1.8	3.8	1.1	620	36	0.11	210
菜花	92.4	2.1	4.6	1.2	30	61	0.08	200
西蓝花	90.3	4.1	4.3	1.6	7210	51	0.13	17
苋菜（绿）	90.2	2.8	5.0	2.2	2110	47	0.12	207
胡萝卜	87.4	1.4	10.2	1.3	4010	16	0.04	193
白萝卜	93.4	0.9	5.0	1.0	20	21	0.03	173
黄瓜	95.8	0.8	2.9	0.5	90	9	0.03	102
冬瓜	96.6	0.4	2.6	0.7	80	18	0.01	78
南瓜	93.5	0.7	5.3	0.8	890	8	0.04	145
茄子	93.4	1.1	4.9	1.3	50	5	0.04	142
番茄	94.4	0.9	4.0	0.5	550	19	0.03	163
甜椒	93.0	1.0	5.4	1.4	340	72	0.03	142
四季豆	91.3	2.0	5.7	1.5	210	6	0.07	123
洋葱	89.2	1.1	9.0	0.9	20	8	0.03	147
韭菜	91.8	2.4	4.6	1.4	1410	24	0.09	247
马铃薯	79.8	2.0	17.2	0.7	30	27	0.04	342
木耳（水发）	91.8	1.5	6.0	2.6	20	1	0.05	52
香菇	91.7	2.2	5.2	3.3	—	1	0.08	20

数据来源：数据引自《中国食物成分表 2004》（中国疾病预防控制中心营养与食品安全所编著，杨月欣主编，北京大学医学出版社 2005 年出版）。

选好蔬菜品种后，在烹调食用的过程中还要注意下列问题，以确保蔬菜安全、营养。

1. 去除农药残留

烹调前蔬菜要用流水冲洗，以去除其表面可能存在的农药残留。所谓农药残留是指施用农药后，在食品表面及食品内部残存的农药及其代谢产物、降解物或衍生物。

食入残留农药对准妈妈和胎儿有双重危害。

除流水冲洗外，去皮或去壳，简单清洗后再浸泡 20 分钟左右，烫漂或焯水，用专门的果蔬洗涤剂清洗等，也是去除农药残留的有效方法。

2. 保护蔬菜中的营养成分

• 蔬菜所含维生素、矿物质大部分是水溶性的，有些还对热不稳定，很容易在烹调过程中流失或破坏。所以在烹调蔬菜的过程中，采取措施以保护它们是非常重要的。

• 蔬菜要先洗后切（改刀），以避免水溶性物质从"伤口"大量流失。

• 急火快炒，缩短加热时间，有助于减少维生素的破坏。勾芡，即在炒菜出锅前调入少量水淀粉，对营养素有保护作用。

• 加醋可以提高维生素 C、维生素 B 的稳定性，减少其破坏。

• 不要加碱（小苏打），因为碱会破坏多种维生素。

• 现做现吃，少吃剩菜，剩菜随放置时间延长，营养破坏增加。在确保安全、卫生的前提下，生吃蔬菜能获得更多营养。

3. 避免加入过多油脂和食盐

首先要尽量避免油炸。据测定，一个中等大小的不放油的烤土豆仅含约 90 千卡热量，而同一个土豆做成炸薯条后所含的热能达 200 千卡以上，增加的能量全部来自吸收的油脂。近年还确认，炸薯条、炸薯片中含有较多的致癌物质——丙烯酰胺。

即使不油炸或"过油"（也称为"划油"），在炒、炖、焖、做馅等烹调方法中也要注意控制油脂添加量。多吃蔬菜本来是有利于健康的普遍原则，但如果伴随蔬菜摄入大量的油脂和盐，就适得其反、得不偿失了。比如，蔬菜沙拉是人们通常认为的清淡菜品，但因为要加入较多沙拉酱（脂肪含量 80%），结果就变成高脂肪食品了。

做一大碗紫甘蓝沙拉，大概需紫甘蓝 100 克，但通常要加入两大汤匙（30~40 克）的沙拉酱。这些沙拉酱含有 25 克~30 克脂肪，基本相当于准妈妈全天油脂的推荐摄入量。这样的烹调方式，与其说是吃蔬菜，不如说是吃油脂。

4. 蔬菜要保持新鲜

不新鲜的蔬菜主要包括：腌制的咸菜、酸菜、酱菜等，长时间储存的蔬菜，以及剩菜（指未吃完的蔬菜类菜肴）等。这些不新鲜的蔬菜不但营养价值降低，而且还有较多亚硝酸盐生成。亚硝酸盐是从天然含有的硝酸盐转化而来的。亚硝酸盐摄入较多时，具有一定的急性毒性和慢性毒性。因此，蔬菜贵在新鲜。准妈妈应该少吃或不吃不新鲜的蔬菜。

少吃火腿肠和烤肉

各种各样的火腿肠类制品因其外形漂亮、口感好、食用方便深受人们的喜爱，但其营养价值实在不敢恭维。大部分火腿肠并不是用纯鲜肉加工的，肠衣里塞满了猪皮、内脏、下水、鸡皮、鸡胸肉、鸭肉、植物蛋白、动物脂肪等廉价原料，以及肉类本身并不含的淀粉。为了具有良好的弹性和鲜嫩口感，就加入"增稠剂"（如卡拉胶之类）和"水分保持剂"（如三聚磷酸钠）。为了保持鲜艳的红色，就添加发色剂亚硝酸钠、D-异抗坏血酸钠等。为了颜色更漂亮，就添加色素，如红曲红、苋菜红、诱惑红、辣椒红和胭脂虫红等。为了延长保质期，就加入防腐剂，如乳酸链球菌素、丙酸钠、山梨酸钾等。为了具有鲜美滋味，就添加盐、糖、香辛料以及"增味剂"（如味精、核苷酸等）。这样一来，火腿肠类肉制品不但营养素含量较低，还是食品添加剂之集大成者。准妈妈应该少吃此类食品，尤其是不要用火腿肠类肉制品代替鲜肉。其他肉类制品如肉罐头、肉松、肉干等也有类似问题，均不可代替鲜肉。

烧烤或熏烤肉类，如烤羊肉串、烤牛排、烤鸡翅、烤肠等，会产生多种有害物质，主要有多环芳香烃和杂环胺等。多环芳香烃是最早被认识的，至今也是最重要的、数量最多的化学致癌物，一共包括400多种具有致癌作用的化合物，其代表成分是苯并（a）芘。在动物实验中，苯并（a）芘不但会致癌，还会毒害胚胎，造成畸形。杂环胺也具有类似的致癌性和致畸作用。

烧烤肉类有时加热不均匀，内部没熟透，细菌或寄生虫没有全部杀死，有导致食源性疾病的可能。很多烧烤店不但卫生状况堪忧，而且用硝酸盐和亚硝酸盐浸泡肉类，以使肉色鲜艳、口感良好。因吃烤肉而发生亚硝酸盐中毒的事件时有发生。有些商家以次充好，大量添加所谓"羊肉香精""牛肉香精""牛肉膏""羊肉膏"之类的添加剂（调味料）。总之，吃烧烤会给准妈妈带来较大的食品安全隐患。

控制烹调油的用量

食用油脂在日常生活中，多用于烹调食物，故又称"烹调油"。烹调油既是能量的主要来源之一，又对健康有重要影响，因而是一类完全不容忽视的食物。

调查表明，中国城市居民烹调油的用量太大，这是中国城市居民膳食结构失衡的主要原因之一。根据《2002年中国居民营养与健康状况调查报告》，城市居民膳食中脂肪供能比例高达35.0%（大城市更是高达38.4%），超出了世界卫生组织（WHO）建议的30%合理上限，其主要原因是烹调油摄入太多。该调查同时显示，城市居民平均每人每天摄入44克烹调油，远超出中国营养学会的推荐量（每天25克~30克）。

与普通人一样，准妈妈也要注意控制烹调油用量，避免摄入过多脂肪。尤其是孕前即肥胖或孕期体重增长过快的准妈妈，更要减少烹调油摄入。普通准妈妈每天宜摄入25克~30克烹调油，孕前即肥胖或孕期体重增长过快的准妈妈每天摄入20克烹调油。

为了改变食用烹调油太多的习惯，真正控制住烹调油的食用量，建议每个家庭都使用带刻度的油壶（各大超市有售），并按每人每日25克的标准简单计算一日烹调油用量，坚持家庭定量用油，严格控制烹调油总量。如两口之家，三餐全部在家就餐，每日用油量为50克，每周为350克。而如果仅在家吃早餐和晚餐，用油量就要减少1/3。如果有时晚餐还在外就餐，那家庭用油量还要进一步减少。

除使用刻度油壶外，尽量少吃或不吃油炸食品，烹调菜肴时尽量少放油，在外就餐时少点"过油"的菜肴，都是避免烹调油过量的有效措施。

"浓汤宝"最好不用

"浓汤宝"根本不是从牛肉或海鲜的汤中提取的天然成分。浓汤宝产品标签的配料表里写有增味剂、食用香精、增稠剂、酸度调节剂等，这些成分都是食品添加剂，用来形成浓汤宝的鲜香味道，并区别为不同的口味。不论是海鲜口味还是牛肉口味的浓汤宝，其中基本不含海鲜或牛肉成分，只是用各种食品添加剂模拟海鲜或牛肉的味道，并模拟浓汤的外观而已。其营养品质不高，与用天然食物熬制的鸡汤、骨头汤、牛肉汤、海鲜汤等不可同日而语。

而且，根据浓汤宝的营养成分列表可以看出，它含有较多的钠（盐）。每100克猪骨浓汤宝含有7.3克的钠，每100克浓滑鱼汤和老母鸡汤浓汤宝则分别含有6.5克和5.9克钠。所以，使用浓汤宝时，最好不要加盐或少加盐，否则容易造成钠摄入超标，对血压不利。

如果不是为了省时省力，孕期最好不用浓汤宝之类的产品。喜欢浓汤味道的话，可自行熬制高汤。熬制方法十分简单，根据个人喜好和条件选取猪精肉、脊骨、鸡肉、鸭肉、猪蹄子、鸡爪、火腿、桂圆等，大火煮开后小火慢熬一两个小时，将煲好的汤分装在若干小袋或小盒中，再放入冰箱中冷藏，一般可以保存1周到10天，烹调时随用随取。

理性对待糖和甜食

人对甜味的偏好与生俱来。在天然食物中，有不少因含糖量高而具有甜甜的口感，如各种水果、蜂蜜、甘蔗、甜菜等。这些食物中的糖完全是健康的，孕妇可以放心地、随意地选用。

随着食品加工业的发展，各种提纯或制取的糖如蔗糖（白糖）、果糖、麦芽糖、果葡糖浆、麦芽糖浆等大量涌现，并广泛用于包装食品，以制造出甜味。饼干、面包、糖包、豆沙包、汤圆、麻团、八宝粥、蛋卷、派、米饼、米花糖、爆米花、果冻、果脯、蜜饯、果酱、麦片、芝麻糊、豆浆粉、核桃糊、早餐奶、风味奶以及各种饮料等，都含有添加的糖。在适量（例如每天不超过30克）食用的情况下，这些添加的糖并无害处，但对于孕前即肥胖或体重增长过快的孕妇，这些加糖甜食须加以限制，尽量少吃。

也许，加糖甜食对健康的不利影响还不限于糖本身。实践表明，那些特别喜欢吃甜食的人通常都有糟糕的膳食结构。所以，孕妇选择甜食并无不可，但一定要保持膳食结构平衡合理。

吃很多糖当然是不好的，但"吃糖有害"的说法却"别有用心"，这种流行观念的最大受益者不是消费者，而是各种人工甜味剂，如糖精、甜蜜素、安赛蜜、甜菊糖、阿斯巴甜等。这些人工合成的、带有强烈甜味的化学物质，效率高，成本低，深受食品加工业的欢迎，故而迅速普及推广，出现在上述所有种类的甜食中。最讽刺的是，各种"无糖食品""低糖食品"以健康的名义兜售这些比糖更不健康的食品添加剂。

虽然，只要按照国家标准规定的范围和剂量使用，这些人工甜味剂都是"无害"的，但是，孕期膳食仅仅"无害"是不够的，还必须"有益"才行。所以，建议孕期尽量少吃或不吃含有人工甜味剂的各色甜食。

不要暴饮暴食

在怀孕的最后 3 个月，胎宝宝发育非常迅速，准妈妈常常会有一种肠胃被胎宝宝挤压的感觉。矛盾的是，营养师特别强调胎宝宝在这个阶段所需要的营养却是直线增加的。因此，我们采取的对策是少食多餐。

每日可以安排 6~8 餐，这是非常有必要的。虽然进食步骤变得很琐碎，但是各种营养素却是都不能缺，除增加一定的蛋白质、碳水化合物和必要的脂肪摄入外，还应在食谱中补充各类维生素和矿物质等营养成分，以及富含强健胎宝宝骨骼的钙和促进胎宝宝智力发展的多种营养食物。

在菜单中加入足够避免贫血发生的血红素铁成分是这个阶段的营养调理重点，如肝、蛋、蔬菜等。其实每一个准妈妈在这个阶段都会有一定的铁质缺乏问题，所以，足够营养摄入是非常重要的。当然适量饮食也非常必要，无节制的进食会给自己和宝宝在健康和身材上都带来极大伤害。

此外，一定要在这个时候控制糖分、盐分和饱和脂肪的摄入。调味要尽量清淡，少吃盐和酱油。如果味道太淡造成实在难以下咽，可用果酱、醋来调味。

每日各类食物推荐量

实践表明，孕晚期是最容易发生体重增长过多过快的阶段，也是妊娠并发症容易发生或加重的时期。坚持合理的膳食结构，保证体重正常增速，并对高血压、高血糖、贫血等常见问题采取针对性措施，是非常重要的。

孕晚期每日合理膳食结构的组成

食物类别	推荐数量（克）	相关说明
谷类	300~450	粗粮应占30%以上，包括薯类和杂豆类
蔬菜	300~500	绿叶菜等深色蔬菜占50%以上
水果	200~400	大致相当于1~2个苹果的重量
鱼类和海鲜	100~150	摄入不足时，可用畜禽肉类或蛋类代替
畜禽肉类	100	选择脂肪较少的品种，如瘦肉
蛋类	50	大致相当于1个鸡蛋的重量
大豆和坚果	40~60	大豆主要指黄豆，不包括绿豆、红豆、扁豆等杂豆
奶类	500	宜选用低脂或脱脂牛奶
油脂	30	选择包括亚麻油、橄榄油或油茶子油在内的多种植物油
食盐	6	包括酱油、咸菜、酱等调味品中的盐

孕晚期保健要点

产检需要注意些什么

孕 28~36 周，每两周做一次检查；36 周后，每周做一次检查，至 40 周。如 40 周未分娩，过预产期一周即 41 周即应住院引产。

1. 胎位检查

孕晚期到医院进行孕期检查时，医生会通过四步手法来确定胎位是否异常。在妊娠 28 周前发现胎儿为臀位可以做膝胸卧位操进行纠正，每天早晚各 1 次，每次做 15 分钟，连续做 1 周。其姿势是，在硬板床上，膝胸着床，臀部高举，大腿和床垂直，胸部要尽量接近床面，但要注意不能在饱食之后进行，以防孕妇呕吐。膝胸卧位也有一定风险，如脐带过短，胎儿在转的过程中会对脐带有牵拉，甚至会造成胎盘早剥。目前主张顺其自然。

2. 骨盆测量

为了防止由于骨盆过于狭窄引起的难产，在孕晚期，医生会对孕妇进行骨盆测量（在孕 32~34 周或者等待至 37 周后进行），主要是测量孕妇骨盆的大小。如果骨盆入口过小，胎儿的头部无法正常入盆，一般都是进行剖宫产；如果骨盆出口过小，胎儿虽然能够进行衔接、内旋转、俯屈等一系列分娩动作，但到达骨盆底部后，胎头无法顺利娩出，胎头变形受压，不仅会使分娩时间过长，还会导致胎儿颅内出血、胎儿窘迫等危险，孕妇则会因频繁宫缩发生先兆子宫破裂，严重影响母儿安全。

3. 胎心监护

　　胎心监护是监测胎儿是否缺氧的检查方法之一。胎心监护的使命是在早期发现胎儿异常，在胎儿尚未遭受不可逆性损伤时采取有效急救措施。一般在孕 36 周后进行，如有并发症可提前做。每次至少进行 20 分钟。

　　胎心监护是通过绑在孕妇身上的两个探头进行的，这两个探头一个绑在子宫顶端，是压力感受器，其主要目的是了解有无宫缩及宫缩的强度；另一个放置在胎儿的胸或背部，进行胎心的测量。仪器的屏幕上有相应胎心和宫缩的图形显示，孕妇可以清楚地看到自己宝宝的心跳。另外还有一个按钮，当孕妇感觉到胎动时可以按此按钮，机器会自动将胎动记录下来。

　　不要选择饱食后和饥饿时进行胎心监护，因为此时宝宝不喜欢活动，最好在进食 30 分钟后再进行。最好选择一个舒服的姿势，避免平卧位。如果在做监护的过程中胎宝宝不愿意动，很可能是睡着了，孕妇可以轻轻摇晃腹部把宝宝唤醒。

 ## 出现耻骨痛怎么办

　　骨盆是由骶骨、尾骨、髂骨、坐骨、耻骨融合而成的。左右耻骨在骨盆前方连接，形成耻骨联合，其间有纤维软骨，上下附有耻骨韧带。

　　妊娠后由于激素的作用骨盆关节的韧带变得松弛，耻骨联合之间的缝隙可加宽 0.3 厘米~0.4 厘米，使骨盆容积在分娩时略有增加，以利于胎头通过。这是正常的生理现象。但如果韧带过于松弛，骨盆就不稳定了，孕妇坐、立或卧床翻身等均会感到不适和困难，走路时迈不开腿，用不上劲。如果耻骨间隙能够插进指尖，则说明耻骨联合分离，就不正常了。有时属合并纤维软骨炎，往往痛得很厉害，这种现象一般在怀孕最后两个月出现。

孕妇如出现耻骨痛症状应减少活动，或者卧床休息直到分娩。产前应估计胎儿大小，如胎儿小于 4 千克一般可从阴道分娩，但要避免使用产钳、胎头吸引器等助产手术，以免耻骨联合组织在胎头娩出时承受过大的压力而加重分离；胎儿如超过 4 千克或骨盆狭窄者则应考虑做剖宫产手术。产后激素作用会慢慢消退，韧带张力便逐渐恢复，但有的耻骨联合分离的产妇仍须卧床一两个月才能正常活动。

此外，弹性腹带或弹性绷带对固定骨盆可有所帮助。

 ## 怎样预防痔疮

痔疮的早期症状是大便外表有血迹或大便后肛门出血。内痔一般有坠胀感，有的大便时可脱出肛门外，便后自行恢复。不能恢复的，可引起嵌顿水肿，发生疼痛。外痔发胀、瘙痒，发炎或形成血栓性外痔时，疼痛加剧，坐立不安，行走困难。经常出血可造成贫血，孕妇会有头昏、气短、疲乏及精神不佳之感。孕妇分娩后腹内压力即可降低，静脉回流变得顺畅，痔疮在三四个月内可自行消除。

痔疮是孕期常见疾病，孕妇的患病率高达 66%。发病的原因是，女性怀孕后为了保证胎儿的营养供应，盆腔内血流量会增多；随着胎儿的发育，增大的子宫又会压迫盆腔，使直肠黏膜下及肛门皮肤下血管血液回流受阻；另外，孕妇常伴有便秘，排便困难，使静脉血管血液淤积，易形成痔疮或使原有痔疮加重。

孕期痔疮重在预防，应在以下几个方面多加注意。

1. 保持大便通畅，防止和治疗便秘

应适量进食含纤维素较多的蔬菜，如韭菜、芹菜、白菜、菠菜等，以促进肠蠕动；每天早晨空腹饮适量凉开水，吃好早餐，可有助于排便；平时避免久坐久站；有排便感时应立即排便，不要忍着；排便时不要蹲得太久或过分用力。大便难以排出时，应吃些蜂蜜、香蕉、麻油或口服石蜡油等润肠药物，不可用芒硝、番泻叶、大黄等攻下

的药物，以防引起流产。

2. 适量运动

运动太少也是导致便秘的原因之一，所以孕妇应适当参加一些体育活动，避免久坐久站。

3. 改善肛门部位的血液循环

促进静脉回流。每日可用温热的 1∶5000 高锰酸钾（PP 粉）溶液坐浴；还可做提肛动作以锻炼肛提肌；也可在临睡前按摩尾骨尖的穴位。

4. 减少对直肠、肛门的不良刺激

不饮酒，少吃辣椒、芥末等刺激性食物；手纸宜柔软洁净；内痔脱出时应及时慢慢送回。内裤应常洗常换，保持清洁。

痔疮肿痛时可用痔疮膏外敷。如症状较为严重时应及时去医院诊治。

 ## 准妈妈为何易患胆囊炎

胆囊炎一般是由于胆囊结石引起的，女性怀孕后，由于血液和胆汁中的胆固醇增高，加之胆囊排空迟缓，且胆固醇与胆盐的比例改变，易导致胆固醇与胆盐的比例改变，致胆固醇沉积而形成结石，所以在妊娠期女性容易罹患胆囊炎。

胆囊炎可发生于妊娠的各个时期，于妊娠晚期和产褥期多见。该病的主要临床表现为发热、黄疸（有的则没有）、白细胞升高、胆囊部位有压痛，以及放射性疼痛等。胆囊炎常因消化不良而被误认为"胃炎"或"胃溃疡"发作。

准妈妈患了胆囊炎后一般不宜手术，但如果经内科处理后，仍反复出现胆绞痛，有胆囊穿孔或弥漫性腹膜炎等征兆时，应及时做手术处理。

如患有胆囊炎，在饮食上应多加注意，如果食物摄入不当，会加重胆囊负担，使病情加重。具体应注意以下几点。

• 要摄入充足的蛋白质、糖类和维生素。

- 宜少吃多餐，以减轻胆囊的负担。
- 在发病时进食的食物宜少渣，以避免多渣食物对胆囊造成刺激。
- 忌刺激性食物和油腻食物，可适当食用植物油。

 ## 皮肤瘙痒是病吗

有些准妈妈在妊娠晚期常常有腹壁皮肤瘙痒感，这主要是因为腹壁过度伸展出现妊娠纹，以及腹壁的感觉神经末梢因过度伸展而受到刺激引起的。瘙痒的部位因人而异，主要发生在腹部、四肢，尤以下腹、手心、足心为甚，有的甚至遍及全身。瘙痒的程度轻重不一，有些人仅仅是轻微瘙痒，但有的则奇痒难忍，个别的甚至发展到无法入睡的地步。一般没有皮疹，但可以因抓挠引起继发性皮肤破损；个别准妈妈可能有轻度黄疸，严重者可见巩膜、皮肤黄染，但一般没有食欲不振、恶心、厌油腻、腹胀、腹泻等消化道症状，而且一旦分娩症状就会消失。如果不伴有妊娠期肝内胆汁淤积症的其他症状和体征，症状常较轻微，不必进行特殊处理，不需要治疗。

皮肤瘙痒时，建议准妈妈不要用热水、肥皂水擦洗患处，尽量少抓挠，避免再刺激而加剧痒感；保持心情舒畅与大便通畅；尽量少吃如辣椒、韭菜、大蒜等刺激性食物，多吃新鲜的水果及蔬菜；不可擅自用药，谨防药物影响胎儿的生长和发育，避免引起准妈妈过敏及药物性皮炎；症状严重者应在医生的指导下使用消胆胺、地塞米松等药物。

 ## 出现尿频尿急怎么办

孕晚期，准妈妈常常会有尿不尽或者憋不住尿老想上厕所的感觉，通常是由于下降到骨盆内的胎儿头部压迫膀胱所引起的，是正常的妊娠生理现象，不需要进行任何治疗，分娩后即可消失。准妈妈只要注意不憋尿，有尿意立即去厕所就可以了。但如果准妈妈在排尿时有疼痛感，尿液浑浊，且发现有白带增多等现象，可能是患了膀胱炎或尿道炎。患膀胱炎或尿道炎又可以加重尿频现象，并且对妊娠不利，应该立即就诊，进一步检查、治疗。

出现手指麻木怎么办

孕晚期一些准妈妈会感到手掌、手指麻木，有针刺感、灼痛感，疼痛可向上放射到上臂或肩部，夜间症状加重，会影响睡眠。这主要是因为准妈妈体内有水钠潴留，引起局部组织水肿，使腕管内的空间变得狭窄，压迫正中神经而引起的，以往有腕部慢性劳损、腱鞘囊肿或孕晚期水肿明显的准妈妈易出现这种问题，症状严重应到医院就诊。一般情况下，分娩后随着体内多余水分的排出和组织水肿的消失，症状会减轻，然而完全恢复仍需要一段时间，短的约两周，长的约需要半年。

假性宫缩别紧张

如果准妈妈长时间用同一个姿势站或坐，会感到腹部一阵阵地变硬，这就是假宫缩。假宫缩也叫迁延宫缩，没规律，每次持续的时间也不尽相同，几分钟到 10 多分钟都有可能。尤其在准妈妈感觉疲劳或兴奋时，更易出现这种现象，在产前 2~3 周内会时常出现，是临近分娩的征兆之一，但与真正的产前有规律的宫缩不同，所以也称之为 "假宫缩"。而在临产前，由于子宫下段受胎头下降的牵拉刺激，假宫缩的情况会越来越频繁。如果上述症状仅是偶尔出现，并且持续时间也不长，也没有阴道流血的现象，就不必紧张，多为正常。如果上述现象频繁出现，间隔时间较短，并且出现明显的腹痛、阴道流血等现象，就要及时到医院就诊，以免发生意外。

胎位不正有哪些类型

胎位不正主要有以下几种类型：

1. 单臀位（只有臀部先出来）

胎儿的臀部在下，身体好像折成两半似的，双脚高举至头部附近。

分娩时，由臀部先出来。这种分娩方式，是逆产中最安全的一种。如果子宫开得够大，足够让胎儿臀部出来，就不必担心头部会被卡住了。

2. 复臀位（臀部和脚一起先出来）

胎儿有如呈蹲下的姿势，臀部（为主）和一只脚一起先出来。

这是胎位不正类型中较为安全的一种。有时臀部和脚不会一起出来，而只有脚先出来，也就是下面所说的不全足位。

3. 不全足位

就是只有一只脚先出来。这种类型与前两种情形不同，它容易提早破水，因此有时脐带会脱落至子宫口外。因此，脐带便会被压迫在子宫壁与胎儿之间，危及胎儿生命。

此外，这种分娩方式即使臀部已经出来，但由于子宫口不一定会全开，所以有时胎儿的头部会被卡住，容易造成难产。

4. 全足位

就是胎儿的两只脚先出来。它是胎位不正类型中最不安全的一种，比不全足位更容易造成脐带脱落，因而危及胎儿生命。

孕晚期生活安排

每日作息要有规律

胎宝宝后期形成的活动习惯会在他出生后一段时间内留存，如果他是黑夜白天颠倒的，产妇和家人就会被折腾得无法入睡、疲劳不堪。那么，胎宝宝的生活规律有办法塑造吗？答案是肯定的。

准妈妈在怀孕7个月后要十分关注自己的作息时间，生活一定要有规律。如果准妈妈起居有规律，胎宝宝也能受影响养成相同的生活作息规律；如准妈妈每天晚上晚睡，胎宝宝也会有晚睡习惯。出生后也可能会出现夜晚你想睡时，他清醒得很，怎么哄也不能入睡；你醒着时，他却总是呼呼大睡的现象，这不仅会影响大人的休息，对宝宝的健康也是十分有害的。科学研究证明，人的生长激素是由脑垂体在晚上入睡后分泌的，如果人随意打破了作息时间，破坏了自身的生物钟规律，生长素就不能得以更好地分泌，这会影响孩子的生长和健康。

而如果准妈妈每日能早睡，每日能坚持一定的作息时间表，胎宝宝也会养成早睡和起居有规律的习惯，出生后会比较容易调整睡觉和醒来的时间与大人相协调，与白天和黑夜的宇宙规律相协调，并能更好地形成自己的生物钟规律。所以准妈妈最好每晚能在9点以前上床睡觉，孕晚期尤其要遵守这个规律，每天最好能坚持。

每天早晨或傍晚的一定时候，准妈妈最好能到户外散散步，呼吸呼吸新鲜空气，原因是孕晚期的胎宝宝长肉长骨骼迅速，需氧量会大增，准妈妈每天有一定户外活动不仅有利于胎宝宝养成好的生活习惯，也有助于胎宝宝的身体生长，并增加胎宝宝的生命活力和灵性。注意户外活动的准妈妈容易有活泼健康的孩子，这是肯定的。而准妈妈如果爱活动、爱户外，胎宝宝也会养成这样的好习惯，出生后会比较喜欢活动、喜欢户外，喜欢新鲜空气，这就给他奠定了一个好的生活习惯。

积极调节不良情绪

怀孕到这一阶段，准妈妈挺着大肚子，身体笨重，活动不便，甚至走路都困难。增大的子宫向下压迫肠及膀胱，向上压迫胃、心脏等，使得准妈妈消化不好，又开始出现厌食、尿频等症状，面部妊娠斑、腹部妊娠线也越来越明显，这些会加重准妈妈生理负担和心理负担，使得有些准妈妈会担心体形和容貌的变化等，并为此感到忧心忡忡，经常烦躁不安和紧张，情绪波动非常明显。这些不良心理状态对母婴双方危害是很大的，照此发展下去会影响正常分娩，严重的会使准妈妈精神出现异常。

所以，准妈妈在此期间积极调节情绪是非常重要的，从准妈妈自身来说，应该认识到怀孕带来的这些情况都是暂时的，分娩的痛苦也是可以减轻的，应消除恐惧，调节情绪，学习分娩知识，练习分娩辅助动作和技巧，使自己理智而自信地面对分娩。同时，家人要对准妈妈宽容、谅解，并且帮助其排除紧张不安的情绪。

暂时和性爱说再见

经历了好几个月的孕育，妊娠到了最后的关键时刻，这个时期也是胎宝宝容易发生危险的时期，怀孕晚期的性生活该注意什么也成了一个值得关注的问题。

在孕8个月以后，准妈妈的肚子突然膨胀起来，腰痛，身体懒得动弹，性欲减退。此阶段胎宝宝生长迅速，子宫增大很明显，对任何外来刺激都非常敏感。夫妻间应尽可能停止性生活，以免发生意外。若一定要有性生活，必须节制，并注意体位，还要控制性生活的频率及时间，动作不宜粗暴。这个时期最好采用丈夫从背后抱住准妈妈的后侧位，这样不会压迫准妈妈的腹部，也可使准妈妈的运动量减少。

尤其是临产前1个月或者3星期时必须禁止性交。因为这个时期胎宝宝已经成熟。为了迎接胎宝宝的出世，子宫已经下降，子宫口逐渐张开。如果这时性交，羊水感染的可能性更大。有人做到调查后证实，在产褥期发生感染的妇女，50%在妊娠的最后1个月夫妻性交过。如果在分娩前3天性交，20%的妇女可能发生严重感染。感染不但威胁着即将分娩的产妇安全，也影响着胎宝宝的安全，可使胎宝宝早产。而早产儿的抵抗力差，容易感染疾病。即使不早产，胎宝宝在子宫内也可以受到母亲感染疾病的影响，使身心发育受到障碍。

对于丈夫来说，目前是应该忍耐的时期，只限于温柔地拥抱和亲吻，禁止具有强烈刺激的行为。为了不影响准妈妈和胎宝宝的健康，夫妻间不但要学会克制情感，而且最好分床睡，以免不必要的性刺激。

美美地睡个好觉

怀孕8个月后，准妈妈的腹部明显增大，仰卧时巨大的子宫还会压迫位于脊柱两旁的大静脉和大动脉，阻碍下肢、盆腔脏器以及肾脏的血液回流入心脏，造成回心血量减少，从而导致心脏向全身输出的血量减少，造成准妈妈全身各个脏器的供血量不足，引起头晕、胸闷、心慌、恶心、呕吐、发冷、出汗、血压下降等症状，严重时甚至会出现神志不清和呼吸困难。由于肾脏的血流量减少，可以影响肾脏的排泄功能，导致下肢水肿或妊娠高血压综合征的发生或加重；当下腔静脉受压时，下肢及盆腔内静脉的压力增加，可出现静脉曲张或发生痔疮；仰卧位时子宫还可以压迫输尿管，使尿液排出不畅，准妈妈易患肾盂肾炎。因此，孕晚期准妈妈睡觉时最好不要采用仰卧位。

怀孕后的子宫往往会有不同程度的向右旋转，如果经常采取右侧卧位，可使子宫进一步向右旋转，为了改变子宫的右旋，可采取左侧卧位。但长时间左侧卧准妈妈会有不舒服的感觉，也可以短时间右侧卧。

精神上的疲劳和不安，增大的子宫及激素的作用，再加上胎动、睡眠姿势受限制等因素，准妈妈在孕晚期容易失眠。经常失眠会影响准妈妈和胎宝宝的健康，也会对分娩产生不利影响，应想办法调整。

准妈妈应放松心情，睡不着时不要烦躁焦急，因为越着急越睡不着。准爸爸应该细心体贴怀孕的妻子，丈夫晚上倒头便睡对准妈妈也是一种刺激，会使她产生一种失落感，从而影响睡眠。做丈夫的应该说几句安慰的话，给妻子一个温柔的拥抱，或为其轻柔地按摩腿部和腰部，会使准妈妈心情愉悦、易于入睡。要注意准妈妈睡的床垫不要过软，以便能够使全身的肌肉放松；白天可适当做点家务或散散步、做做准妈妈操，但要注意避免过度疲劳；可以在睡前洗一个温水澡，不要看让人兴奋的文章或情节过于紧张、恐怖的电视，都可以在一定程度上改善准妈妈的睡眠。

 ## 别做危险动作

孕晚期的准妈妈站立时最好找平坦且有扶持物的地方，两腿平行，两脚稍微分开，可使身体的重心落在两脚之间，身体便不容易疲劳；如果需要长时间站立，最好采用两脚一前一后的站立法，并每隔几分钟变换一下两脚的前后位置，使体重放在伸出的前腿上，可以有效减轻疲劳感。

此时隆起的腹部会遮住准妈妈的视线，千万不要着急走路，一定不要踩偏，要踩稳后再移动身体，一定要利用扶手或墙壁等扶持物。尽量减少上下楼梯的次数，尽量使用电梯，如果必须走楼梯，不要猫着腰或过于挺胸腆肚，只要伸直脊背就行；要看清楼梯，一步一步地慢慢上下，注意防滑或踩空台阶，更不要用脚尖走路以免踩空出危险。

坐椅子时不要一下猛坐下去，最好先靠前坐在椅子边上，然后移动臀部再深深地坐进整个椅子中。后背要笔直地靠在椅背上，大腿成水平状态，膝关节成直角，这样不容易发生腰背痛。

专家提示 TIP

准妈妈进入孕晚期会感到行动特别不便，腹部越来越隆，行动变得迟缓。胎儿也在腹中的位置不断下降，为分娩做准备。因此，此期准妈妈的行为动作一定要多加小心，防止任何意外的发生。

如果要将物品放在较低的地方或从低处拿取物品，一定不要压迫腹部。正确的姿势是以屈膝落腰、完全下蹲、单腿跪下的姿势，把要拿的东西紧靠在身体边拿起，再伸直双膝站起。不要采取不弯膝盖、只倾斜上身的姿势，容易造成腰痛，也容易由于重心不稳而摔倒。不要登高打扫卫生、搬运沉重的东西，避免弯着腰用抹布擦东西。不要长时间蹲着干活，避免抱被子、晒被子之类的事情。熨衣服要在高矮适中的台子上进行，并事前研究一下是站着还是坐在椅子上合适。适当出门购物，作为一种散步，选择人不太拥挤的时间去，一次不要买太多的东西以免太沉，不要骑自行车出去买东西以免发生危险。寒冷的日子千万不能长时间和冷水打交道。

不宜长途旅行

旅行，尤其是长途旅行，是一件十分辛苦的事情，人的身体容易因气候、地点的变化而出现不适。正常人均有可能发生旅途生病的事情，对于孕妇，特别是孕晚期的孕妇，就更为辛苦。妊娠晚期，由于身体的变化，孕妇活动能力会明显下降，适应环境的能力也远远不如从前，加上此时胎儿已临近生产，如果进行长途旅行，长时间的颠簸、作息时间的打乱、环境的变化无常，极易使孕妇精神紧张、不安，身体疲惫；由于旅途条件有限，车船中人员高度集中，孕妇免不了受到碰撞或拥挤。另外，由于交通工具内人员杂聚，空气相对浑浊，各种致病细菌比其他环境要多，孕妇清洗比较困难，容易感染疾病。在这种条件下，孕妇往往还易发生早产、急产等意外情况，旅途中由于当地的医疗条件不一定好，当地的医务人员也不了解孕妇的情况，在处理紧急情况时难免会有所偏差。因此，妊娠晚期旅行对孕妇来说是不可取的，最好能避免。

如果由于特殊情况一定要外出，应该从以下几个方面做好准备：不要临近预产期才开始动身，一般最好提前1~2个月，以防途中早产；为防万一，最好随身带些临产的物品，如纱布、酒精、止血药品以及婴儿衣被等；交通工具以乘火车为宜，一定要购买卧铺车票；考虑目的地的气候条件，带好必要的衣物；旅途中注意饮食卫生，不要吃生冷、变味的食品，不喝生水，以预防肠道传染病；孕妇如果晕车，应在医生的指导下备好防晕车的药物，千万别自己乱服晕车药，以免造成对胎儿的伤害；万一途中出现腹部阵痛、阴道出血等情况应及时报告车上的工作人员，最好能争取在沿途大站下车，及早到当地医院分娩。

安置坐月子的家居环境

对准妈妈来说，除了安全分娩外，产后的"月子"也是非常重要的。"坐月子"在中国历来被重视，如果在"月子"中落下病，一辈子都不容易好。虽然这样的说法过于夸张，但足以说明产后恢复与新生儿护理的重要性。而这其中，环境是非常重要的因素。因此应注意以下几点。

1. "坐月子"的房间朝向最好朝南

因为南向的房屋一般阳光充足，温暖而不潮湿，这对于产后母亲的伤口恢复、身体的调养、钙质的吸收、防止产后抑郁，避免新生儿佝偻病，都很有好处。产后女性体质一般比较虚弱，并且由于分娩后体内激素水平的突然降低，使得情绪非常不稳定，甚至可能患产后抑郁症；而阳光充足、温暖、舒适的房间会使女性产后心情愉快，加快体力的恢复和伤口的愈合。此外，阳光中的紫外线还可使皮肤中的脱氢胆固醇转化为维生素 D，促进钙、磷的吸收和利用，有预防产后骨质疏松和新生儿佝偻病的作用。

2. "坐月子"的房间以楼房为宜

一般来说，楼房相对条件较好，比较清洁、干燥、卫生，而且空气较流通。这对产后母亲的身体恢复，伤口的护理，避免母儿感染和交叉感染很有益处。此外，楼房多有独立的淋浴间，可提供产后母亲和新生儿沐浴的条件。准妈妈生产后因要排出体内于孕期潴留的水分，加之产后体质虚弱，哺乳时的体力消耗，出汗非常多。而且，产后恶露要延续很长时间，因此经常的淋浴是必不可少的。对于新生儿来说，脱离了母体熟悉的环境以及为了表达他的生理需求，会经常哭闹，并且，新生儿新陈代谢旺盛，因此会有很多的汗液、呕吐物、代谢物混积在身上，如不及时清洗，会刺激婴儿娇嫩的皮肤，甚至有可能造成严重的感染。因此，新生儿更应每日洗澡。

3. 环境的布置应温馨舒适

产妇分娩后精神和身体都已经很疲惫，而温馨舒适的环境，明快的色彩，会使产妇心情愉快，得到放松，对新生儿也有安定的作用。

提前准备好待产包

1. 衣服

★睡衣睡裤

应以宽大舒适、透气良好、吸湿性强、穿脱方便为原则。应选择纯棉、丝绸或针织质地的，腹部及腰部要肥大，避免腹部受到约束。应准备多套以供更换，因为准妈妈怕热、出汗多，而且临产前有时会有血液或羊水的污染。

★内衣内裤

也应选择纯棉质地的，而不应选择化纤、羊毛质地的。日本东京谷西光教授曾进行科学研究，发现80%奶少或无奶的哺乳准妈妈乳汁中有极细微的羊毛或化学纤维，认为穿化纤内衣是大量产妇乳汁分泌不足的原因。因此内衣、内裤一定要选择纯棉的，要宽大、舒适，也应准备多件供更换。

★出院时穿的衣服

由于出院时胎儿已娩出，腹部变小，入院时的衣物往往已不能再穿，应准备一套衣裤出院时穿。

2. 喂奶衫

目前，母乳喂养已深入人心，因此准备几件喂奶衫，对喂奶是非常方便的。因为产后需要经常喂奶，而喂奶衫两侧均有扣子，可以很方便地逐侧喂哺婴儿，而不用撩起衣服来喂奶。喂奶胸罩及乳垫应选择纯棉质地的。如果你的乳汁非常充足，那就应当准备喂奶胸罩及乳垫。

因为乳汁会经常溢出，乳房也会觉得很沉，此时你就可使用乳垫来吸收多余的乳汁，用乳罩来承托沉甸甸的乳房，以避免乳房下垂。

3. 洗漱用品及日常生活用品

从住院待产到产后回家，之间可能要在医院住上一段日子。因此，应准备一些洗漱用品及日常生活用品，尤其要多准备几条小毛巾，待产后可用于擦洗乳房，也可当围嘴防止新生儿吐奶、吐羊水。

4. 卫生纸及卫生巾

临产前，可能会见红、破水；产后会有恶露，因此一定要有充分的准备。卫生巾最好准备医用的、较宽的专用卫生巾，卫生纸要选大卷的。

5. 腹带

对于腹部过度松弛，悬垂腹的准妈妈，于分娩前可使用腹带，以减轻腹部坠胀感。产后还可以防止腹壁过度松弛。

6. 软底鞋及拖鞋

临产前，往往脚部会有不同程度的水肿，因此一定要选择一双稍肥大、松软的软底鞋。鞋跟不要超过3厘米，鞋底最好有防滑纹。不要穿高跟鞋及平底鞋，避免摔倒、滑倒。

7. 通信工具

因临产前随时都可能发生紧急情况，所以一定要随身携带手机等通信工具，以便及时与家人和医院联系。

危急时必须立即去医院

1. 腹部剧痛

孕晚期如果准妈妈突然感到下腹持续剧痛是非常危险的信号，有可能是胎盘早剥，也有可能是早产或子宫破裂的先兆，一定要及时就医，切不可拖延时间。胎盘早剥多发生在孕晚期，孕妇可能有妊娠高血压综合征、慢性高血压病、腹部外伤等病史，典型症状为下腹部撕裂样疼痛，多伴有阴道流血；腹痛的程度与早剥面积的大小、出血量的多少、子宫内部压力的高低、子宫肌层是否破损等综合因素有关，严重者腹痛难忍、腹部变硬、胎动消失，甚至休克。

2. 阴道出血

孕晚期如果出现阴道出血，即使只有少量出血，也要引起高度重视，立即就医，否则十分危险。此期的阴道出血一般都是胎盘异常所致，常见的是前置胎盘或胎盘早剥。正常情况下，胎盘应位于子宫体的前壁、后壁或侧壁，如果胎盘附着的部位过低，部分或全部附着在子宫颈口上，便会形成前置胎盘。在妊娠晚期，子宫开始不规律收缩或临产后，子宫下段会扩张，可使覆盖于子宫颈口的胎盘与子宫分离，从而引起出血。前置胎盘出血的特点是血色鲜红且不伴有腹痛，出血量的多少与胎盘覆盖子宫颈口的多少有关，覆盖得越多则出血越早，出血量也越大；反之，则出血晚些，出血量亦少些。

正常情况下，胎盘应在胎儿娩出后才与子宫壁分离。如果胎盘位置异常，孕妇又患有妊高征、外伤或羊水突然大量流出，会使胎盘在胎儿娩出前与子宫部分剥离，引起出血。这出血血色暗红并伴有腹痛，严重时剥离面血液可渗入子宫肌层，使孕妇腹部硬如木板。由于剥离的出血面与阴道不一定相通，常常阴道出血量与孕妇及胎儿面临的危重情况不相符合，常易掩盖真实、危急的病情。因此，孕妇一旦发生阴道出血并伴有腹痛，应引起高度重视，一定要马上去医院检查，以免发生危险。

3. 羊水流出

临近分娩，孕妇的阴道分泌物会增多，但如果突然感到有大量液体从阴道流出，能湿透内、外衣裤，似尿液，持续不断，时多时少，可能是发生了胎膜早破。正常情况下，生活在子宫中的胎儿被胎膜包裹着，胎膜平滑柔软、富有弹性，胎膜内充满了羊水。临产时，随着胎头的逐渐下降，胎膜会被挤破，使羊水流出来，起到润滑阴道和冲洗阴道的作用，这种现象称为"破水"。如果孕妇还没有进入正式的分娩阶段胎膜便发生破裂，羊水过早流出，称为"胎膜早破"，即"早破水"。

胎膜早破是一种异常的现象，会对分娩造成不利的影响。由于子宫腔过早打开并与外界相通，增加了子宫内感染的机会；羊水流尽，使胎儿失去了缓冲物质，子宫收缩时可直接压迫胎儿，造成胎儿窘迫，甚至死亡。孕妇如果发现自己胎膜早破千万别慌

专家提示

在怀孕最后几周不妨使用卫生巾，这不但使准妈妈有安全感，而且在白带增多时还有助于保持会阴清洁。

张，最好马上平卧于床上，并将臀部抬高，以减少羊水流出，局部应使用消毒会阴垫，家人应该用担架或救护车立即将孕妇送往医院。

中篇

分娩与坐月子

分娩的准备与应对

产前准备提醒

 ### 临产前应做好哪些准备工作

对多数孕妇来讲，从老人、长者、同事、朋友以及邻居那里都会听到，有时家里的亲人也会代为做好准备。准备越充分，越周密，越有利于分娩或母婴生活。但除了那些已经成为经验之谈的所谓"硬件"准备工作外，还应做好如下"软件"准备工作：

- 应该什么时候给医生打电话；

- 医生和护士下班后如何能找到他们；

- 是先给医生打电话还是直接去医院；

- 家离医院有多远；

- 乘什么交通工具去医院；

- 是否有人时刻守护在孕妇身边；

- 在上下班时间交通拥挤时，从家大约需多长时间到达医院；

- 最好预先演练一下去医院的路程和时间；

- 寻找一条备用的路，以便当第一条路堵塞时能有另外一条路供自己选择，尽快到达医院；

- 是否将家里的事情安排好，请人帮助照顾孩子、宠物和料理家务；
- 工作的事情是否安排好了，应该让上司和同事知道你的预产期。

 分娩前应做好心理准备

"十月怀胎，一朝分娩"。孕妇此时的心情是十分复杂的。既对即将到来的分娩和即将迎来的小生命感到十分的好奇和惊喜，又对马上要面对的漫长的产程、难忍的产痛、可怕的出血以及产程中可能出现的问题感到恐惧和不安，并且对自己能否顺利地度过产程、新生儿是否健康等抱怀疑的态度。凡此种种，均是不良的心理状态。分娩前是否具有充分的、正确的心理准备，是关系到能否顺利地分娩、生育健康的新生儿、避免分娩损伤的大事。

此外产妇还要树立自然分娩的信心，很多孕妇对即将来临的分娩可能会有过多的顾虑，其实大可不必过分担心。俗话说，十月怀胎，一朝分娩。分娩是人类繁衍过程中的一种正常生理过程，是人类的一种本能行为，母亲和胎儿都具有天生的潜力主动参与并完成分娩过程。从受精卵开始胎儿在母体内经历 280 天的生长发育逐渐成熟，而孕妇的身体结构也逐渐地发生变化，变得更有利于分娩，尤其是生殖系统的变化更为突出，为胎儿的降生做好充分的准备。比如骨盆各骨的关节活动度增大，韧带松弛，各骨会有轻度的移位，骨盆的容积增加，临产后子宫下段逐渐拉长、变薄，子宫颈管逐渐消失，宫颈口逐渐扩张，阴道变薄，阴道黏膜皱襞增多，极富伸展性。胎儿在分娩过程中也会主动参与，比如胎儿在通过产道时，为适应骨盆各个平面不同的形状会作出一系列适应性的转动，以最小的径线通过产道。另外我们常会看到自然分娩的小婴儿头颅都拉长变形，有的头顶上边还有 1~2 个小包，医学上叫作产瘤，这些都是由于受产道的挤压胎头的颅骨变形，头皮水肿而形成的。也是胎儿为适应产道所做的努力，这样就使得大部分产妇都可以自然分娩。如果产妇妊娠已过期，胎儿头颅骨变硬，产程中不易变形，则有可能增加难产的机会。而婴儿的这种头颅变形或水肿准妈妈们也不必担心，出生几天后就会自然消退。

知道了以上这些母亲和胎儿的天生的本领还不够，准妈妈们还要了解阴道分娩对自己和胎儿有哪些好处。如分娩过程中子宫有规律的收缩能使胎儿肺脏得到锻炼，使胎儿肺泡得到扩张，促进胎儿肺成熟，出生后很少发生肺透明膜病；胎头受宫缩和产道挤压，头部充血，可提高脑部呼吸中枢的兴奋性，有利于新生儿娩出后迅速建立正常呼吸；受宫缩和产道的挤压，胎儿呼吸道内的羊水和黏液被排挤出来，使新生儿患吸入性肺炎的机会大大减少；此外，母体内免疫球蛋白在自然分娩过程中可传给胎儿，剖宫产的胎儿缺乏这一获取抗体的过程，因而自然分娩的新生儿具有更强的抵抗力。而对母亲来说，自然分娩产后子宫复原更快，并且减少了产后出血。

需要给新生儿准备的用品

1. 衣服

应选择质地柔软、透气性好、吸湿性强的面料，如纯棉、针织质地的，一定不要使用化纤面料。因为新生儿体温调节中枢极不完善，且皮肤异常娇嫩，化纤面料吸湿、透气及舒适性均较差，会伤害婴儿娇嫩的肌肤，甚至会引起新生儿皮肤感染、发热等不适。内衣要样式宽松、穿脱方便、便于活动。目前多以"和尚服"为主，以布带系扣，其他样式也可，但切忌使用纽扣和拉链，以避免新生儿皮肤受伤和吞食异物。目前很多妇产医院已为每个孩子准备了两套衣服，如果自己准备分娩的医院有这种服务的话，自己可以不用准备或少准备衣服了。

2. 纸尿裤及尿布

一定要到超市或母婴用品店购买一次性纸尿裤，品牌很多，要买 NB 或 S 号的。如打算使用布尿布，应使用质地柔软、透气性好、吸水量大的棉布，颜色以白色为宜。这样既有利于保护婴儿娇嫩的臀部，避免发生臀红，又有利于观察新生儿大便的颜色。尿布一定要多准备一些，以方便更换。

3. 被褥

应以棉花制作的被褥为宜，被褥的面儿应以纯棉布制作。被褥不宜太厚、太软，以避免发生新生儿窒息和中暑。被子应轻薄，保暖性强，应比褥子稍宽、稍长，以避免着凉。

4. 澡盆及沐浴用品

澡盆以椭圆形的为宜，质地宜厚实，以 70 厘米×40 厘米大小最佳。沐浴用品包括婴儿专用的浴液、洗发水、爽身粉、痱子粉、润肤露、护肤油、发梳、棉球、毛巾、浴巾等。

5. 婴儿床

以木质为最佳，金属也可，但应注意床的边角应圆滑，最好以棉布或海绵缠绕，以避免新生儿头部及四肢的磕伤及皮损。

6. 喂奶及消毒器具

虽然目前提倡母乳喂养，但仍有一部分产妇因为疾病等原因不能喂奶。因此对于这一部分产妇来说，还应准备奶瓶、奶嘴、奶刷、消毒锅等物品。

 怎样选择合适的医院和住院时机

1. 选择合适的医院

对于孕妇来说，安全的分娩是至关重要的，因此，能否选择一家合适的医院就显得非常关键。选择医院应遵循以下几条原则。

●应选择一家技术力量雄厚、设备先进、医务人员经验丰富的医院，首选专科医院。在各大城市，都有数家妇产医院或妇幼保健院。这些妇产医院，大多技术力量非常雄厚，设备极其先进，有齐全的辅助科室，住院环境舒适，拥有设施优越、抢救设备齐全的产房、手术室、婴儿室。并且，这些医院的医务人员具有极其丰富的临床经验，对于各种高危妊娠、严重合并症、紧急抢救等都能做到及时诊断、正确处理，这对于保证母婴安全、健康非常重要。如无专科医院住院条件，可就近选择一家妇科和儿科力量较强的综合医院，以方便随时住院。

● 如遇紧急情况，应减少路途奔波，就近住院。俗话常说"分娩常常生死一线牵"，临产前，有时经常会出现一些突发紧急情况，如处理不及时，会危及母婴安全。因此，临产前如出现大量阴道出血、剧烈腹痛、突发大量破水、胎动过频或突然减少、头晕眼花、心慌憋气、无原因恶心呕吐、抽搐、昏迷等情况，应立即就近就医，避免延误抢救时机。

2. 选择适当的住院时机

选择适当的住院时机，也是非常重要的。既不要过早住院，造成不必要的经济负担和精神负担，也不要延误住院时机，造成母婴不必要的伤害。

怎样选择适当的住院时机，应注意以下几点。

● 正常妊娠和无妊娠并发症的孕妇不需提前入院。孕 41 周以前，如无产兆、无妊娠并发症、无剖宫产指征、无特殊不适的孕妇，可不必提前住院，仅需做好住院准备即可。因为过早住院，会导致待产时间过长，住院期间除日常监测外无任何处理，这常常导致孕妇休息不足，心情烦躁，且易受其他产妇的影响，造成不必要的产程干预和手术分娩，也额外地增加了经济和精神负担。

● 经产妇稍有征兆即可住院，距离医院较远者也应提前入院。经产妇因有过分娩经历，软产道均比较松弛，临产的征兆往往并不明显，有时仅稍感腰酸、腹坠。一旦临产，往往产程迅速，有发生急产、产道裂伤、院外生产的可能。因此，一旦稍有征兆，应提前住院。距离医院较远的孕妇因路途遥远，一旦发生紧急情况，往往来不及转送，因此，也应提前住院。

● 妊娠超过 41 周仍无分娩征兆者，应住院待产。妊娠超过 41 周，因胎盘功能已下降，其发生胎死宫内、羊水减少、巨大儿、胎儿宫内缺氧等危险明显增高，应及时住院，加强监测，一旦出现不利因素，应及时引产、适时终止妊娠。

● 经产前系统检查，如发现孕妇有以下情况之一者应适时入院待产。

①孕妇患有内科疾患，如心脏病、慢性高血压、肾炎、哮喘、甲亢、重度贫血等，应提前住院，进行系统检查，并严密监护，有情况及时处理。

②经孕期骨盆检查，确定存在骨盆狭窄、畸形，软产道异常，胎儿估计巨大，阴道分娩困难者，应适时入院进行剖宫产。

③确诊妊高征的孕妇，如突然出现头痛、眼花、恶心呕吐、浮肿加重、抽搐甚至昏迷者，应立即住院，积极治疗，待病情稳定后适时分娩。

④孕晚期检查发现胎位异常者，如臀位、横位、斜位，多胎妊娠等，应提前住院，随时做好剖宫产准备。

⑤以前有过前置胎盘、剖宫产再孕、早产史的孕妇，应提前入院待产，加强监护。

临产征兆

分娩前的征兆是什么

不懂孕期保健、缺乏分娩先兆常识，致使孕妇将孩子生在路旁、火车上，乃至厕所中的事件时有发生。这样必然会损害产妇和婴儿的健康，甚至送掉母、婴性命。因此，孕妇掌握一些分娩先兆常识是非常必要的。其表现主要有以下几点。

1. 子宫底降低

在正式分娩前两周左右，孕妇会出现子宫底下降、腹部向前下部凸出现象，此时胎动较前减少，孕妇感觉上腹部较为舒适，呼吸较前畅快，胃口增加，但有尿频及下腹坠感或腰酸腿痛，行动不便，阴道分泌物增加。这对初产妇来讲，预示胎头已入盆固定；也预示经产妇胎头入盆，或接近入盆。

2. 子宫收缩

从孕 8 个月末开始，孕妇无论在站立还是坐或行走时都会感到腹部一阵一阵地发紧变硬，此为子宫开始收缩。每次宫缩的间隔时间长短不一，短者十数分钟，长至两小时，宫缩持续时间较短每次最长不超过半分钟，宫缩多次最长不超过半分钟，宫缩多在夜间出现，且不能使子宫口开大，称之为假性阵痛。在孕 38~40 周即进入分娩活动期，在这段时间里若每隔 2~3 分钟宫缩 1 次，持续 30~40 秒，伴宫口进行性开大，这才是临产前的宫缩。

3. 阴道出现血性分泌物

这是由于子宫颈口扩张，使宫颈内口附近的胎膜与子宫壁分离，致毛细管破裂，俗称"见红"。一般见红的血量少于平时月经量，若超过月经量为异常。见红常在分娩开始前 24 小时内出现。

总之，孕妇出现上述分娩先兆，预示孕妇即将分娩，就应该做好准备。但不用急于去医院，一般初产妇大多数从最初感觉到临产征兆至真正分娩往往还有 1~2 周时间。高龄初产妇或过去做过人工产及婚后 3~4 年才初次怀孕，出现分娩先兆至真正分娩的时间有时较一般人长，且表现明显。而经产妇则可毫无可分娩征兆，突然出现要生的现象。

此外，因意外情况导致早产而发生危险分娩的事也时有发生。如严重的肠道疾病、暴力外伤、外出旅行车船颠簸等。因此，凡妊娠 7 个月以后，有肠炎、痢疾、严重咳嗽等病要及时治疗；平时行动宜轻缓，避免暴力外伤、剧烈运动，没有十分必要不要外出旅行与探亲。

分娩前容易忽视的征兆

多数产妇能预测预产期是哪一天，但却无法预测是什么时刻。一般说，即将分娩时子宫会以固定的时间周期收缩。收缩时腹部变硬，停止收缩时子宫放松，腹部转软。另外还有一些变化也许不为人们所重视，举例如下。

• 产妇感觉好像胎儿要掉下来一样，这是胎儿头部已经沉入产妇骨盆。这种情况多发生在分娩前的一周或数小时。

• 阴道流出物增加。这是由于孕期黏稠的分泌物累积在子宫颈口，由于黏稠的原因，平时就像塞子一样，将分泌物堵住。当临产时，子宫颈胀大，这个塞子就不起作用了，所以分泌物就会流出来。这种现象多在分娩前数日或即将分娩前发生。

• 水样液体的涓涓细流或呈喷射状自阴道流出，这叫作羊膜破裂或破水。这种现象多发生在分娩前数小时或临近分娩时。

● 有规律的痉挛或后背痛。这是子宫交替收缩和松弛所致。随着分娩的临近，这种收缩会加剧。由于子宫颈的胀大和胎儿自生殖道中产出，疼痛是必然的。这种现象只是发生在分娩开始时。

 ## 分娩时会有哪些表现

临产以后产妇会有许多感觉得到和感觉不到的变化。

1. 规律宫缩

产程开始时，宫缩持续时间较短（20~30秒）且弱，间歇时间较长（5~6分钟）。以后随着产程进展，尤其到活跃期后期，宫缩持续时间长（40~50秒）且强度增加，间歇时间渐短（2~3分钟）。当宫口开全时，宫缩持续时间可长达1分钟，间歇期仅1~2分钟。每阵宫缩时都会带来疼痛，宫缩越强疼痛越重，准妈妈们应该正确对待宫缩时的疼痛，尤其是高龄产妇，当宫缩一阵阵变强时，说明你的产力良好，成功自然分娩的可能性就更大了。

2. 宫口扩张

通过肛查或阴道检查，可以确定宫口扩张程度。对于初产妇，宫缩刚开始时，宫颈管逐渐缩短直至消失，然后随着宫缩的加强，宫口逐渐扩张，宫口于潜伏期扩张速度较慢，进入活跃期后宫口扩张速度加快，当宫口开全（10厘米）时宫颈也就消失，子宫下段及阴道形成宽阔的筒腔。若宫口不能如期扩张，多因宫缩乏力、胎位不正、头盆不称等原因。

3. 胎头下降程度

通过肛查判断颅骨最底点的位置。胎头下降的速度是不均匀的，在第一产程胎头下降较为缓慢，第二产程宫口开全后胎头迅速下降直到骨盆底。胎头位置的高低是决定能否经阴道分娩的重要观察项目。如果胎头下降不好，则有可能是因为胎膜未破，宫缩乏力，胎头枕位不良导致胎头径线较大而难以通过骨盆。

4. 胎膜破裂

宫缩时，子宫腔内压力增高，胎儿先露部下降，将羊水阻断为前后两部，在胎先露部前面的羊水量不多，约100毫升称前羊水，形成的前羊水囊称胎胞，它有助于扩张宫口。当宫颈压力增加到一定程度时胎膜自然破裂。胎膜破裂，简称为破膜。破膜多发生在宫口将近开全时。也有些产妇在临产之前就发生破膜，叫作胎膜早破。可能是阴道炎症导致胎膜发育不良，或胎儿先露部与骨盆入口衔接不好等原因造成。

5. 胎头拨露，胎儿娩出

宫口开全后胎头降至骨盆出口压迫盆底组织时，产妇有排便感，不由自主地向下屏气。随着产程进展，会阴逐渐膨隆和变薄，肛门括约肌松弛。于宫缩时胎头露出阴道口，露出部分不断增大，在宫缩间歇期，胎头又缩回阴道内，这种现象称胎头拨露。直到宫缩间歇时胎头也不再回缩，称胎头着冠。随后胎头娩出。

6. 胎盘娩出

宫缩停止数分钟后重又出现。子宫体变硬呈球形，阴道少量流血。用手压迫子宫底时胎盘排出。

 真假分娩的辨别

有的产妇会时而出现分娩的假象，或子宫无规律的收缩。一般来讲，真假分娩是难以辨别的。通常假分娩宫缩无规律，且宫缩程度不如真分娩剧烈。辨别的办法是检查阴道，看子宫颈的变化。还有就是进行宫缩计时，计算连续两次开始宫缩间的时间间隔，持续记录1小时。下表列出真假分娩之间的差别。鉴别类型假分娩真分娩宫缩时间无规律，时间间隔不会越来越小有固定的时间间隔，随着时间的推移，间隔越来越小，每次宫缩约持续30~70秒宫缩强度通常比较弱，不会越来越强。有时会增强，但然后又会转弱。宫缩强度稳定增加。宫缩疼痛部位通常只在前方疼痛先从后背开始疼痛，而后转移至前方。运动后的反应，产妇行走或休息片刻后，有时甚至换一下体位后都会停止宫缩。不管如何运动，宫缩照常进行。

若出现下列情况，请马上去医院或请医生：

1. 即便在没有发生宫缩的情况下，羊膜破裂，羊水流出。

2. 阴道流出的是血，而非血样黏液。

3. 宫缩稳定而持续的加剧。

4. 产妇感觉胎儿活动减少。

自然分娩的过程与应对

分娩的全过程是从规律宫缩开始至胎儿和胎盘娩出为止，分为 3 个阶段。正常情况下，生第一个孩子时，从规律的腹痛开始到分娩结束，整个过程一般不超过 24 小时。

第一产程

第一产程又称"宫颈扩张期"，是指从产妇出现规律性的子宫收缩开始到宫口开到 10 厘米为止，也就是常说的"开到 10 指"。分娩开始时每隔 10 分钟左右子宫收缩 1 次，持续的时间很短；逐渐地子宫收缩越来越频繁，每隔 2~3 分钟 1 次，每次持续 1 分钟左右，宫缩力量也明显加强；子宫口随之逐渐开大，直到扩张到 10 厘米宽，为子宫口开全，这时第一产程结束。

1. 宫口扩张的特点

子宫开始收缩时，产妇会感到子宫发硬、小腹或腰部有疼痛感并伴有下坠感。因为每个人的身体情况不同，对疼痛的敏感程度也不一样，所以不同的人对于这一阶段的感觉和承受能力是不一样的。一般第一次生孩子的产妇因宫颈较紧，子宫口扩张较慢，第一产程需 11~12 小时；生过孩子的产妇宫颈较松，子宫口扩张较快，第一产程需 6~8 小时。

宫口扩张的速度不是均匀的，宫口扩张 3 厘米以前为潜伏期，平均每两小时宫口开大 1 厘米，最慢速度每 4 小时开大 1 厘米；宫口扩张 3 厘米~10 厘米时为活跃期，宫口扩张速度加快，平均每小时宫口开大 2 厘米，最慢速度每小时开大 1 厘米。

2. 医生会进行哪些检查

在第一产程，医生会每半个小时听一次胎心，还可能进行胎心监护。第一产程早期每 4 小时进行一次经肛门或阴道的检查，后期每 1~2 小时检查一次。还会每间隔4~6 小时测一次血压，血压异常者应缩短测血压、体温及脉搏的间隔时间，有高血压、宫内感染危险因素者会缩短测量的间隔时间。

3. 准妈妈应该怎么做

产程刚刚开始时，宫缩持续时间短，间歇时间较长，子宫收缩力较弱，产妇感觉腹痛程度轻，可以忍受。此时如果还没有破水，可以适当下床活动；如羊水已破应立即卧床待产，以防胎儿脐带脱出。慢慢地，宫缩越来越频繁，而且疼痛时间加长，初产妇常会紧张恐惧，这时最需要坚持和信心，每次宫缩时不要去想接下来还要痛多久，应该想到宫缩既带来疼痛也带来希望，因为很快就要与宝宝见面了。如果感觉疼痛难忍可以变换各种体位，找出自己感觉最舒服的姿势，避免平躺着。还可以做一些放松的动作，如均匀地深呼吸，用两手轻轻揉下腹，腰骶部胀痛较重时可用手或拳头压迫胀痛处。

专家提示

在第一产程末宫口快要开全时，或胎儿是枕后位时，由于胎头对直肠的压迫，产妇会有不由自主地向下用劲的感觉，这时医生会提醒产妇千万不要过早用劲，以避免给胎头和宫颈增加不必要的负担。出现这种情况可以抬起下巴，这样容易向喉咙方向使劲儿，并慢慢地吐气，可避免腹压过大。此时产妇千万不能自行下床解大便，以免发生危险。

分娩是十分消耗体力的，宫缩再紧也有放松的时候，在宫缩间歇期一定要抓紧休息，全身放松，注意吃好、喝好、睡好，并按时排便，和医护人员密切配合。很多产妇喜欢吃巧克力，因为巧克力热量高，吃起来也很方便。还要注意勤解小便，因为胀大的膀胱不仅会影响胎头的下降，还可能影响宫缩。如果出现排尿困难应及时告诉医生，医生会检查有无头盆不称的情况，必要时医生会用导尿管导尿。如果没有禁忌症的话，医生会给产妇灌肠，以促进子宫收缩及排出大便，减少大便污染。

第二产程

　　第二产程又称"胎儿娩出期"，是指从宫口开全到胎儿娩出为止。胎儿随着强烈而频繁的宫缩逐渐下降，产妇会感觉宫缩痛减轻，当胎儿的先露部分下降到骨盆底部并压迫直肠时，产妇在宫缩时会有排便感，会不由自主地随着宫缩向下使劲，直到胎儿顺着产道从完全开大的子宫口娩出。这一过程初产妇需 1~2 个小时，经产妇通常数分钟即可完成，但也有长达 1 小时的。

　　第二产程是最紧张、体力消耗最大的时期，也是保障母子安全的关键时期，能否顺利进行要看产妇能否与医生密切配合。产妇要随时告诉医生自己的感觉，并听从建议和指导。这时除强有力的宫缩外，还要有腹部肌肉收缩的压力，二者必须互相配合，力量才会强大，才能顺利地娩出胎儿。因此，产妇正确地用力、增加腹压对分娩至关重要。在宫缩刚一开始时先深深地吸足一口气，闭口不要漏气，然后随着子宫收缩的节奏向肛门方向用力，直到宫缩结束为止。注意用力时臀部不要抬起，手可以拉住产床边上的手柄。宫缩间歇时要注意安静地休息，不要用力。这样反复的子宫收缩和腹肌压力的配合能加速胎儿的娩出，缩短第二产程。当胎头即将娩出时要张嘴哈气，避免使猛劲儿，以防胎头娩出过快造成产妇会阴撕裂。

第三产程

　　第三产程又称"胎盘娩出期"，是指从胎儿娩出到胎盘娩出的全过程，一般在10~

20 分钟，不应超过 30 分钟。胎儿娩出后不久，随着轻微的腹痛胎盘剥离排出，或接产人员轻轻按压子宫底部，牵拉脐带娩出胎盘。胎盘娩出后会检查产妇的会阴、小阴唇内侧、尿道口周围及阴道宫颈有无裂伤，如有裂伤会立即缝合伤口。如果胎盘未及时娩出或只有部分娩出，医生会采取措施，产妇安静休息并配合即可。

剖宫产的过程与应对

应该选择剖宫产的情况

- 胎儿过大，胎头无法通过准妈妈的骨盆。
- 准妈妈骨盆狭窄或畸形。
- 准妈妈患有严重的妊娠期高血压疾病等疾病，无法承受自然分娩。
- 高龄初产，一般指 35 岁以上初产的准妈妈。
- 有多次流产史或不良产史，防止胎儿在分娩过程中发生意外。
- 分娩过程中胎儿出现缺氧，短时间内无法通过阴道顺利分娩。
- 医生会按照准妈妈的身体情况和是否存在剖宫产指征来建议是否选择剖宫产。

剖宫产的时间

医生会根据妊娠的周数和有无产科合并症来决定进行手术的时间。

术前应该注意什么

　　手术前要注意保持身体健康，最好不要患呼吸道感染等疾病。剖宫产前一天晚饭后就不要再吃东西了，手术前 6~8 小时就不要再喝水了，以免麻醉时呕吐，引起误吸。

手术一般怎么做

　　首先要对准妈妈的腹部进行清洗消毒，插入导尿管，然后进行麻醉。麻醉是手术中一个很关键的环节，现在常用硬膜外麻醉。麻醉师通常都会在准妈妈腰椎第 3~4 节之间插入一根硬膜外导管，药物经过导管缓慢释放。准妈妈依然保持清醒状态，但腹部痛觉消失。术后可以保留麻醉管 24 小时，配以术后镇痛泵，有效缓解术后的疼痛。还有其他几种麻醉方式，如腰麻、全身麻醉等，可以根据准妈妈和医院的实际情况进行选择。紧急情况下医生会进行局部麻醉，缩短等待时间，保证将胎儿迅速娩出。选择麻醉方式必须征得患者和家属的同意，并且签字认可。

　　麻醉后医生会在准妈妈耻骨联合上方切开一个水平的切口，在宫体两侧与腹壁之间填入盐水纱垫，以推开肠管和防止羊水及血液进入腹腔。切开腹膜，分离下推膀胱，然后医生会根据胎头位置高低决定子宫的切口位置。一般在子宫下段横着切开子宫，如果子宫下段已充分扩张，两侧有静脉曲张或胎头已深深嵌入盆腔，医生会在子宫下段中部纵行切开子宫。接着用血管钳刺破羊膜，吸净羊水后以左手向上牵拉子宫切口上缘，右手将胎头以枕前位向子宫切口外上方托出，同时助手在子宫底加压，协助娩出胎头。胎头娩出后医生会立即用手挤出胎儿口、鼻中的液体，或用橡皮球及吸管吸出口、鼻中的液体，然后将胎儿颈部向一侧倾斜，两手牵拉胎儿下颌帮助胎儿双肩，继而整个身体娩出，剪断脐带。

分娩技巧运用

分娩镇痛的方法

过去人们常说"生孩子哪有不疼的"，即妇女生孩子就必须要忍受疼痛。不可否认，产痛是分娩时的一种生理现象，主要由于子宫肌肉阵发性收缩，使子宫肌纤维拉长或撕裂，子宫血管受压，导致组织缺血缺氧，激惹神经末梢，产生电冲动，沿腰骶部神经传递至脊髓，再上传到大脑痛觉中枢。其次，胎儿通过产道时压迫产道，造成子宫颈、阴道及会阴的损伤、牵拉而产生疼痛。此外，产妇紧张、焦虑、恐惧的心理可引起内分泌的改变，产生一些致痛物质。

分娩痛不仅给产妇带来痛苦，更重要的是给母亲和胎儿带来不利的影响。

首先，疼痛使得副交感神经反射导致呼吸加深加快，产妇因疼痛而喊叫、喘气，引起过度通气，可引起呼吸性碱中毒。母体血红蛋白释放氧量降低，使胎盘氧气交换下降，导致胎儿缺氧。产妇大量出汗、进食少，可导致脱水、酸中毒。

其次，紧张疼痛综合征使母体内分泌改变，产生的一些物质可影响子宫有效的收缩，使产程延长。

最后，疼痛给产妇造成的心理创伤难以愈合，产后易发生抑郁症。

所以，分娩疼痛虽然有其生理及心理学基础，但不是天经地义要去忍受的。妇女有权享受安全、幸福的分娩服务，分娩镇痛是现代文明的标志，也是促进母婴安全的一个重要手段。

对分娩镇痛的要求：

● 对产程无影响或可加速产程；

● 对母婴无害；

● 起效快，作用可靠，能达到全产程（约 10 小时）的镇痛，方法简便；

● 产妇需清醒，能配合分娩。

分娩镇痛的方法有哪些呢？非药物镇痛，如产前教育、心理劝导、肌肉放松、产程中调节呼吸。

呼吸镇痛：在第一产程早期，采用胸式呼吸，要深而慢，宫缩开始和结束时用鼻子吸气，用口呼气，间歇时停止。在第一产程末，呼吸快而浅；第二产程时深吸气后屏气。也可由丈夫或陪伴的助产士按摩下腹部、腰骶部，再与呼吸法相结合。

压迫止痛法：用手指压迫髂前上棘、髂嵴或耻骨联合或用双手握拳压迫腰部、骶部。

电磁刺激：采用神经电刺激仪 HANS，HANS 仪器在产程中镇痛。

水针镇痛：在第 5 腰椎棘突划一纵形中线，左右旁开 2 厘米，再向下 2 厘米，共 4 个注射点，经皮内注射无菌注射用水 0.5 毫升形成 1.5 厘米的皮丘。

药物镇痛：

● 根据产程的不同阶段可用杜冷丁 100 毫克肌肉注射，安定 10 毫克静脉注射，曲马多 100 毫克肌肉注射。

● 笑气吸入：50% 的笑气 +50% 的氧气吸入，镇痛效果较好。

● 会阴局部阻滞麻醉。

● 连续硬膜外麻醉镇痛。

但是药物镇痛有时会有一些副作用：

● 血压降低：如锥管内镇痛平面过高，则引起交感神经阻滞，外周血管扩张，可使胎儿宫内缺血缺氧。

● 运动阻滞：与药物用量过多、反复多次给药有关，使产程延长，手术产率增高，产后出血率增高，胎儿、新生儿缺氧率增高。

● 影响胎盘血流，也见于锥管内镇痛，与产妇血压下降或血容量相对不足有关。

分娩镇痛的方法有这么多种，应该怎样选择呢？总而言之，应根据产程的进展情况及产妇的不同需求来选择，尽量选用非药物的镇痛方法，这样对产妇和胎儿的副作用最小。如果还是疼痛难忍，再选择药物性镇痛。

产妇应该怎样配合助产师

很多准备分娩的产妇，由于从别人那里听来的生产经历都是负面消息，搞得自己很紧张，害怕得不得了。其实，精神过于紧张反而影响子宫收缩使产程延长，多受折磨。倒不如既来之则安之，反正也要疼，还不如自己加把力，少受点罪呢。

你该怎样配合助产医生做自我助产动作，以减轻疼痛呢？

1. 深呼吸

临产后，每逢子宫收缩就做深呼吸运动，直至一阵宫缩过后再恢复正常呼吸。深呼吸运动可以增加氧气的吸入，从而减除子宫肌肉的疲劳，并且转移注意力，保持镇静，使子宫收缩既有力又协调。

2. 按摩下腹部和压迫腰部

当子宫收缩时，两手轻轻按摩下腹部或双拳紧紧压迫腰部，与深呼吸运动相配合，减轻子宫收缩对大脑皮层的刺激，从而减轻酸痛感觉。吸气时，两手由腹部两侧向小腹中央缓慢移动；呼气时，两手再从小腹中央向腹部两侧逐渐分开。

3. 屏气

在子宫颈口开全，子宫收缩引起排便感时，双手抓住产床边上的带子或拉手，像解大便那样往下屏气。屏气时间越长越好，等阵缩过后，立即争取时间休息以保存精力。配合子宫收缩做这种屏气动作，可增强腹壁肌肉的收缩力和增加腹内压力，从而加速胎儿的娩出。不过，当胎头即将外露时，应听从接生人员劝告，不再用力下屏气而改为短促呼吸。不要扭动臀部以免造成会阴严重裂伤。

学会使自己放松

紧张和不安会使痛感成倍增长，同时精神紧张时肌肉也收缩，子宫口不能顺利打开，会阴不伸展，致使产程延长。所以要学会使自己放松，可以采用以下方法。

1. 呼吸法镇痛

使自己的每一次呼吸配合上宫缩，学着做胸式深呼吸，于宫缩开始时用鼻子深吸气，宫缩结束时用口呼气，间歇时停止，并且不要总是躺在床上，应在宫缩间歇时走动走动，或坐起来自由活动一下身体。当疼痛加剧时，呼吸往往容易变得急促，应尽量放慢呼吸的速度，同时配合做一做腹部按摩或腰部压迫疗法，以减轻疼痛。

2. 按摩法

丈夫给妻子做按摩是对妻子最大的鼓励，可收到事半功倍的放松效果。产妇可以侧卧位，丈夫可按压大腿根和小腿肚，并向脚踝方向按摩。按摩背部和腰部时产妇可用坐姿或其他感觉舒适的体位，也可在宫缩间歇时按摩发胀变硬的腹部，以消除腹部的紧张。

3. 热敷法

热敷可以放松人紧张的神经，使肌肉松弛。可用热毛巾直接敷在肩部、腰部，使局部肌肉放松。在耻骨处用毛巾热敷有助于产道松弛。

4. 不断改变姿势

每个人感觉舒服的姿势不同，可用各种方法活动身体，从中找到适合自己的姿势，并根据疼痛的情况不断地变换姿势。宫缩剧烈时，起来比躺着舒服。

5. 分散注意力

可通过听音乐、看电视、交谈等方式，也可准备产妇最喜欢的照片或图片，贴在她视线可及的地方；想象宫缩像波浪一样一浪一浪向前推进，脑海中浮现出一幅图画，宫口像花蕾一样悄悄开放，胎儿渐渐下降。

6. 暗示方法

自我安慰，如反复自言自语："我很顺利，我不感觉痛，再坚持一下宫缩就会结束，我马上就可以看到我的宝宝了。"

7. 微弱的宣泄

适当借助于哼歌、呻吟、叹气等减轻疼痛。

如果你学会以上这些方法，相信你一定能够战胜宫缩的阵痛。

 ## 哪种体位最有利于分娩

骨盆是胎儿阴道分娩时必经的骨性产道。骨盆的腔不是一个直筒，骨盆腔后面的骶骨是向后弯曲的，有一定的弧度。所以骨盆的轴线（连接骨盆入口、中骨盆及出口各平面中点的连线）是一个先向下向后、再向下向前的弯曲的线，胎儿分娩时就要沿着这条线做适应性的动作。胎儿在母亲子宫中正确的姿势是与母亲纵轴方向一致的纵产式，即胎头在下方，臀部在上方，胎背在母体的一侧，四肢在母体的另一侧。分娩过程中胎头不断下降，如果母亲是站立的姿势，则胎儿借助重力和地心引力的作用，很容易向下压迫宫颈，有利于宫颈口的扩张，可以促进产程进展，特别是当胎头未入盆时（俗称头浮），站立或行走有助于胎头进入骨盆入口。

第二产程宫口开全产妇屏气向下用力时，站或坐的姿势与用力的方向相同，可以使胎头下降的速度加快，缩短第二产程的时间。过去那种一进入病房就取平卧位，是最不符合生理的体位，应避免。另外，仰面躺着时会感觉宫缩格外痛，而变换体位活动活动身体，如两手趴在床上，做弯腰、伸腰、转动臀部的运动，会感觉到疼痛减轻。

每个人感觉舒服的姿势不同，可用各种方法活动身体，从中找到适合自己的姿势。现在有的医院已配备了帮助产妇采取各种体位的器械，如助步车、分娩椅及健身球，产妇可根据自己的需要来选用。总之，分娩过程中应采取站、蹲、坐或行走等体位，不但可减轻疼痛，还有利于产程的进展。

 ## 哪些情况需要做会阴侧切术

现在许多孕妇没有任何异常情况，一住院就要求剖宫产。当问她为什么不愿意自然分娩时，一个原因是产程时间太长嫌麻烦，不能忍受宫缩痛，另一个原因就是害怕剪侧切。其实，并不是每个产妇分娩时都要剪侧切。

分娩时，为了让胎头能够通过阴道娩出，会阴可以伸展到最大限度。正常情况下，会阴的弹性很好，随着每一阵宫缩，胎头不断露出阴道口，而会阴也会逐渐地伸展变薄，阴道口也会充分伸展。此时再适当用劲儿使胎儿娩出，不会出现严重的会阴撕裂，但轻度的裂伤是正常的，愈合也很容易。所以只要没有异常情况，在医生的指导下不要用力过猛，分娩时就可以避免侧切，同时也可以预防会阴撕裂。只有在以下特殊情况下才需要做会阴侧切术，如会阴过紧弹性差、会阴水肿、耻骨弓过低、胎儿过大、早产儿、胎儿宫内窘迫或母亲有并发症，如妊娠高血压综合征，心功能不好等需要避免过度用腹压、需要缩短第二产程时。

所以准妈妈们首先要树立坚定的信念，争取顺利进行自然分娩。如果为了自身和胎儿的安全需要做侧切时，就勇敢地面对吧。

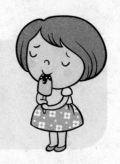

健康安全坐月子

经过十月怀胎的辛劳和一朝分娩的痛苦，新妈妈需要很好地休养和护理。分娩时出血多，加上出汗、腰酸、腹痛，非常耗损体力，气血、筋骨都很虚弱；此外，激素的改变使得新妈妈容易患产后抑郁。因此，产后需要一段时间的调补、适应来恢复身心，坐月子正是进行身心恢复的良好时机，身体基本恢复需要6~8周时间，这6~8周在医学上叫作"产褥期"。

自然分娩妈妈的身心变化与恢复

自然分娩后的身体情况

1. 体温状况

自然分娩的新妈妈如果分娩的时间比较长、过度疲劳，体温可在产后的最初24小时内略有升高，但一般不超过38℃，这种体温升高属于正常的生理状态。另外，在分娩后3~4日内如果不哺乳，新妈妈可能因为乳房的血管、淋巴管极度充盈而有轻度发热，体温可以达到38.5℃~39℃，一般会持续数小时，但最多不超过12小时体温即可下降到正常范围，这种体温升高也不属于病态。

2. 血压状况

一般新妈妈的血压在产褥期平稳，变化不大。患妊娠高血压疾病的新妈妈，在产后血压多有较明显降低。由于子宫胎盘循环停止及卧床休息等因素，新妈妈产后脉搏略缓慢，1 周后基本可以恢复正常，不属病态。

3. 宫缩疼痛状况

产后由于子宫复原和收缩，新妈妈常会出现下腹部阵发性疼痛，医学上称之为"产后宫缩痛"，哺乳时因为反射性催产素分泌增多常使疼痛加剧。产后宫缩痛一般在产后 1~2 日出现，多持续 2~3 日后自然缓解。

4. 出血状况

在产后第一天，新妈妈需要特别注意预防产后出血。若 24 小时内阴道出血量达到或超过 500 毫升，则称为产后出血，与子宫收缩乏力、胎盘滞留或残留、产道损伤等有关，可导致休克、弥散性血管内凝血，甚至死亡。

一般来说，产后 1 小时左右，新妈妈会出很多血，这是子宫里未排净的余血、黏液和其他组织，此后，血量会逐渐减少。在分娩后两小时内，分娩消耗了大量体力，因此产后最重要的是休息，以确保体力的恢复。刚出生的宝宝食量并不大，而且睡得多，新妈妈要争取时间多睡觉，尽量回绝亲友的探访。

新妈妈最容易发生产后出血，所以分娩后仍需在产房内观察，以后自己也要继续观察，一旦阴道有较多出血，应通知医生，查明原因，及时处理。

 ## 会阴侧切后伤口的护理

会阴侧切后新妈妈要注意卫生，避免感染，同时尽量避免伤口开裂。会阴侧切后，医生会对伤口进行缝合，一般情况下 4 天左右拆线。如果使用的是可吸收的肠溶线无需拆线，可慢慢吸收。伤口 1 个月左右恢复，产后需要注意对伤口进行护理。

1. 伤口恢复中的护理

- 保持正确的卧位：如为左侧切应采取右侧卧位或仰卧位，以免恶露污染伤口。

- 保持外阴清洁、干燥：及时更换卫生巾；24 小时内配合护士做会阴冲洗 2 次；大小便后应使用流动水冲洗会阴；便后擦拭时应从前向后擦，以免污染伤口。

- 适当做缩肛运动，促进盆底组织、会阴组织及产道恢复。

- 保持大便通畅，以免伤口裂开。排便时最好采用坐式。有的新妈妈不敢解大小便，怕会阴侧切伤口裂开，正常情况下是不会发生这种问题的，不必因此而压制大小便。

- 拆线后，如恶露还没有干净，仍然应该坚持每天用温开水冲洗外阴 2 次；此外，拆线后伤口内部尚不牢固，最好不要过多地运动，也不宜做幅度较大的动作。

- 性生活一般在产后 2 个月左右恢复，为避免恢复后的肌肉组织被牵扯，可使用润滑剂。

2. 伤口恢复的特殊情况

如果伤口出现以下情况，一定要及时告知医生处理。

- 缝合后 1~2 小时伤口部位出现严重疼痛，而且越来越重，甚至出现肛门坠胀感。

- 产后 2~3 天，伤口局部出现红、肿、热、痛等症状，有时伴有硬结，挤压时有脓性分泌物。

- 伤口拆线后裂开。

分娩时，随着胎儿通过整个产道，新妈妈阴道腔明显扩大，并因分娩时胎儿的压迫而略有充血、水肿，大部分在产后 2~3 日可以自行消退；阴道壁松弛，肌张力低，阴道黏膜皱襞可因过度伸展而消失，大约在产后 3 周阴道黏膜皱襞重新出现，但要完全恢复至未孕时的状态还需要更长的时间；会阴部如果有轻度裂伤，或者缝合的会阴切口，一般都会在产后 3~5 日内愈合。

外阴伤口肿胀疼痛者可利用物理疗法，如红外线局部照射，还可以用 95% 乙醇（酒精）纱布或 50% 硫酸镁湿敷外阴。分娩 10 天以后，恶露已明显减少时，可用 1：5000 高锰酸钾溶液浸泡会阴，每天 2 次，每次 15 分钟，以促进会阴伤口愈合、消肿，缓解局部肿胀不适。当会阴伤口明显疼痛或出现异常分泌物时，如感到伤口跳痛，应警惕伤口是否感染，必要时需请医生检查和治疗。

3. 饮食调理

自然分娩后 1 周内，最好进食少渣饮食，如牛奶、蛋藕粉、藕粉、蛋汤、米汤、稀粥等半流质食物，以防形成硬便难以排出，影响会阴伤口的愈合。便秘时可以多吃些香蕉，有利于通便。同时注意多补充蛋、瘦肉，以促进伤口修复；还要多吃新鲜青菜和水果，多喝猪蹄汤等汤饮，除细粮外应吃些粗粮，不吃辛辣及刺激性食物。在伤口未愈合前要少吃鱼类，鱼中含有的有机酸物质具有抑制血小板凝集的作用，不利于伤口的愈合。

 正确认识产后恶露

怀孕之后母体的子宫内膜称为"蜕膜"，分娩以后宫腔内的蜕膜组织会逐步从子宫壁脱落，排出体外。同时，以前胎盘附着部位的血管虽然会随着子宫的收缩而逐渐闭合，但完全闭合需要一定的时间，所以在分娩后宫腔内会有少量出血。坏死的子宫蜕膜夹杂着血液经阴道排出体外，称为"恶露"。正常恶露有血腥味，但无臭味，总量约为 500 毫升，一般可持续 4~6 周。新妈妈只要注意观察恶露是否正常，并注意做好个人卫生，适当按摩子宫即可。

1. 正常恶露排出的 3 个阶段

★血性恶露

因为其色泽鲜红、含有大量血液而得名。血性恶露一般量较多，有时夹杂着较多小血块，其中含有少量胎膜及坏死的蜕膜组织。血性恶露一般持续 3 天左右，以后逐渐转为浆液恶露。

★浆液恶露

随着子宫腔内的血管逐渐闭合，宫腔内的出血逐渐减少，恶露中的血液也随之减少。浆液恶露因为恶露仅含有少量血液、颜色淡红似浆液而得名。浆液恶露一般持续

2 周后逐渐转变为白色恶露。

★白色恶露

白色恶露非常黏稠，色泽较白，其中含有大量的白细胞、坏死的蜕膜组织、表皮细胞及细菌，持续 2~3 周后干净。

如果产后恶露排出的情况不符合上述规律应及时到医院就诊，请医生帮助检查并作出诊断，以防有异常情况的存在。

2. 恶露排出期间的个人卫生

大小便后用温水冲洗会阴，擦拭时务必由前往后擦拭或直接按压拭干，勿来回擦拭。冲洗时水流不可太强或过于用力冲洗，否则会造成会阴黏膜破裂。

建议新妈妈使用卫生垫，不宜用棉球，刚开始约 1 小时更换 1 次，之后 2~3 小时更换即可。更换卫生垫时应由前向后拿掉，以防细菌污染阴道。手不要直接碰触会阴部位，以免感染。

3. 如何促进恶露的排出

按摩子宫可以帮助子宫复原及恶露排出，亦可预防因收缩不良而引起产后出血，按摩方法如下：

- 找出子宫的位置——肚脐下触摸到的一个硬块。
- 用手掌稍施力量于子宫位置环行按摩。

当子宫收缩疼痛厉害时应停止按摩，俯卧姿势可减轻疼痛，疼痛影响到休息时要及时咨询医护人员。

促进子宫尽快恢复

在胎盘娩出后，子宫圆而硬，子宫底在脐下 1 指。在产后第 1 天，子宫底稍上升至与脐平，以后每日下降 1 厘米~2 厘米，至产后 10 天完全降入骨盆腔内。不过，子宫完全恢复至产前大小需要 4 周以上，而胎盘附着部位的子宫内膜完全恢复至少需要 6 周。在此期间如果胎盘附着部位因子宫复旧不良出现血栓脱落，可引起晚期产后出血。

在妊娠期，由于腹壁受子宫膨胀的影响而长期牵拉，造成腹部弹力纤维断裂，腹直肌呈不同程度的分离，所以产后新妈妈腹壁明显松弛，需要靠健身来恢复，腹部紧张度的恢复需要 6~8 周。腹壁原有的紫红色的新妊娠纹会逐渐变成银白色的旧妊娠纹。

为促进子宫尽快恢复原状，建议新妈妈这样做：

1. 尽量采取侧卧姿势

卧床休息时尽量采取左侧卧位或右侧卧位的姿势，避免仰卧，以防子宫后倾；如果子宫已经向后倾曲，应改变姿势，做膝胸卧位来纠正。

2. 适量下床活动

产后 6~8 小时，新妈妈可以尝试坐起来，第二天就应试着下床活动，帮助子宫复原和恶露排出。

3. 及时排便

膀胱过胀或大便积压会压迫子宫，不利于子宫的恢复。

4. 选择母乳喂养

宝宝的吸吮刺激会反射性地引起子宫收缩，加强激素分泌，促进子宫复原。

5. 注意阴部卫生

生殖道感染会影响子宫恢复。

 自然分娩产后 24 小时活动原则

产后及早下床活动有助于身体恢复。一般情况下，产后没有异常的新妈妈，在产后 8 小时左右就可以下地行走，做过会阴切开术的新妈妈，在 12 小时后开始下地，24小时后，只要身体允许，基本上所有的新妈妈都可起床活动，产后尽早站立可减少膀胱和肠道疾病，加快体力恢复，也可减少住院时间。

自然分娩妈妈的复原操

自然分娩后的恢复运动，可以帮助子宫收缩，促进血液循环，促使性器官复原，增加母乳的分泌，还可以起到美容作用，可有效恢复新妈妈的身体。

1. 第 1 天

★胸式呼吸运动

仰卧，屈膝，脚掌平放在床上，双手轻轻放在胸口上；

慢慢地深吸气，再把肺里的气排空，吸气时放在胸口上的双手要自然分开；

每 2~3 小时做 5~6 次即可。

★脚部运动

仰卧，双手放在两侧，腿伸直，脚跟着地，脚尖伸直；

脚尖向内侧屈曲，双脚的脚心像合在一起似的，两脚掌相对，脚尖向外翘；

每日早、中、晚各做 1 次，每次 10 下。

2. 第 2 天

★腹式呼吸运动

仰卧，屈膝，双手放在肚子上；

深吸气，让肚子鼓起来，稍微憋一会儿，然后慢慢地呼出，使肚子瘪下去；

每 2~3 小时做 5~6 次即可。

★抬头运动

撤掉枕头，双腿并拢伸直，一只手放在肚子上，另一只手放在旁边；

抬起头来，要让眼睛能看到肚子上的手，一呼一吸后复原；

每只手各做 5 次，共计 10 次，一天可以做几回。

★足部运动

双腿并拢，脚尖伸直。用力弯曲脚脖子。绷紧腿部肌肉，膝盖不要突起。呼吸两次，恢复原状；

每日早、中、晚各做 1 次，每次 10 下。接着第一天的脚部运动做；

左脚脚尖伸直，右脚脚脖子弯曲。两只脚交替做；

每日早、中、晚各做 1 次，每次 10 下。

★手指运动

伸直手臂，握拳，然后把手尽量张开。每天做 10 次。

3. 第 3 天和第 4 天

★锻炼腹肌运动

仰卧，双手放在背下，身体和床之间留个缝隙；

不要停止呼吸，慢慢绷紧腹部肌肉（使身体和床的缝隙变小），一天做 5 次。

★倾斜骨盆运动

后背平躺在床上，双手放在腰部；

保持双膝伸直的状态，右腰挺起，左腰收回。坚持 1~2 秒钟，再恢复原状；

每天早、晚两回。每回左右侧交替各做 5 次。

★绷腿运动

脚尖交叉，上边的脚轻轻地叩打下边的脚两三次。然后绷紧腿部肌肉，两腿内收，猛然绷直到脚尖；

保持此状态呼吸一次，再缓缓放松，恢复原状；

在倾斜骨盆运动后进行，左右各做 5 次，共计 10 次。

★手部运动

手腕放松，上下晃动；

每日可做数次，每次 10 下即可。

4. 第 5 天和第 6 天

★抬腿运动

仰卧，屈膝，脚掌平放在床上；

屈髋，使大腿与床面呈直角，呼吸一次；

抬腿，使大腿更加靠近腹部；

大腿恢复到与床面呈直角的位置，小腿伸直，一呼一吸后放下；

每天早、晚两次。两腿交替各做 5 次。

★按摩上肢运动

用手掌和手指从上到下揉搓胳膊的外侧，然后用相同的要领揉搓胳膊的内侧。

★扭动骨盆运动

仰卧，屈膝，脚掌平放在床上，手掌向下平放在两侧；

双腿并拢，先向右倒，呼吸一次后，再向左倒；

接着做抬腿运动。每日早、晚两次，左右各 5 次。

取得医生许可后，要在他们的指导下进行运动。配合体力的恢复，从轻微的运动开始，逐渐加大运动量。做操前应排尿、排便。以不感到疲劳为限，慢慢地反复地做。发烧时不要做，饭后不要做。

★举落手臂运动

仰卧，双手平伸，深呼吸；

一边呼气，一边把两手上举，在胸部上方，手掌合拢，再吸气，同时手臂恢复原状；

每日可做两次，每次 5 次。

 ## 自然分娩后的心理恢复

分娩后，新妈妈体内的雌激素、孕激素水平会急剧下降，常常导致情绪不稳定，有不少新妈妈出现烦躁、焦虑、郁闷、爱哭等情绪问题。据欧美国家统计，初产妇在产后第 4 天到第 10 天常出现为期 1 周的情绪抑郁，发生率要占初产妇总人数的 1/3 到 1/2。据国内统计，有 50%~70% 的初产妇在产后变得情绪低落、容易哭泣、遇事焦虑、注意力难以集中，健忘、悲伤、失眠、对婴儿过于担心，但因为这种病态心理一般仅持续短短的 1 周，所以容易被人们忽视。

产后抑郁是一种良性产后精神障碍，一般不需药物治疗。为了产妇的身心健康，应加强产妇在围生期的精神卫生保健，帮助产妇正确认识和处理各种困难，以良好的心态对待分娩、产褥和哺育婴儿。丈夫的关心和支持、家属的密切配合可以使新妈妈尽快走出抑郁的困境。

剖宫产妈妈的身心变化与恢复

剖宫产后身体的情况

1. 宫内积血不易排出

剖宫产容易发生恶露不易排出的情况，所以应采取半卧位，配合多翻身，以促使恶露排出，避免恶露淤积在子宫腔内，引起感染而影响子宫复位，也有利于子宫切口的愈合。医生会在产后几个小时内来查看新妈妈的情况，并会按压其子宫底部，帮助促进宫内积血排出。下腹部会在随后的几天内感到不适。剖宫产后最常见的问题就是感染，发生率占所有剖宫产的 5%~10%，一般服用或注射一些抗生素就可以治愈。

2. 胃肠功能受抑制

麻醉药物可以抑制肠蠕动，引起不同程度的肠胀气，导致腹胀。及早活动能够增加胃肠蠕动，尽早排气，还可以预防肠粘连及因血栓形成而引起的其他部位的栓塞。医生会鼓励新妈妈多活动，一般术后知觉恢复后就应该适当进行肢体活动，24 小时后练习翻身、坐起，并下床慢慢活动，这样有利于尽快排气，排气意味着肠道的蠕动功能已经恢复了，还可以预防子宫内产生瘀血块。

3. 产后排尿困难

术后麻醉药物作用消失后，护士会取出导尿管，这时应该尽快自行排尿，降低导尿管插入时间过长而引起尿路感染的危险性。

谨记，整个月子期间，千万不要因为怕疼而躺在床上一动不动，那样很容易引起各种并发症，反而使痛苦增加，在身体恢复到一定程度后应适当活动。

剖宫产伤口的护理

现在越来越多的准妈妈因为怕痛、怕孩子在分娩中有意外发生而选择剖宫产。据统计，我国的剖宫产率达到 40% 以上，有的地方（特别是一些大城市）剖宫产率更高，甚至达到 80% 以上。所以，剖宫产之后的护理成为新妈妈非常关心的问题。

剖宫产大部分的切口位置都是横切在腹部的下方，伤口 10 厘米~12 厘米。剖宫产的伤口愈合约需要 1 个星期，在这段时间新妈妈一般都还在住院，医护人员会观察伤口的变化。如果医生发现切口有肿痛，常会采用红外线照射等理疗方式进行处理。伤口的完全复原需要 4~6 个月。

1. 做好消毒清洁，不要沾水

定时更换伤口的纱布和药，更换时要先用卫生棉球蘸取 75% 的酒精擦拭伤口周围，进行消毒。

伤口未愈合前不要沾到水，产后 2 周新妈妈最好不要洗澡（恶露未排干净之前一定要禁止盆浴，同时每天需冲洗外阴 1~2 次），以免水污染伤口，引起感染发炎，可以用湿毛巾擦拭身体以缓解不适。

2. 避免拉扯伤口

现在剖宫产的伤口一般都是横切，应特别注意行动、动作要温和，少做身体后仰等动作，咳嗽或大笑时要用手按住伤口两侧，以免拉扯到伤口。

3. 伤口不适的处理

★渗液较多

产后注意观察伤口，如果伤口有较多渗液流出，要及时告知医护人员处理。如果已经出院，可以用高渗透性的盐水纱布引流，并用盐水冲洗，同时增加换药次数，渗液严重时要去医院治疗。

★伤口发痒

伤口发痒是正常现象，不要用手去抓挠，可以用无菌棉签蘸75%的酒精擦洗伤口周围止痒。

★伤口痛

由于手术后麻醉药作用消失，一般在术后数小时伤口开始剧烈疼痛。为了能够很好地休息，使身体尽快复原，可请医生在手术当天或当夜使用一些止痛药物。在此之后，对疼痛多做一些忍耐，最好不要再使用药物止痛，以免影响肠蠕动功能的恢复。一般来讲，伤口的疼痛在3天后便会自行消失。平卧位是对子宫收缩疼痛最敏感的体位，所以剖宫产后应采取侧卧位，使身体和床成20°~30°角，或者将被子或毛毯垫在背后，以减轻身体移动时对切口的震动和牵拉痛。

4. 多吃有利于伤口恢复的食物

伤口愈合需要大量的营养支持，产后要保证营养，促进伤口愈合的主要营养素有：蛋白质、锌、铁以及维生素 B 族和维生素 C 等，新妈妈可以进食以下食物来补充：含优质蛋白质和维生素 B 族的鱼、鸡、鸡蛋，含锌丰富的海带、木耳，含丰富维生素 C 的苹果、橙子、草莓等。另外蜂胶胶囊和花粉片也有利于伤口愈合，可以适当食用一些。

 ## 剖宫产后24小时活动原则

剖宫产后头 6 小时内，新妈妈应卧床休息，12 小时后可多翻身，24 小时后要及时自行排尿，1 周内一定要及时排便，1 周后可适当锻炼。剖宫产后需要特别照护的事项，要给予特别注意，不要忽视。

1. 产后 6 小时内

● 产后卧床休息时头偏向一侧平卧，不要垫枕头，这样可以预防硬脊膜外腔麻醉方式带来的术后头痛，还可以预防呕吐物的误吸。

● 及早哺乳可以促进子宫收缩，减少子宫出血，使伤口尽快复原。

2. 产后6~24小时

- 现在可以枕枕头了，仍应采用侧卧位，感觉累时，可以将被子或毯子垫在背后，减轻身体移动对伤口的震动和牵拉痛。

- 麻药劲儿过了以后，腹部伤口会疼痛，可以请医生开些处方药，或者可以使用镇痛泵缓解痛苦。

- 12小时后，在家人或护士的帮助下改变体位，多翻身、多动腿。术后知觉恢复后，就应该进行肢体活动，24小时后应该练习翻身、坐起，并下床慢慢活动，促进伤口愈合，增强胃肠蠕动，尽早排气。

- 剖宫产的新妈妈需要在手术前插上导尿管，一般在产后24小时拔掉，拔掉导尿管后3~4小时，新妈妈要尽力解小便，以尽快恢复身体相关肌肉群功能，如果小便解不出要及时咨询医生。

- 注意卫生：勤换卫生巾，保持清洁。

 ## 剖宫产后的复原操

剖宫产后头1周应以呼吸运动为主，伤口愈合后可做肢体运动。

1. 产后深呼吸运动

- 仰卧，两手贴着大腿，将体内的气缓缓吐出。
- 两手往体侧略张开平放，用力吸气。
- 一面吸气，一面将手臂贴着床抬高，与肩膀呈一直线。
- 两手继续上抬，至头顶合掌，暂时闭气。
- 接着，一面吐气，一面把手放在脸上方，做膜拜的姿势。
- 最后两手手掌互扣慢慢往下滑，同时吐气，手渐渐放开恢复原姿势，反复做5次。

2. 下半身伸展运动

- 仰卧，手掌相扣，放在胸上。

- 右脚不动，左膝弓起。

- 将左腿尽可能伸直上抬，之后换右脚，重复做 5 次。

3. 腹腰运动

- 平躺，家人辅助以左手扶住妈妈的颈下方。

- 辅助者将妈妈的头抬起来，此时妈妈暂时闭气，再缓缓吐气。

- 辅助者用力扶起妈妈的上半身，妈妈保持吐气。

- 妈妈上半身完全坐直，吐气休息，接着再一面吸气，一面慢慢由坐姿回到原来的姿势，重复做 5 次。

 ## 剖宫产后的心理恢复

剖宫产除了身体上的伤口之外，还可能给部分想顺产的新妈妈带来心灵上的创伤，这种心理变化大致有 5 个阶段：

第 1 阶段：手术后 1 小时，新妈妈开始接受剖宫产这个事实。

第 2 阶段：产后 1 周，对剖宫产的接受感被失望情绪代替，认为没有亲身经历孩子被分娩出的过程，感到很遗憾，并且很难进入母亲角色。这需要新妈妈及时调整，家人也应多抚慰。

第 3 阶段：产后 8 周左右，容易将孩子的不完美归结于剖宫产的原因，还可能梦到分娩过程，这是正常现象，有助于新妈妈重新理解自己的生产过程。

第 4 阶段：容易接近有类似分娩经历的妈妈，这能令自己不再感到孤独，从而心情得到极大的放松。

第 5 阶段：分娩的痛苦经历被渐渐淡忘，能够客观地对待剖宫产了。

剖宫产并没有绝对的好坏之分，它的出现本是科技进步的体现，是辅助分娩的重要手段，新妈妈以平常心看待最重要。

产后饮食常见问题

俗话说"坐个好月子，健康一辈子"，月子期间的饮食营养，对于新妈妈产后的身体恢复和减肥塑身有着不可忽视的作用；而作为宝宝的"粮袋"，新妈妈还肩负着给宝宝哺乳的重任，因此新妈妈需要科学地满足身体需求的饮食方案。

月子期间的饮食原则

月子里产妇应忌口的做法在民间甚为流行，且忌口种类繁多，不同地区也有所差异。凡此种种，其绝大多数是不科学、不合理的禁忌。产后母体不仅需要补充自身消耗，还要担负哺育孩子的任务，营养需求自然比平时要有较大增长。过多的忌口限制不仅使产后饮食变得单调乏味，而且难以满足营养需要，不利于母婴健康。因此，月子里不需要忌口。如果说有些禁忌的话，也只不过是注意不吃或少吃过于辛辣或刺激性强的食物，如酒、辣椒、蒜薹等（作调料除外）。当然，也应注意避免吃那些产妇平时不常食用的食物，除非是出于营养的特别需要，或为了纠正产妇偏食的不足，否则强行使产妇吃那些不习惯的食物，反而会破坏食欲，甚至可能引起胃肠或全身的食物过敏反应。此外，月子饮食还需遵循以下四大原则。

1. 稀

指水分要多一些。产后新妈妈要多补充水分，这样一是有利于乳汁分泌，二是可以补充新妈妈月子期间因大量出汗和频繁排尿所流失的水分。含水分的食物，如汤、牛奶、粥等，可以多吃些。

2. 软

指食物烧煮方式应以细软为主。给新妈妈吃的饭要煮得软一些，因为新妈妈产后很容易出现牙齿松动的情况，吃过硬的食物对牙齿不好，也不利于消化吸收。

3. 精

指量不宜过多。产后过量的饮食除能让新妈妈在孕期体重增加的基础上进一步肥胖外，对于身体恢复没有半点好处。如果新妈妈是用母乳喂养婴儿，奶水很多，食量可以比孕期稍多，但最多也只能增加 1/5 的量。如果新妈妈的奶量正好够宝宝吃，则与孕期等量即可；如果新妈妈没有奶水或是不准备母乳喂养，食量和非孕期差不多就可以了。

4. 杂

指食物品种多样化。虽然食物的量无须大增，但食物的质不可随意。新妈妈产后饮食应注重荤素搭配，进食的品种越丰富，营养越均衡，对新妈妈的身体恢复就越好。除了明确对身体无益和吃后可能会引起不适的食物不吃外，荤素的品种应尽量丰富多样。

 产后适宜多吃蔬菜

产后要摄取足够的钙、铁、胡萝卜素、维生素 B_2、维生素 C 等营养素，这些营养素主要靠蔬菜提供。月子里每日进食蔬菜应在 1 千克以上，尤其应多吃绿叶蔬菜。绿叶蔬菜含有丰富的维生素 C 和胡萝卜素，其中以菠菜含量最丰富，含铁量也多，是新妈妈的黄金食物。除了绿叶蔬菜之外，新妈妈还需多吃以下蔬菜。

1. 莲藕

莲藕含有大量的淀粉、维生素和矿物质，是祛淤生新的佳蔬良药。新妈妈多吃莲藕，能及早清除腹内积存的淤血、增进食欲、帮助消化、促使乳汁分泌，有助于对新生儿的喂养。

2. 黄豆芽

黄豆芽含有大量蛋白质、维生素C、纤维素等，其中，蛋白质是生长组织细胞的主要原料，能修复生孩子时损伤的组织；维生素C能增加血管壁的弹性和韧性，防止出血；纤维素能通肠润便，预防便秘。

3. 海带

海带含碘和铁较多，碘是制造甲状腺素的主要原料，铁是制造血细胞的主要原料。新妈妈多吃海带，能增加乳汁中碘和铁的含量，且有预防贫血的作用。

4. 黄花菜

黄花菜味道鲜美，尤其适合做汤用。产褥期容易发生腹部疼痛、小便不利、面色苍白、睡眠不安，多吃黄花菜可有助于消除以上症状。

5. 莴笋

莴笋含有钙、磷、铁等多种营养成分，能助长骨骼、坚固牙齿，尤其适合产后少尿和乳汁不畅的新妈妈食用。

 # 水果有助于产后恢复

有些妈妈受传统习惯的影响，月子期间不吃生冷食物，甚至连水果都不敢吃，其实有些水果对产后恢复非常有好处。水果中含有人体必需的营养素，新妈妈产后的身体康复及乳汁分泌都需要更多的维生素和矿物质，尤其是维生素C具有止血和促进伤口愈合的作用，而水果中就含有大量的维生素C，而且其他特有的营养元素非常丰富，有利于新妈妈身体的恢复。

但水果不要太凉，如刚从冰箱拿出来的水果要放在室温下过一会儿再吃。要注意清洁，清洗或去皮后再吃，以免发生腹泻。有的人怕凉，可切成块儿，用开水烫一下再吃；也可加些糖吃，最好不要煮沸，以免破坏水果中的维生素。

 ## 产后宜多喝米粥和营养汤

稀饭或小米粥除了含有多种营养素外，还含纤维素较高，有利于大便排出。米粥质烂，并含有较多水分，有利于消化及吸收。可以选用各种米粥，如大米粥、小米粥、玉米粥、豆粥、红枣莲子粥、花生红枣粥等。也可以把各种米、豆掺在一起熬一锅"腊八粥"，既符合营养学里膳食多样化的原则，又好吃。

生化汤是一种传统的产后方，有去旧生新的功效，可以帮助恶露排出。但是饮用要恰当，不能过量，否则有可能增大出血量，不利于子宫修复。

分娩后不宜立即服用生化汤，因为此时医生会开一些帮助子宫复原的药物，若同步饮用生化汤，会影响疗效或增加出血量。一般自然分娩的新妈妈可以在产后 3 天开始服用，连服 7~10 帖，剖宫产新妈妈则建议最好推到产后 7 天以后再服用。连续 5~7 帖，每天 1 帖，每帖平均分成 3 份，在早、中、晚三餐前温热服用。不要擅自加量或延长服用时间。

专家提示

熬制生化汤比较麻烦，完全不必自己动手，可以到中药房购买成品，拿回来每次服用前温热即可。

月子口渴能否多喝水

口渴是身体缺水的自然生理提示，感觉口渴就应该适量饮水。新妈妈在坐月子期间饮水要遵循少量多次慢喝的原则。

1. 少量、多次、慢饮

产后第 1 周，新妈妈应该每次少喝点水，避免一次喝大量的水，以免给肠胃造成过重的负担。等到身体慢慢恢复正常，新妈妈可以每天喝 6~10 杯水，每杯 250 毫升。

2. 通过饮食改善

温白开水不需要经过消化就能直接被身体吸收利用，是最适合产后新妈妈喝的水。另外，用食物来改善口渴也是很好的方法，如喝小米粥，小米的营养价值很高，传统上认为有清热解渴、健胃除湿、和胃安眠等功效，内热者及脾胃虚弱者更适合食用，可以改善失眠、胃热、反胃作呕等症状，并对产后口渴有良效。

苹果有生津止渴的功效，适量食用可以改善产后口渴症状。不过，产后脾胃虚弱，不宜生吃苹果，最好蒸熟或煮熟了吃，也可榨汁后温热饮用。

专家提示　　　　　　　　　　　　　　　　　　TIP

产后口渴比较严重且经久不愈的新妈妈可以咨询医生，调制中药药膳服用，以缓解口渴。如观音串或荔枝壳 50 克加水熟煮，过滤后当水喝。口渴较严重时，可以试试含维生素 C 片，对于缓解口渴有一定效果。

产后吃鸡蛋应适量

坐月子吃鸡蛋是我国一项传统习俗，鸡蛋的营养价值很高，含有丰富的蛋白质、脂肪、卵磷脂、卵黄素、钙、铁及维生素 A、维生素 B、维生素 D 等营养素，其中脂肪极易被人体消化吸收，卵磷脂和卵黄素对维护神经系统的健康具有重要作用，特别适合产妇食用，可以吃煮鸡蛋、煎鸡蛋、炒鸡蛋、鸡蛋汤或鸡蛋羹。如果天天吃感到厌倦了，可以用鸭蛋和鹌鹑蛋来变换口味。鸭蛋的营养成分与鸡蛋相近，鹌鹑蛋的蛋白质、维生素 B 族和铁的含量高于鸡蛋，特别是卵磷脂含量是鸡蛋的数倍。

鸡蛋虽然营养丰富，但也不是吃得越多就越好，吃得过多则会产生一系列不良影响：除了增加胃肠道负担外，还可使产妇营养过剩，引起产后肥胖。摄入的多余蛋白质会在体内发生异常分解代谢，进而产生大量的硫化氢、组织胺等有害物质，使肠道过度膨胀，粪便干而易于发生便秘。在组织胺的作用下，有些产妇还会反复出现皮肤荨麻疹，出现腹部胀满不适、精神淡漠或易激动、头晕乏力、食欲不振等症状。严重的便秘还容易诱发痔疮。因此坐月子期间吃鸡蛋并非多多益善，一般以每天吃 2~3 个为好。

专家提示

鸡蛋不能与兔肉、豆浆同食，同食会降低营养价值；鸡蛋不要与糖同煮，会形成不宜代谢的物质影响健康；茶叶蛋最好少吃，因为茶叶和鸡蛋同吃会刺激肠胃；鸡蛋煮熟后不要立刻用凉水浸泡，凉水中的细菌容易进入鸡蛋中。

产后不宜长时间喝红糖水

中医认为红糖性温，有活血作用，对于产后多虚多淤的新妈妈尤为适宜，可以促进淤血排出及子宫复旧，因此我国民间有产后喝些红糖水的习俗，甚至有的新妈妈喝半个月、1 个月。其实，产后不宜长时间喝红糖水，一般喝 7~10 天，每天不超过 3 次，一次一大匙调水喝即可。因为产后 10 天恶露逐渐减少，子宫收缩也逐渐恢复正常。如果喝红糖水时间过长，红糖的活血作用会使恶露的血量增多，不仅会使新妈妈失血过多，而且会影响子宫的复原；过多饮用红糖水会损坏牙齿；红糖性温，如果产妇在夏季过多喝了红糖水，必定加速出汗，使身体更加虚弱，甚至中暑。

专家提示

夏季分娩或产褥的中晚期食用白糖也很适合。 白糖与红糖不同，白糖性平，有润肺生津的功效，适用于一些伴有发热、汗多、手足心潮热，阴道流血淋漓不断，口渴咽干等症的新妈妈。 因此，在产后合理搭配红、白糖的食用，对新妈妈身体的恢复会更加有利。

 ## 产后忌多吃味精、辛辣刺激性食物

味精的主要成分是谷氨酸钠，味精本身对新妈妈不会造成任何影响，但是妈妈摄入的谷氨酸钠可通过乳汁进入婴儿体内，与婴儿血液中的锌发生特异性结合，形成不能被身体吸收的谷氨锌而随尿排出体外，从而导致婴儿缺锌。婴幼儿缺锌不仅会出现味觉差、厌食等症状，还可造成智力减退、生长发育迟缓以及性晚熟等不良后果。可见，过量的谷氨酸钠对婴儿，尤其是出生 1~2 周以内的婴儿发育有严重影响。所以产后 3 个月内不宜过量食用味精，以免造成婴儿缺锌。

近年来市场上出现的鸡精并不是从鸡身上提取的，它是在味精基础上加入助鲜的核苷酸制成的。由于核苷酸带有鸡肉的鲜味，故称鸡精。从卫生角度讲，鸡精对人体也是无毒无害的，但是新妈妈的饮食中也要注意不要过多食用。

辛辣的食物，如辣椒、胡椒、茴香、韭菜等，可助内热，不仅容易使人上火，出现口舌生疮，而且容易伤津、耗气、损血，加重气血虚弱，从而导致便秘。辛辣温燥的食物还会通过乳汁使婴儿内热加重，对婴儿的健康也不利。

产后不应滋补过量

分娩后适当进行营养滋补是有益的，可补充产妇的营养，有利于身体的恢复，同时可以有充足的奶水哺乳。但是，如果滋补过量却是有害无益的。滋补过量的产妇常常是鸡蛋成筐、水果成箱、罐头成行、天天不离鸡、顿顿喝肉汤，这种大补特补的做法不但浪费了钱财，而且有损产妇身体健康。原因如下。

1. 滋补过量容易导致过胖

产妇过胖会使体内糖和脂肪代谢失调，引起各种疾病。调查表明，肥胖冠心病的发生率是正常人的 2~5 倍，糖尿病的发生率可高出 5 倍。这对妇女以后的健康影响极大。

2. 使奶水中脂肪含量过多

产妇营养太丰富，必然会使奶水中的脂肪含量增多，如果孩子胃肠能够吸收，也易造成孩子肥胖，为孩子成年后的肥胖埋下隐患；若孩子消化能力较差，不能充分吸收，就会出现脂肪泻，孩子长期慢性腹泻，还会造成营养不良。

阴虚火旺型产妇如何饮食

阴虚火旺体质的产妇体形多瘦长，月子期间怕热，常感到眼睛干涩，口干咽燥，口腔溃疡，总想喝水，皮肤干燥，出汗多，经常大便干结，容易烦躁和失眠。阴虚体质产妇宜食寒凉滋润的食物，不宜多食热性食物。

1. 多吃绿豆

绿豆味甘性寒凉，能解暑热，除烦热，还有解毒的功效。可以熬汤、煮粥或做成绿豆糕食用。

2. 多食荸荠

荸荠味甘性微寒，有清热解渴化痰作用，适用于热病的心烦口渴、咽喉肿痛、口舌生疮、大便干、尿黄的新妈妈。可以生食也可炒菜，还可以捣汁冷服，对咽喉肿痛尤佳。

3. 多食黄花菜

黄花菜味甘性凉平，有清热解毒功效。可用于牙龈肿痛、肝火、头痛头晕、鼻出血等。可以炒熟或煎汤食用。

4. 多食莲藕

藕味甘性平寒，有清热生津、除暑热、凉血止血作用，另外，还有润肺止咳作用。用鲜藕生食或捣汁。

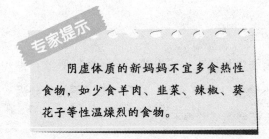

专家提示

阴虚体质的新妈妈不宜多食热性食物，如少食羊肉、韭菜、辣椒、葵花子等性温燥烈的食物。

5. 多食百合

百合味甘微苦性微寒，能清热又能润燥，对肺阴不足引起的干咳、少痰或低热、咽喉肿痛均有效。用鲜百合捣汁加水饮之，亦可煮食，也可用冰糖一起煮食。

阳气虚弱型产妇如何饮食

新妈妈常因产后伤气以致阳气弱，主要表现为：腰膝酸软，畏寒肢冷，下肢冷痛，头晕耳鸣，尿意频数，夜间尤甚等症状，应该多吃温补壮阳的食物。

1. 肉类

羊肉、羊蹄、羊乳、鹿肉、狗肉、鳖鱼、鱼、鲜虾、猪肝、鸡肉、鲫鱼、鳝鱼等。

2. 糖类

蔗糖、蜂蜜、白糖等。

3. 水果类

宜选用核桃、桂圆、大枣、荔枝、
甘蔗、红橘、樱桃、杨梅等。

4. 蔬菜类

宜选葱、韭菜（青韭菜、韭黄）、
薤菜、茼蒿、大蒜、蒜苗、洋葱、大豆、黄豆、黑木耳、黑豆、芝麻、油菜、白萝卜、
大葱、南瓜等。

产后保健常识

 ## 哺乳期生病用药原则

近年来，随着母乳喂养率的提高，人们对授乳的妈妈用药是否会对宝宝造成危害
越来越关注。哺乳妈妈生病时如果随便服用药物，药物会随乳汁进入宝宝体内，就有
可能引起宝宝发生药物不良反应，所以，新妈妈用药要谨慎。

● 在同类型药物中尽量选用对母婴危害较小的药物，如卡那霉素和庆大霉素能引
起婴儿听神经损害，可改用青霉素类和其他毒性较小的抗生素。

● 不是非用不可的药物尽量不用。如果是必须使用的药物，应在临床医师指导下
用药，并密切观察宝宝的反应。如果妈妈必须用药，但该药对婴儿的安全性又未能证
实，应暂停哺乳，改用人工喂养。

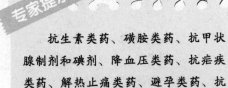
- 尽量减少联合用药，减少辅助用药。

- 在哺乳后立即用药，并适当延迟下次哺乳时间，有利于婴儿吸吮乳汁时避开药浓度的高峰期。

- 避免使用禁用药物，如必须应用应停止哺乳。

 ## 产后需要尽快排尿、排便吗

产后排出尿、便非常重要，它们在体内滞留不利于身体恢复，严重时还会引起伤口感染、产后出血等。由于生理上的原因，产后第一次排尿、便不像常人那样容易，容易造成精神紧张，解不出大小便。

1. 产后6~8小时：主动排尿

正常情况下，顺产后2~4小时新妈妈就会排尿，产后12~24小时排尿会大为增加。如果4小时后仍没有排尿，建议新妈妈及时找医生就诊，以免发生尿液滞留。尿液滞留会提高泌尿道感染的机会，且胀满的膀胱也可能使子宫移位，影响子宫收缩，甚至造成子宫出血。

为了避免尿液滞留，建议新妈妈这样做：

- 每15~20分钟收缩和放松骨盆肌肉5次，这样可以刺激排尿，避免使用导尿管（如果使用导尿管，产褥垫要经常更换，3~4小时更换一次，同时清洗会阴部）。用手按一按小腹下方或使用温水袋敷小腹也会有尿意。

- 产后最初几个小时尽量多喝水，吃蔬菜水果、高纤维食物。

- 排尿时可尽量放松，最好在床上小便，因为这时产妇要完全卧床休息。当然，无特殊情况也可以起床或如厕排尿。

- 上厕所的时间如果较长，站起来的时候动作要慢，不要突然站起来。

2. 产后2~3天：及时排便

一般情况下，产后2~3天内新妈妈会排便，但是由于产后肠肌松弛，腹内压力减小，会阴疼痛，产褥期出汗多等原因，产后第一次排便的时间往往会延后。

为了促进产后的排便，建议新妈妈这样做：

● 适量喝水，多吃新鲜水果，有条件的话，吃全麦或糙米食品。避免咖啡、茶、辣椒、酒等刺激性食物；避免油腻的食物。

● 常下床行走可帮助肠胃蠕动，促进排便（排便之后，使用清水由前往后清洗干净）。

● 避免忍便，或延迟排便的时间，以免导致便秘。

● 如果有便秘情况，可采取食疗法，如睡前饮蜂蜜水一小杯，每天早晨空腹吃香蕉1~2根，每晚空腹吃苹果1~2个，每天饮果子露或三餐吃稀饭，均可缓解便秘。必要时，可在医生指导下服用麻仁润肠丸或用甘油栓、开塞露，均可见效。

 产后出汗多是病态吗

不论气温高低，在产后最初几天，新妈妈总是出汗较多，特别是在夜间睡眠和初醒时更明显。这是由于在产褥早期皮肤排泄功能旺盛，排出大量的汗液，尤其在入睡后和初醒时更为明显，医学上将这种生理现象称为"褥汗"。

1. 分娩后为什么出汗多

分娩后之所以出汗多，是因为女性怀孕后体内血容量增加，这其中大部分都是水分。分娩以后，身体的新陈代谢和内分泌活动降低，体内潴留的水分必须排出体外，才能减轻心脏负担，有利于产后机体的康复。新妈妈排泄水分主要有两个途径，一是排尿，二是通过皮肤大量出汗的方式排出。所以，新妈妈在产褥早期不仅尿量增多，而且皮肤排泄功能旺盛。同时，妈妈也会发现，体重在产后1周内迅速减轻。

2. 新妈妈可以这样做

褥汗是身体排出体内多余水分的一个重要途径，一般于产后10天左右慢慢好转，虽然是一种正常的生理现象，但同时也应注意护理。主要护理细节包括以下几点。

- 室温不要过高，冬春秋季在 20℃左右，夏季在 28℃以下为好。

- 每天开窗通风，保持室内空气流通、新鲜，但新妈妈不要对着窗口吹凉风。

- 穿衣、盖被要合适，"捂"的做法完全是错误的。

- 出汗多时用毛巾随时擦干，内衣、内裤及时更换。

- 自然分娩的新妈妈产后第 2 天

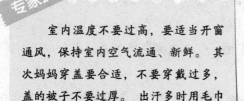

专家提示

室内温度不要过高，要适当开窗通风，保持室内空气流通、新鲜。其次妈妈穿盖要合适，不要穿戴过多，盖的被子不要过厚。出汗多时用毛巾随时擦干。

即可淋浴，但每次不超过 5 分钟。剖宫产的妈妈应每天擦洗身体，等腹部伤口完全愈合后再进行淋浴。

乳房胀痛、乳头疼痛的护理方法

随着内分泌的变化及激素水平的改变，产后两三天，妈妈的乳房开始胀痛，让宝宝反复吸吮的乳头也会疼痛难忍，有时乳头还会让宝宝吸吮出流着鲜血的小口子。这时许多妈妈会对母乳喂养产生畏难情绪，不想让宝宝再吃母乳，很可能会失去母乳喂养的机会。

乳房胀痛主要是因为乳汁大量分泌，乳腺开口处不是很通畅，乳汁储存在乳腺中造成的，严重者腋下淋巴结也肿胀疼痛。乳头疼痛的原因大多与宝宝的不正确含吮乳头有关，掌握正确的哺乳姿势是预防乳头疼痛的关键。

1. 正确的哺乳方法

- 哺乳前，新妈妈取舒适的体位，用湿热的毛巾敷乳房和乳晕 3~5 分钟，同时按摩乳房，以刺激排乳反射，使乳晕变软，便于婴儿含吮。

- 注意将乳头及乳晕的大部分含入宝宝的口腔中，这样才有利于宝宝的吸吮动作压迫乳晕下面的乳窦挤出乳汁。还要注意变换宝宝的吃奶位置，以减轻宝宝吸吮对乳头的刺激。

• 要中止喂奶时，新妈妈应用食指轻轻将宝宝的下颌按压一下，宝宝会自动吐出乳头。千万不要强行将乳头拉出，这样会损伤乳头。

2. 乳房胀痛的哺乳护理方法

为避免乳房过于胀痛不适，在产后3~4天内不要喝过多的肉汤。胀痛时最好用合适的乳罩悬托乳房，以利于血液循环，使疼痛减轻。为疏通乳腺管可以用手按摩，按摩的方法是：由乳房的四周向乳头的方向轻轻按摩，可以自己操作或由别人协助；也可用干净的木梳背蘸些滑润油，从乳房的四周向乳头的方向按顺序滑动。然后让宝宝吸吮乳头或用吸奶器将乳汁吸出，使乳腺管通畅。乳汁排出后既可避免乳汁淤积，乳房胀痛也会明显减轻。当每个乳腺开口都通畅后，挤压时乳汁可呈线状喷出，宝宝可不用很费力地吸吮，短时间内即可满足其需要。

3. 乳头疼痛的哺乳护理方法

• 如果已发生乳头皲裂，哺乳后再挤出一些乳汁，涂抹在乳头和乳晕上，并待其自然干燥。穿戴宽松的内衣和棉质胸罩，必要时放置乳头罩，以利空气流通，促进乳头皲裂愈合。

• 如若乳头疼痛剧烈难忍，可暂时停止母乳喂养24小时，但应当将乳汁挤出，用奶瓶或小杯和小匙喂宝宝。

• 如有乳头破溃，除注意保持乳头清洁、干燥外，裂伤轻的仍可继续哺乳，裂伤重的要及时上药。局部可涂以复方安息香酸酊或10%的鱼肝油合剂，也可用枯矾油。枯矾油的制法为：枯矾3克，研成细末，加热植物油10毫升，混合均匀，将油膏涂于乳头上。喂奶前应将药液清洗干净，然后采用乳头罩间接哺乳，直到痊愈后方可直接哺乳。

专家提示

产前每晚入睡前用对侧手掌顺时针方向按摩双侧乳房，可以使乳腺组织大量增加并促进胸部血液循环，增加产后泌乳功能，防止产后乳房疾病的发生。

产后居室环境有何要求

产后第一个月是新妈妈恢复身体、开始承担并适应妈妈角色的重要时期，需要一个良好的环境来进行身体康复和哺乳。适宜的居室环境包括：

1. 清洁卫生

在妈妈和宝宝出院之前，室内最好用 3% 的来苏水（200 毫升～300 毫升/平方米）进行湿擦或喷洒地板、家具和 2 米以下的墙壁，两小时后通风。同时，卧具、家具也都要消毒，在阳光下直晒 5 小时可以达到消毒的目的。除此以外，保持卫生间的清洁卫生不可忽视，要随时清洗大小便池，以免产生臭气，污染室内空气。被褥要清洁、松软。

2. 温湿度适宜

房间的温度应该温暖适宜，即冬天室温在 18℃～25℃，湿度 30%～50%；夏天温度 23℃～28℃，湿度 40%～60%。夏天可以将房间内不直接对着妈妈和宝宝的窗户打开通风，冬季房间内要注意保暖。

3. 空气清新

现在提倡产后的居室一定要清洁舒适，空气新鲜，定时通风换气。夏天更要打开窗户，以利通风，但要避免强大的对流风直吹，因凉风直吹容易产生关节疼痛。室内温度最好保持恒定，如果忽高忽低易使产妇着凉，发生感冒。通风换气时室内温度变化最好不超过 3℃，夜间睡眠时室温可稍低。冬季取暖炉不可靠近妈妈和孩子。居室内应有充足的阳光。

空气清新有益于新妈妈保持愉快的心情，还有利于产后休息。如果室内空气不流通，空气混浊，易使母婴患呼吸道感染疾病。居室采光要明暗适中，随时调节。要选择阳光辐射和坐向好的房间做寝室，这样夏季可以避免过热，冬天又能得到最大限度的阳光照射。

产后失眠怎么办

经过分娩的劳累，新妈妈会感到身体极度疲乏，可产后又要给孩子喂奶，很容易出现睡眠不足的问题。睡眠不足会造成乳汁分泌不足，还会影响新妈妈的情绪，严重的会导致产后抑郁症的发生。

产后失眠的情况是可以避免的。首先，妈妈不要在新生儿睡觉的时候做别的事情，应该利用这一机会和宝宝一起睡，多利用白天的时间休息；其次，可以在晚上较早入睡，由其他家人带孩子，到入夜时分再把婴儿带到妈妈的身边，让妈妈给孩子喂奶，然后安置其入睡，这样妈妈又可以连续睡上好几个小时。过了最初这段令人疲惫的时期，孩子晚上的睡眠时间就会逐渐延长，有时一晚上只需要起来一次，这时妈妈的身体就会逐渐好转，疲劳程度也会逐渐降低。

产后能刷牙吗

传统习俗认为新妈妈在产后不宜刷牙，这主要是因为怀孕期间在内分泌激素的作用下，牙齿出现牙龈充血、水肿、易出血的现象，而刷牙时出血更厉害；此外，由于产后缺钙，使很多人在生完孩子后牙齿确实变坏了，刷牙会使牙齿更加松动。因此导致许多新妈妈在月子里不刷牙，其实这种做法是错误的，产妇比一般人更应注意口腔卫生。

1. 为什么要刷牙

因为分娩时体力消耗很大，很容易使抵抗力下降，口腔内的条件致病菌容易侵入机体致病。只要体力允许，产后第2天就应该开始刷牙，最好不超过3天。

另外，为了迅速康复，在坐月子期间，新妈妈经常吃富含维生素、高糖、高蛋白的营养食物，如果饭后不刷牙，食物残渣长时间停留在牙齿的缝隙、沟凹内，发酵、产酸后可使牙釉质脱磷、脱钙，牙质软化，这时口腔内的致病菌就会乘虚而入，导致牙龈炎、牙周炎和多发性龋齿的发生。月子里一天吃好多顿饭，食物残渣存留在牙齿表面和牙缝里的机会增多，使新妈妈口腔感染的机会增加，而口腔感染是产褥感染的来源之一。因此，产后应该每天早、晚各刷1次牙，如能在每次进餐后都刷牙漱口对健康更为有利。

2. 新妈妈如何护牙

新妈妈在产后应注意多摄取含钙丰富的食物，避免使牙齿受到损害。钙的最佳来源是乳类及乳制品，乳类及乳制品中不但钙含量丰富，而且吸收率高，在粗粮、黄豆、海带、黑木耳等食物中也含有较多的钙、磷、铁和氟，有助于新妈妈牙齿的钙化，坚固牙齿。

产妇身体较虚弱，正处于调整中，对寒冷刺激较敏感。因此，切记要用温水刷牙，并在刷牙前最好先将牙刷用温水泡软，以防对牙齿及齿龈刺激过大。

如果妈妈牙齿过于敏感，可在产后3天采用指漱的方法。具体做法是：将食指洗净，或用干净纱布裹缠食指，再将牙膏挤于手指上，犹如使用牙刷样来回上下揩拭，然后用食指按摩牙龈数遍。指刷有活血通络、牢固牙齿的作用，长期使用指刷能治疗牙龈炎、牙龈出血、牙齿松动等。新妈妈如果以前患有牙疾，应当多以指刷为佳。

避免牙齿损害，新妈妈还可以在漱口或刷牙后用含有清洁、消毒作用的含漱剂漱口，每次15毫升左右，含1~1.5分钟，每日3~5次。含漱后15~30分钟内勿再漱口或饮食，以充分发挥药液的清洁、消炎作用。

产后能洗头、洗澡吗

老一辈认为产后洗头、洗澡容易被邪风入侵，留下畏寒怕冷等毛病。从科学的角度来讲，产后完全可以照常洗头、洗澡。因为后汗腺很活跃，容易大量出汗，乳房胀还要淌奶水，下身又有恶露，全身发黏，几种气味混在一起，应比平时更讲究卫生。产后及时地洗澡可使全身血液循环增加，加快新陈代谢，保持汗腺孔通畅，有利于体内代谢产物通过汗液排出。还可调节植物神经，恢复体力，解除肌肉和神经疲劳。

正常分娩的新妈妈分娩后2~5天便可以洗澡，但是不应早于24小时。洗澡以选用淋浴为佳，产后6周内不宜洗盆浴或在大池内洗浴，以免不干净的洗澡水流入生殖道内引起感染。如果分娩过程不顺利，出血过多，或平时体质较差，不宜勉强过早淋浴，可改为擦浴。

剖宫产的新妈妈，由于伤口不可沾水，因此产后10天左右都不可采取淋浴的方法洗澡。假如恶露未净，也不可采取盆浴的方法。但外阴必须每天冲洗1~2次，以避免感染，这段时间可以采用湿毛巾擦身的方法洗澡。

洗澡后要及时将水擦干，穿好衣服再出来，头发最好用干毛巾包住，以免受风着凉，洗后可用吹风机吹干，防止受冷。每次洗澡的时间不宜过长，一般5~10分钟即可。

洗澡时室内的温度以20℃最为适宜，水温调节至36℃~40℃。

产后洗头可以在洗澡淋浴时进行。剖宫产后可以根据情况单洗头，淋浴可在术后2周后。洗头时间间隔可以根据头发的长短、多少、出汗的程度来决定，不宜过勤。

洗澡前应避免空腹，防止发生低血糖，引起头晕等不适。

产后要注意外阴卫生

外阴部由于生理结构的特点，易被尿液、粪便及阴道分泌物所污染。尤其在产后，恶露自阴道流出，外阴部更易受到污染，如不注意卫生、加强护理，容易发生产后感染。

1. 月子期间为什么要做好阴部清洁

分娩之后，妈妈的宫颈口是开着的，这时的骨盆底肌肉尚未恢复，如果会阴做了侧切或有撕裂伤的，抵抗力都会更低。恶露的排出使这些器官所处的环境更加恶劣。如果阴部的清洁工作没做好，排出的恶露没有得到及时清理，就有可能滋生细菌，进而感染阴道、骨盆、子宫等，使妈妈患上阴道炎、宫颈炎、盆腔炎等一系列妇科病。因此，产后妈妈一定要注意阴部的清洁干燥，做好阴部的护理工作。

2. 阴部清洁的护理方法

阴部清洁每天最好进行 1~2 次，用水、毛巾和擦洗方法都要注意。一定要用凉温的开水，不能是冷水加热水，因为冷水没有经过高温杀毒，里面可能含有细菌。清洁阴部的毛巾、水盆要专用，用完后消毒清洗干净，放到有阳光的地方晾晒干燥。清洁时用干净的毛巾从前往后进行擦洗，不要从后往前，以免肛门附近的污秽物被带到阴道。

 产后何时来月经

1. 产后多久月经会恢复正常

产后月经恢复时间存在很大的个体差异，有的满月时即来月经，有的则会在产后 10 个月甚至 1 年后才会来。

一般而言，怀孕的周数越大、卵巢受抑制越久，月经恢复的时间也会越延后，产后月经的恢复与母乳的喂养方式、子宫恢复情况、身体素质等有着重要的关系。

未哺乳的妈妈，平均在产后的 6~10 周，也就是在产后的两个月内，月经会来并且排卵；有哺喂母乳的妈妈，排卵则可延长至 24~27 周，或是更晚才来。

第一次月经来的量也会依个人体质而定，产后的前几次月经，可能会出现与以往不同的状况，不论在月经的量或其规则性上，请注意，当出血量过大，或出血过久或太久没来时，都应该回诊检查。

2. 母乳喂养怎样影响月经来潮

纯母乳喂养的妈妈恢复月经的时间会推迟，而推迟的时间也根据宝宝吃奶的频率，昼夜不分按点哺乳的宝宝妈妈恢复月经的时间会更久一些，相反睡大觉的妈妈虽然母乳喂养，但是晚上休息好，不用起来照顾宝宝，这样的妈妈会恢复得快一些，相比之下，人工喂养宝宝，妈妈不用亲自哺乳，也许出了满月月经就会"光临"。

子宫恢复好的妈妈月经复潮的时间会提前，反之会延后，同时也要看自身的身体素质，体质虚弱的妈妈会延迟月经复潮的时间。

3. 区别哺乳期暗红分泌物与月经

哺乳妈妈常出现一个现象，就是恶露明明已排干净了，但一段时间后，却又开始出现一些暗褐、粉红或是暗红色的分泌物，量较小，也不会规律地持续多天，这并非月经来潮，而是因为宝宝吸吮母乳，使泌乳素升高，排卵受到抑制，卵巢所产生的激素使子宫内膜增生；加上因吸吮乳头造成的子宫收缩，使子宫内膜剥落所导致的微量出血。它还会因血量及流速不同而产生不同的颜色变化，妈妈不必紧张，记得应在产后 42 天后到医院做检查。

专家提示 **TIP**

当月经到来时，哺乳妈妈的乳汁会发生一些变化：量会有所减少，乳汁中蛋白质含量偏高些，脂肪略少，虽然这种乳汁有时会引起宝宝消化不良，但极短暂，经期过后就会恢复正常，因此无论是处在经期或经期后，妈妈都无须停止哺乳。

产后如何进行腹部和胸部按摩

月子期间，新妈妈往往很疲惫，身体恢复除了需要充足的休息、合理的饮食外，还需要配合适度的运动，按摩是比较安全的运动方式，新爸爸可以学一学，从旁帮助新妈妈，新爸爸的按摩对新妈妈可起到放松的作用，对身心恢复有利。

1. 胸部按摩

胸部乳房按摩可以治疗急性乳腺炎、乳房胀痛、乳房肿块等问题，同时还能调节内分泌，促进子宫收缩，加速恶露排出，按摩方法是：

★促进乳腺管通畅

用拇指、食指、中指的指腹，顺着乳腺管进行纵向按摩。反复20次左右。

★使乳晕、乳窦变柔软

用拇指、食指、中指在乳晕部四周进行360°旋转按摩，手可以不断地变换方向。由于乳晕部的乳窦较硬，因此需要按摩较长的时间。

★加强泌乳反射

用拇指、食指、中指从乳晕部向乳头方向挤压，挤压时新妈妈可以想象宝宝吸奶的样子，将按摩的手指想象成宝宝吸奶的小嘴巴，促使乳汁分泌。反复20次左右。

★缓解乳汁淤积

一只手呈"C"字形托住乳房，并微微振动乳房，逐渐加大振动幅度；用另一只手的拇指、食指、中指从乳晕部向乳头方向按摩。反复20次左右。

 **专家提示**

人体对疼痛的承受力各有不同，而男性的手劲较大，所以新爸爸帮新妈妈按摩时，手法应温柔平和，力量要轻重适宜，以新妈妈感觉舒服最重要。用力过猛、刺激太强易生反效果。

2. 腹部按摩

腹部按摩可以缓解腹部不适，按摩方法是：

★受凉及疲劳引起的腹胀

• 仰卧，轻轻按摩整个腹部，可缓解腹部紧张。

- 坐在椅子或地板上，两手放在腰间，用大拇指按压腹部两侧肌肉紧张的部位。

★ 便秘引起的疼痛

- 仰卧，两手重叠放在肚脐旁边，按顺时针方向画圈按摩腹部，可促进肠的蠕动。

★ 下腹部疼痛

- 仰卧，两手放在大腿根略上方，轻轻按揉。

产后常见症状的调养

产后疾病是指产褥期间所发生的与分娩有关的疾病，俗称"月子病"。常见的产后疾病有产后发热、无乳、贫血、产后阴道炎、尿失禁、产后尿潴留、乳腺炎等，这些疾病不仅严重影响妈妈的情绪与健康，而且使妈妈不能正常哺乳。因此，对产后疾病要做到早预防、早发现、早治疗，确保妈妈和宝宝的健康。

产后乳汁不足

产后乳汁甚少或全无，不能满足宝宝的需求，称为产后缺乳或无乳，多发生在产后数天至半个月内，也可发生在整个哺乳期，发生率占30%左右，并有上升趋势。

1. 产后无乳的原因

★ 精神方面

新妈妈精神紧张、焦虑不安、失眠恐惧、心情不畅、夫妻关系不融洽、家庭不和睦等，这些不良因素均可反射性地抑制乳汁分泌，造成产后缺乳。

★ 身体方面

如产后失血，或产后外邪侵袭滞留等，均可致乳络停滞不通，乳汁不下。

★ 饮食方面

产后多吃味厚、辛辣刺激的食物容易导致产后淤血阻滞，引起乳汁不通。

★哺乳方面

哺乳方法不当，或者开乳过迟，未能按需哺乳等都可能导致乳汁分泌不畅、乳汁分泌减少甚至全无。

2. 产后无乳的居家调理

★增加泌乳量的方法

哺乳前3~5分钟做乳房热敷。

哺乳前和哺乳中做乳房按摩。

每日轻柔地牵拉刺激乳头和乳晕。

频繁地哺乳和挤奶，一天8~12次。

哺乳和挤奶时，可伴以轻松的音乐，创造轻松的环境。

每次哺乳或挤奶时，饮水止渴。

正确的哺乳方法是：让宝宝含住乳头和乳晕的大部分。

调节好心态情绪，保证休息，保证充足睡眠。

要有强烈的哺乳意愿，愿意让宝宝常吸吮，坚持哺乳能够增加泌乳。

★均衡饮食，建立规律饮食

少吃生冷食品。

注意补充水分，多喝鲜鱼汤、鸡汤、鲜奶、温的果汁等汤汁饮品。

每天都要吃包括糖类、脂肪、蛋白质、维生素、矿物质五大营养素，其中要特别注意钙质与铁质的吸收，可从奶类、豆制品、瘦肉、血制品、肝脏等中获取。

专家提示 TIP

宝宝在出生后1小时内就要开始吸吮乳头，宝宝的吸吮会使妈妈的乳头神经末梢受到刺激，会通知大脑快速分泌催乳素，从而使乳汁大量泌出，还可助子宫收缩，减少产后出血，加快子宫的恢复。

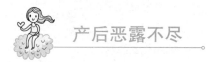

产后恶露不尽

胎儿娩出后，自新妈妈阴道流出的分泌物内含血液、坏死的蜕膜组织及宫颈黏液等，称恶露。正常情况下，恶露一般在产后 20 天以内即可排除干净。如果超过这段时间仍然淋漓不绝，即为"恶露不尽"，一定要引起注意并及时调整，否则迁延日久会影响身体健康并引发其他疾病。

1. 产后恶露不尽的原因

★组织物残留

可因子宫畸形、子宫肌瘤等原因，也可因手术操作者技术不熟练，致使妊娠组织物未完全清除，导致部分组织物残留于宫腔内。此时除了恶露不净，还有出血量时多时少、内夹血块并伴有阵阵腹痛等状况。

★宫腔感染

可因产后洗盆浴，或卫生巾不洁，或产后未满月即行房事，也可因手术操作者消毒不严密等原因致使宫腔感染。此时恶露有臭味，腹部有压痛并伴有发热，查血象可见白细胞总数升高。

★宫缩乏力

可因产后未能很好休息，或平素身体虚弱多病，或分娩时间过长，耗伤气血，致使宫缩乏力，恶露不绝。

2. 产后恶露不尽的居家调理

分娩后每日观察恶露的颜色、量和气味，正常的恶露应无臭味但带有血腥味，如果发现有臭味，则可能是子宫内有胎物残留，应立即治疗。

定期测量子宫收缩度，如果发现收缩差应该找医生开服宫缩剂。

保持阴道清洁。因有恶露排出，应勤换卫生巾，保持外阴部清爽。最好暂时禁止行房事，避免受感染。

产后恶露不绝。若怀疑有胎盘残留，应及时去医院就诊，并在医生指导下治疗。

3. 产后恶露不尽的预防

分娩前积极治疗各种妊娠病，如妊娠高血压疾病、贫血、阴道炎等。

对胎膜早破、产程长者给予抗生素，预防感染。

分娩后仔细检查胎盘、胎膜是否完全，如有残留者及时处理。

产后乳腺炎

乳腺炎是产褥期常见的一种疾病，多为急性乳腺炎，常发生于产后3~4周的哺乳期妈妈，所以又称为哺乳期乳腺炎。急性乳腺炎的致病菌多为金黄色葡萄糖球菌及溶血性链球菌，经乳头的裂口或血性感染所致。急性乳腺炎多发生在哺乳期初产妇，最初表现为乳头皲裂、疼痛，哺乳时疼痛加剧，以致产妇惧怕或拒绝哺乳，继而出现乳汁郁积、乳房胀痛不适等或乳房中有块状物存在，局部可以出现红、肿、疼痛、压痛或痛性肿块；感染严重者，可以发现肿块增大，伴有波动感，并可出现腋下淋巴结肿大、疼痛和压痛。同时出现寒战、高热等全身症状。如果哺乳期的产妇发现乳房出现异常疼痛、红肿等现象，应及时就医。

1. 产后乳腺炎的原因

乳汁淤积、排乳不畅是产后乳腺炎发病的主要原因。造成乳汁滞留的原因可能是宝宝吸吮姿势不正确，导致奶水没办法完全被吸出。而宝宝在吸不到乳汁的情况下便会越吸越用力，会将新妈妈的乳头咬破，进而造成细菌感染，使细菌进入乳房组织。

孕期忽视乳头的保养，而使乳头皮肤表皮薄弱易损。由于妈妈的乳头皮肤抵抗力较弱，容易在宝宝的吸吮下造成损伤，使乳汁淤积，细菌侵入。

有些新妈妈的乳头发育不良，如乳头内陷，也有碍哺乳的进行。

新妈妈的乳汁中含有比较多的脱落上皮细胞，容易引起乳管的阻塞，使乳汁淤积加重，如不及时疏通极易发生乳腺炎。

2. 产后乳腺炎的预防

急性乳腺炎是与产后哺乳相关的疾病，可以通过指导产妇使用正确的哺乳方法来进行预防。

要尽量避免乳头皲裂。要让婴儿正确吸吮、同时积极治疗鹅口疮，避免局部使用肥皂、酒精等有干燥、刺激的物品，以防乳头皲裂；如发生乳头皲裂、破损者应暂停授乳，代以吸乳器，尽量使乳汁排空。局部使用止痛药膏，如酒花素、鱼肝油铋剂，以促进破口愈合。

不要挤压乳房。睡觉时要采取仰卧位，以免挤压乳房。

要定时排空乳房。不要引起乳汁淤积，发现乳房内有乳核要及时揉开，也可用硫酸镁湿敷或热敷，还可在热敷后应用手法按摩，从乳房四周向乳头方向做轻柔的按摩，使乳腺管通畅以促进乳汁排出。

平时保持愉快的心情。不要着急上火；乳房疼痛时及时看医生，及时使用抗生素可以避免炎症的进一步恶化。

饮食宜清淡。发热时则需多喝水，并在医生指导下使用镇痛药或抗生素。

总之，乳腺炎的发病很快，预防是很重要的，产妇在哺乳期间应密切观察乳房的情况，要把乳腺炎消灭在萌芽中。

 产后阴道炎

阴道炎是阴道黏膜及黏膜下结缔组织的炎症，当阴道的自然防御功能遭到破坏，则病原体易于侵入，导致阴道炎症。

1. 产后阴道炎产生的原因

- 非细菌性的阴道炎症：产后出血时间太长，血液刺激引起充血。
- 细菌感染导致阴道炎：产后出血时间长，抵抗力下降，导致细菌侵袭。
- 剖宫产后阴道干涩导致阴道炎：剖宫产之后阴道干涩，出血时间比较长，阴道激素水平下降，从而诱发的阴道炎。

2. 产后阴道炎的预防

- 尽量避免使用公共浴池、游泳池、坐厕等，减少间接传染。
- 怀孕前进行妇科病普查，发现后及时治疗。
- 养成良好的卫生习惯，避免不洁性生活。
- 产后会阴有侧切伤口者尽量向对侧卧位，避免恶露流入伤口，平时保持表面清洁、干燥。
- 产后第一次月经往往经血量大，卫生巾不超过两个小时就需更换，以保持局部的干燥与清洁。
- 产后患阴道炎的妈妈应先暂停给孩子喂奶，要到医院根据具体情况调整用药，不要自己随便更改。

3. 产后阴道炎的居家调理

- 注意个人卫生，保持外阴清洁干燥；勤洗换内裤；患病期间用过的浴巾、内裤等均应煮沸消毒。
- 治疗期间禁止性交或采用避孕套以防止交叉感染。
- 反复发作者应检查丈夫的小便及前列腺液，必要时反复多次检查，如为阳性应一并治疗。
- 饮食宜清淡，忌辛辣刺激，以免生湿热或耗伤阴血。注意饮食营养，增强体质，以驱邪外出。
- 阴道炎患者应稳定情绪，怡养性情，并根据患者的性格和发病诱因进行心理治疗，加强锻炼，增强体质，提高自身免疫功能。

产后子宫复原不全

1. 产后子宫的复原过程

妇女在妊娠期间，体内变化最大的就是子宫。子宫重量从原来未妊娠时的 50 克到妊娠足月时可达 1000 克，产后再慢慢恢复到原来的重量。现将子宫体、子宫颈和子宫内膜的复原过程分述如下。

★子宫体的复原

在胎盘排出之后，子宫立即收缩，在腹部用手可以摸到一个很硬并呈球形的子宫体，它的最高处和肚脐的水平同高。以后，子宫的高度每天下降 1 厘米~2 厘米，在产后 10~14 天就完全降入小骨盆腔内，这时在腹部就摸不到子宫体了。产后 6 周左右，子宫就基本恢复到原来的大小。

★子宫颈的复原

在分娩刚刚结束时，子宫颈因充血、水肿而变得非常松软，子宫颈壁也很薄，皱起来如同一个袖口，7 天之后才恢复到原来的形状。产后 7~10 天子宫颈内口关闭，手指尖就不易伸进去了。产后 4 周左右，子宫颈就恢复到正常大小。由于分娩时的损伤，初产妇的子宫颈外口失去原来的圆形而变为横裂。

★子宫内膜的复原

胎盘和胎膜与子宫壁分离由母体排出后，从子宫内膜的基底层再长出一层新的子宫内膜。产后 10 天左右，除胎盘附着面外，其他部分的子宫腔全部被新生的内膜所覆盖。刚刚分娩后，胎盘附着部分的子宫壁面积约手掌大，到产后 2 周末直径已缩小至 3 厘米~4 厘米，到产后 6~8 周才能完全愈合。

上面所说的子宫全部恢复过程，以子宫颈复原较早，子宫内膜恢复得较晚。

2. 什么是子宫复原不全

子宫复原不全是指产后已经多日，子宫收缩不好，还是比较大而柔软，迟迟不恢复到原来的形状，褐色恶露常常持续不断。

正常情况下，产后第一天子宫底平脐，子宫底与耻骨联合上缘间的距离是 14 厘米~17 厘米。以后子宫底每天下降 1 厘米~2 厘米，在产后 10~14 天子宫收缩变小，降入骨盆腔内，在腹部就摸不到子宫底了。如果子宫复原不全，子宫迟迟不入盆腔，在耻骨上区总能摸到子宫底，有时还有压痛。这时还要注意恶露的颜色、量和气味，如果量多，为暗褐色或红褐色，就应考虑为子宫复原不全；如有臭味，可能已经并发感染了。

子宫复原不全往往是由于产后感染，如发生子宫内膜炎或子宫肌炎，或者子宫内有胎盘或胎膜残留，影响子宫收缩所致。治疗方法，可先给些子宫收缩剂，如催产素、麦角流浸膏或益母草膏，以促进子宫收缩。如恶露有臭味，应加用抗菌药物。产后早期起床活动，并及时排空膀胱及直肠内积存的大小便，躺卧时多变换体位，不要总是仰卧，避免子宫后倾，可以防止子宫复原不全。定期哺乳可反射性地使子宫收缩，对于促进子宫复原也有很大好处。

 ## 产后子宫脱垂

子宫脱垂是指支撑子宫的组织受损伤或薄弱，致使子宫从正常位置沿阴道下降，子宫颈外口坐骨棘水平以下甚至子宫全部脱出阴道口外的一种生殖伴邻近器官变位的综合征。

1. 产后子宫脱垂的原因

分娩时产道过度伸展，支持子宫正常位置的韧带、筋膜、肌肉发生损伤和撕裂；宫口未开全即向下屏气用力；难产、急产、滞产等导致盆底组织损伤；如肛提肌及会阴体裂伤，裂伤后还未能及时缝合，产后保健又不理想，是子宫脱垂的常见原因。

分娩时未能很好保护会阴，产后又未能及时修复，导致子宫的支持组织松弛或撕裂，从而为子宫脱垂创造了条件。

新妈妈原来体质就虚弱，产后由于经常咳嗽、便秘，腹压增加而引起。此外，产后过早活动，尤其是过早从事重体力劳动，如提拉重物，长时间蹲位、立位等，这些是女性患子宫脱垂的最主要病因。

2. 预防产后子宫脱垂

为了预防子宫脱垂的发生，在产褥早期就应当作简单的康复体操，加强产后锻炼，并且逐渐增加运动量，以促进盆底组织早日恢复；在产褥期间不要总是仰卧，应当经常更换体位，如侧卧或俯卧，以避免子宫后倾，因后倾的子宫更容易脱出；做家务时最好是站着或坐着，避免蹲位干活儿，如蹲着洗尿布或择菜；产后尤应防止便秘或咳嗽，因为这些都能增加腹腔内压，使盆底组织承受更大的压力而容易发生子宫脱垂。

3. 日常生活注意事项

新妈妈应注意产时和产褥期卫生。分娩时，新妈妈一定要做到不过早和不过度用力。

分娩后，应充分休息，经常改变卧姿，注意营养，体质虚弱的妈妈更要注意调理，积极进行体操运动以锻炼骨盆底肌肉及腹壁肌肉。避免过早和过度操持家务与体力劳动，最好是站着或坐着，避免蹲位干活，如蹲着洗尿布或择菜。

产后更应防止便秘或咳嗽，因为这些都能增加腹腔内压，使盆底组织承受更大的压力，而容易发生子宫脱垂。

4. 产后子宫脱垂的运动疗法

缩肛运动：用盆底肌肉收缩法将肛门向上收缩，就如同大便完了收缩肛门那样。每天做数次，每次收缩 10~20 下。

臀部抬高运动：平卧床上，两脚踏起，紧贴臀部，两手臂平放在身体两侧，然后用腰部力量将臀部抬高与放下。每天 2 次，每次 20 下左右，并逐步增多次数。

专家提示

新妈妈坐月子期间应尽量躺着休息，有空多练习阴道及肛门四周肌肉的收缩、放松练习，可有效预防产后漏尿及子宫脱垂。

产后乳房胀痛

产后 3 天双乳胀满、疼痛、出现硬结，甚至延及腋窝部的副乳腺，伴有低热，这主要是由于乳腺淋巴潴留、静脉充盈和间质水肿以及乳腺导管不畅所致。一般至产后 7 天乳汁畅流后，痛感多能消退。

1. 产后乳房胀痛的原因

产后 3~5 天乳腺不够通畅，乳汁积聚造成。

新妈妈的乳头凹陷，加上乳汁黏稠，新生儿吸吮困难，造成乳房胀痛。

在妊娠期间心情郁闷等使乳房形成硬块，造成乳汁不畅。

新妈妈乳房发炎，导致乳房红肿、疼痛或发热。

2. 日常生活注意事项

乳汁分泌过多，如果宝宝实在不能吃完奶，多余的奶一定要排挤干净。

不规定喂奶次数和时间，提倡宝宝饿时以及妈妈感到乳房充满时就进行哺乳。

妈妈在产后 30 分钟内及早喂奶。

为了使宝宝吃到更多的奶水，新妈妈要使宝宝含接良好。

掌握好产妇发奶食物，如鸡汤、鱼汤等营养汤的进食量。

哺乳前热敷乳房，并做些轻柔按摩，以促使乳汁畅通。

两次哺乳间冷敷乳房，以减少充血。

3. 缓解乳房疼痛的办法

产妇乳房发炎，此时应挤出乳汁，服抗生素和止痛剂，经过 1~2 周的治疗就可以痊愈。

乳房出现胀痛时，用双手将乳汁挤出。在挤压期间，新妈妈衣服要宽松，多喝水，吃易消化的食物，保持心情舒畅。

给宝宝哺乳时，一定注意排空双侧乳房。如果小宝宝吸不完乳汁应该及时挤出，这样既能减少乳房胀痛，又能促使乳汁的分泌。

使乳腺管内的乳汁集中于乳窦内，便于宝宝吸吮。

 ## 产后乳头皲裂

乳头皲裂是哺乳期乳头发生的浅表溃疡。常在哺乳的第 1 周发生，轻者仅乳头表面出现裂口，甚者局部渗液渗血，日久不愈反复发作易形成小溃疡，处理不当又极易引起乳痈。

1. 产后乳头皲裂的原因

乳头内陷或过小，使婴儿吸吮困难，吸乳时用力过大发生乳头损伤。

哺喂不正确，未把乳头及大部分乳晕送入婴儿口中。

过度地在乳头上使用肥皂或乙醇干燥剂之类刺激物。

乳汁分泌过多，外溢侵蚀乳头及周围皮肤，引起糜烂或湿疹。

婴儿口腔运动功能失调或口腔有炎症，在哺乳过程中将乳头咬破也可造成乳头皲裂。

2. 日常生活注意事项

经常用干燥柔软的小毛巾轻轻擦拭乳头，以增加乳头表皮的坚韧性，避免宝宝吸吮时发生破损。

乳头下陷或扁平会大大影响哺乳，应该积极纠正。每次擦洗乳头时，用手轻柔地将乳头向外捏出来；或用手指轻轻将乳头向外牵拉，同时捻转乳头，再用 70% 酒精擦拭乳头。待乳头皮肤坚韧后，就不再容易发生内陷。

专家提示

新妈妈喂完奶用食指轻按宝宝的下颌，待宝宝张口时乘机把乳头抽出，切不要生硬地将乳头从宝宝嘴里抽出。

养成良好的哺乳习惯，每天定时哺乳，每次哺乳时间不宜过长，15~20 分钟即可。

每次喂奶前后都要用温开水洗净乳头、乳晕，包括乳头上的硬痂，保持干燥、清洁，防止乳头及乳晕皮肤发生裂口。

裂口疼痛厉害时暂不让宝宝吸吮，用吸乳器及时吸出奶水，或用手挤出奶水喂宝宝，以减轻炎症反应，促进裂口愈合。

 ## 产后尿失禁

新妈妈产后不能约束小便而尿自溢者，称为产后尿失禁。产后尿失禁是由于分娩时，胎儿先露部分对盆底韧带及肌肉的过度扩张，特别是使支持膀胱底及上 2/3 尿道的组织松弛所致。

1. 产后尿失禁的原因

产后尿失禁是因为生产过程中胎儿经过产道时骨盆底的肌肉群（或肛提肌）被拉伤或是支配它们的神经血管受伤，而导致肛提肌的松弛、萎缩。

产后尿失禁多因难产时分娩时间过长，胎儿先露部位对盆底韧带及肌肉的过度扩张，胎儿压迫膀胱过久，致使膀胱被压处成瘘。手术产如产钳、臀位牵引损伤所致。如体力不佳，产后咳嗽及一切增加腹压的因素可影响盆底组织复旧，而发生张力性尿失禁。

2. 日常生活注意事项

正确的饮食习惯对改善尿失禁的情况大有帮助，新妈妈要注意多喝水，多吃水果及含高纤维的食物。

★盆底肌运动

仰卧在床，双脚屈膝微开 7 厘米~8 厘米，收紧肛门、会阴及尿道 5 秒钟，然后放松，心里默数 5 下再重做，每次做 10 次左右，同时有规律的抬高臀部离开床面，然后放下，每次也在 10 次左右。起初，收紧 2~3 秒即可，逐渐增至 5 秒钟，此动作也可站立或坐着时进行。

★腹肌运动

仰卧屈膝，双手放在大腿上，深吸一口气，呼出时收缩腹肌，将头及肩抬起，维持5秒后放松。

双臂放在身体两侧，举起一条腿与躯干垂直，然后慢慢放下，另一条腿做同样动作，如此轮流交换举腿5次，每天1~2次。

双腿放平，双手托枕部，利用腹肌收缩的力量使身体慢慢坐起来，反复多次，促进子宫收缩及回位。

专家提示

为了避免尿失禁现象发生时不知所措，新妈妈最好常备卫生护垫或卫生巾，情况严重者还可使用成人纸尿裤应急。

俯卧在床，将枕头置于腹下，保持这种姿势15分钟，俯卧时注意勿压迫双侧乳房。

仰卧屈曲右膝，伸长左脚，收缩臀部及下肢肌肉，默数5下，然后放松，再换另侧。

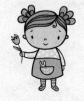

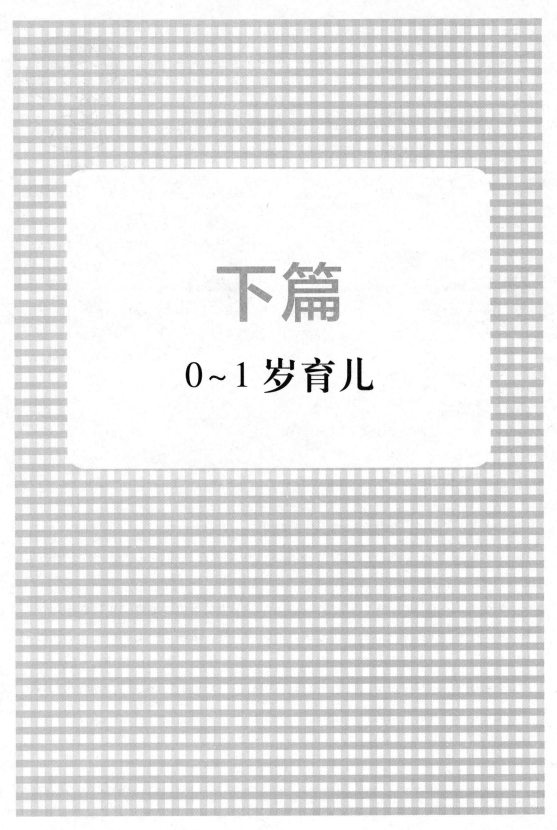

下篇

0~1岁育儿

新生儿的养育

新生儿的生理特点

 体格发育

1. 身长

身长是反映新生儿骨骼发育的一个重要指标。我国城市市区正常出生新生儿的平均身长男婴是 50.4 厘米，女婴是 49.8 厘米（中华人民共和国卫生部妇幼保健司，1998），到满月时身长比出生时增加 5 厘米~6 厘米。

新生儿头占身长的 1/4，四肢相对较短小，取弯曲外展位（即像"W"形状）。刚刚从妈妈子宫出来的新生儿肌张力较高，肘、腕、腰、踝等几个关节都呈弯曲状态，关节弯曲的角度一般不超过 90°。所以，新生儿看上去有一点"O"形腿，这是正常的。随着新生儿的生长发育，肌张力降低，四肢即可自然伸直。伸直的顺序首先为双臂伸直，然后是双腿伸直。

2. 体重

除了阿普伽评分之外，新生儿是否足月出生和出生时的体重也是衡量其身体状况的重要指标。我国城市市区正常出生新生儿的平均体重男婴是 3.3 千克，女婴是 3.2 千克（中华人民共和国卫生部妇幼保健司，1998），正常范围为 2.5 千克~4 千克，满月时体重可增加 0.6 千克~1.2 千克。

3. 头围与胸围

出生时男婴头围均值为 31.8 厘米~36.3 厘米，平均为 33.9 厘米；女婴头围为 30.9 厘米~36.1 厘米，平均为 33.5 厘米。到满月时约增长 4 厘米，男婴约 35.4 厘米~40.2 厘米，平均为 37.8 厘米；女婴为 34.7 厘米~39.5 厘米，平均为 37.1 厘米。

新生儿的胸廓呈圆桶状，即前后径与左右径几乎相等。出生时男婴胸围为 29.4 厘米~35.3 厘米，平均 32.3 厘米；女婴胸围为 29.3 厘米~35.0 厘米，平均为 32.2 厘米。满月时，男婴胸围为 33.7 厘米~40.9 厘米，平均为 37.3 厘米；女婴为 32.9 厘米~40.1 厘米，平均为 36.5 厘米。随着年龄增加，身体逐渐生长发育，胸廓的左右径逐渐增加，前后径相对变小，形成椭圆形。

婴儿头围的大小与胸围的大小有一定关系，这个关系可反映婴儿的身体发育是否正常。

- 婴儿刚出生时头围相对较大，胸围要比头围小 1 厘米~2 厘米。
- 1~2 岁时，头围和胸围的大小已经差不多了。
- 2 岁后，胸围相对比头围大。如果胸围明显小于头围，可能存在着营养不良或胸廓和肺发育不良，要及早去医院就诊。

4. 囟门

人的颅骨是由 6 块骨头组成的，婴儿出生时颅骨尚未发育完全，骨与骨之间相互衔接的部位存在着缝隙，头的顶部及枕后部形成了两个没有骨头、只有头皮覆盖的特殊区域，医学上分别称为“前囟门”和“后囟门”。

正常情况下，新生儿的前囟门为 1.5 厘米×2 厘米，外观看上去前囟门平坦或稍稍有些凹陷，有时能看到脉搏跳动。在出生后的数月里，前囟门会随着头围的逐渐增大而略微增大，满月时前囟门 2 厘米×2 厘米。出生 6 个月后，前囟门由于颅骨逐渐发生骨化而渐渐变小，通常到 1~1.5 岁时闭合。

后囟门很小，一般不太引人注意。出生时为 0~1 厘米，部分婴儿满月时后囟门已闭合，大多在婴儿出生后的 2~3 个月时闭合。

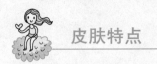

皮肤特点

　　正常新生儿的皮肤红润、细腻、胎毛少。刚出生的新生儿皮肤会被一层灰白色的胎脂覆盖着，这层胎脂是由皮脂腺的分泌物和脱落的表皮形成的，有保护皮肤的作用，会自行吸收。皮肤下毛细血管非常丰富，毛细血管网稠密，表皮很薄，因此有时可以看到淡淡的玫瑰色。

　　新生儿手心、脚心的皮肤相对来说较粗糙，足底一般有较深的纹理。小腿皮肤可以看到有脱屑，全身其他部位可有脱皮现象。在新生儿的骶尾部可见到灰蓝色的色素斑，不凸出皮肤，形状多为不规则形，俗称"胎记"。这是由于皮肤深层堆积了色素细胞所致，一般在出生后 5~6 年自行消失。

　　新生儿的皮肤具有保护、呼吸、调节体温、感觉等多种功能，特别是在中枢神经系统发育不够健全的情况下，新生儿的感觉不是特别敏感，皮肤的感觉能力相对较强，妈妈要注意多抚摸孩子，以促进婴儿的感知觉发育。

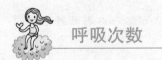

呼吸次数

　　一般来讲，新生儿的呼吸次数为 40~45 次/分，如果每分钟大于 60 次则为呼吸增快。任何可能增加新陈代谢的情况都可使新生儿心率加快，如哭闹、洗澡、吃奶后以及室温的升高等。新生儿的体温每升高 1℃，心率每分钟增快 10~20 次。所以，给新生儿数呼吸次数一定要在其安静的状态下，最好是在新生儿睡觉时进行。

　　正常新生儿的呼吸并不规则，一阵快一阵慢，有时甚至短暂停止。因此，数新生儿每一分钟的呼吸次数时，不能以数 15 秒再乘以 4 的方法来数。这样难以及时因患肺炎而呼吸增快的新生儿，而正常的新生儿又容易被误数成呼吸次数增多。正确的做法是数满 1 分钟，要注意一吸一呼为 1 次呼吸，不要计算成 2 次。

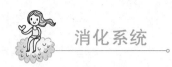

消化系统

婴儿一出生就有吸吮、吞咽能力，并且吸吮、吞咽与呼吸运动三者协调良好。开始时新生儿的食管蠕动不怎么协调，所以易发生溢奶和呕吐，但已能顺利输送流质食物。新生儿的胃是水平位、横着的，容量较小，但肠道相对较长，已能适应较大量流质食物的消化和吸收。消化道运动较快（尤其是下部消化道），出生时咽入胃中的空气3~4小时后已能到达直肠。唾液分泌量及淀粉酶含量较少，但已能满足消化乳汁类食物的需要。

一般婴儿出生后10~24小时内开始排胎粪，粪便呈黑绿色黏液状。喂奶3~4天后会过渡为正常的大便，每日排便3~5次。母乳喂养的婴儿排便会稀一些，次数略多，配方奶喂养的干一些。

婴儿出生时肾脏已具有与成人数量相同的肾单位，但功能上发育还不成熟，肾功能潜力较低，易发生新生儿水肿、低钙血症等。出生后数小时开始排尿，每天尿10~20次，尿中可有微量蛋白，尿酸较多时尿液可呈粉红色。

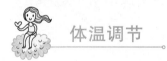

体温调节

健康的新生儿正常体温在36℃~37℃，喂奶或饭后、活动、哭闹、衣被过厚、室温过高等情况均可使新生儿的体温暂时升高到37.5℃，甚至到38℃。

1. 新生儿要注意保暖

新生儿的体温中枢功能尚不完善，体温不易稳定，极易受外界环境温度的影响而出现体温时高时低的情况。新生儿的皮下脂肪较薄，体表面积相对较大，容易散热，因此要注意给新生儿保暖，尤其是在冬季，室内温度要保持在18℃~22℃。如果室温过低，新生儿为了维持正常的体温会使血管收缩，并导致耗氧量增加，减慢新陈代谢，持续的低温环境容易引起新生儿硬肿症。但也不要给新生儿穿盖得太多，尤其是在新生儿发热时，穿盖得太多可引起高热惊厥或抽风。

2. 正确测量体温的方法

给新生儿测试体温有以下 3 种方法，即腋下体温、口腔体温、肛门体温，其中以肛门体温测量起来最方便，也最常用。因为新生儿的自我控制能力很差，如果用口腔表测试体温容易将表咬碎，用腋下表测试体温新生儿如果不配合也无法测试。给新生儿测试体温的最好方法是用肛门表，既安全又准确。3 种测体温方法数值略有差异，依次相差 0.5℃，即腋下 36℃～37℃，口腔 36.5℃～37.5℃，肛门内为37℃～38℃。

给新生儿测试体温的时间以 5～10 分钟为宜。新生儿刚喝完热水或活动后不要马上测试体温，应该休息片刻后待恢复到自然体温时再测。要特别留意体温表是否完好，以免伤害新生儿或测试不准确。给新生儿测试体温前要用乙醇对体温表进行消毒处理，以防止传染病的发生，同时不要忘记把体温表甩到 35℃ 以下。

新生儿特殊的生理现象

生理性体重下降

新生儿体内含水量占总体重的 65%～75%，未成熟儿约 80%，以后逐渐减少。生后前几天摄入量少，丢失水分多（水分随皮肤蒸发，呼出的气体里也带有水分），可出现生理性体重下降，俗称"脱水膘"。生理性体重下降在出生后 1 天即可出现，生后 3～4 天达到最低点，体重减轻的程度一般不超过出生时体重的 9%，在出生后 7～10天又恢复到出生时的体重。

体重下降超过出生时体重的 10% 即为异常，例如一个出生体重为 3 千克的新生儿，体重的减轻超过了 270 克就属于异常。孩子出生后已经两周仍未恢复到出生时的体重，这也是不正常的。造成新生儿体重下降过多或不能正常恢复的原因主要是喂养不当，如母乳量不足又未及时增加代乳品；也可能是没有按需哺乳，喂奶时间间隔太长。如果是喂养的原因要及时纠正，做到按需哺乳；如发现母乳量不够，要及时增加配方奶粉或其他代乳品。如果是疾病的原因，如腹泻等，就要请医生帮助查找原因，及时治疗。

 生理性乳腺肿大

新生儿在出生3~7天，不论男婴还是女婴，都有可能出现两侧乳房肿大的现象，多数为生理性的，也就是说这是一种正常的生理现象。新生儿出现乳房肿大主要是因为在出生时体内有一定量的雌性激素、孕激素及生乳素，雌激素与孕激素因为来自母体，所以在婴儿出生后来源中断并很快降低浓度，而生乳素在婴儿出生1个月内仍维持一定的水平，致使乳腺肿大。一般在出生15天左右最为明显，一般两侧肿大的乳房是对称的，表面不红不肿，不发热。有时有色素增多现象，还有的有少量灰白色的乳汁流出来。男婴在数周后肿大的乳块即可消失，而女婴则在生后6个月左右才消失，一般不需要治疗。新生儿出现乳腺肿大后千万不要按摩和挤压乳房，否则容易引起新生儿乳腺炎或乳腺脓肿，严重的会引起全身感染、败血症等。新生儿乳腺炎表现为乳房红肿，触摸时有痛感，哭闹，不爱吃奶，伴有发热，乳房周围局部化脓。一旦新生儿出现乳房肿胀必须保持局部清洁，每天要给新生儿洗澡，并用温度适宜的热毛巾外敷患处，换质地柔软的内衣。如果伴有高热、乳房化脓要及时送医院，进行抗炎治疗及乳房周围的处理。

 假月经

有的女婴出生后3~7天会从阴道内流出血性分泌物，持续时间一般不超过1周，这种短暂的阴道出血现象称为"假月经"。出现这种情况父母不必着急，更不要害怕，因为这是一种正常的生理现象。胎儿在被娩出之前通过胎盘接受了妈妈的雌激素，也有一部分是胎儿自身分泌的。出生后来自母体的雌激素很快中断，新生儿增生的子宫内膜发生脱落，使阴道出血，几天后会自然停止。

新生儿出现假月经后，如果流血量不多，又无其他部位的出血，就不必做任何处理。但是应勤换尿布，保持会阴部的清洁与干燥。最好每次换尿布时用温开水由前向后冲洗一下阴部，然后用柔软的干毛巾蘸干就可以了。

吐奶

新生儿吐奶是很常见的现象，大部分是正常的溢奶，经常发生在刚吃完奶后不久，吐出的是刚吃下的奶或在胃酸作用下形成的奶块。通常，奶水顺着新生儿的口角流出，而不是大口喷出。新生儿出现这种情况可以采取少吃多餐的方法，控制好喂奶速度，防止因吃奶过急而吞入过多空气。喂奶后，妈妈应该把新生儿竖着抱起来，同时轻拍其背部，让新生儿将吃奶时咽下的空气排出去。

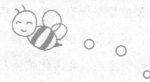

新生儿的喂养

母乳喂养好处多

1. 母乳是婴儿的最佳食物

母乳中除了含有丰富的人类抗体外，其营养成分也是最全面、最适合婴儿吸收利用的。人类对自然的认识毕竟有限，仅依靠科学分析，对母乳中所含营养成分的认识不可能全面，即使完全分析出来，要照此配制也是不可能的，更何况母乳的成分和含量是一种活性的组合，所以光从营养这一点上说，母乳也是最好、最适合的婴儿食物。

★母乳有利于婴儿的消化吸收

母乳中的蛋白质总含量虽然较少，但白蛋白多而酪蛋白少，在婴儿胃中形成的凝块小，容易被消化吸收，不易引起因为消化不良而造成的腹泻。母乳中蛋白质含量少，消化时对新生儿肾脏的负担就比牛奶要小得多。

母乳脂肪中所含的不饱和脂肪酸比牛奶多，不仅能供给婴儿必需的充足的脂肪酸，由于其脂肪颗粒小，又含有较多的解脂酶，更有利于婴儿的消化吸收。

母乳中含有较多的乳糖，最适合新生儿迅速生长和能量消耗的需要。母乳中所含乳糖的量也较多，又以乙型乳糖为主，能促进婴儿肠道乳酸杆菌的生长，这对提高婴儿的消化吸收能力十分有利的。

母乳中所含的各类酶最有利于婴儿消化吸收，其中含量较多的消化酶如淀粉酶、乳脂酶等，都是专门针对人类饮食的酶，有助于婴儿的消化吸收，比如其中所含的乳脂酶可有助于婴儿消化乳汁中的动物脂肪，把它转化成人类所需的营养。

★母乳中的微量元素最恰当

母乳中所含的钙、磷、铁等矿物质和微量元素最恰当，其中锌、铜、碘含量丰富，尤其在初乳中，这是为新生儿的迅速生长专门配备的；铁的含量虽与牛奶差不多，但可吸收率却比牛奶高 5 倍，所以母乳喂养的婴儿贫血发生率，尤其是缺铁性贫血的发生率明显低于牛奶喂养的婴儿；母乳中磷的含量比例适当，非常适合婴儿大脑的迅速发育，其中钙磷的比例也是最佳的 2：1，易于婴儿吸收，引起婴儿低血钙症的可能性比较少。母乳中的矿物质总量低，婴儿肾脏的负担小。

★母乳含有很多活性因子

活性因子也可说是生长素，能更好地促使婴儿骨骼、大脑神经细胞、内脏和肌肉的生长发育，有助于肠道内产生有益的乳酸杆菌，抑制致病菌的生长。母乳中还含有较多的生长调节因子，如牛黄酸等，是促进神经系统发育的重要元素。

★母乳中含有较少的过敏原

牛奶、豆浆等食物中含有一些过敏因子，对成人都易引起消化不良，对婴儿肠道更会有较大刺激。有些婴儿易发奶癣、湿疹、皮肤过敏，或拉稀、大便干燥，都是由于这些替代品不适合所致。而母乳是人类自己的营养食物，自然是最最适宜的，其中所含的 SigA，尤其在初乳中含量极高，有结合肠道内细菌、病毒等病原体和过敏原，阻止它们侵入肠黏膜引起不适和疾病的作用，而且具有在肠道内不受酸碱度影响、不会被消化的特点，可以说是婴儿抵抗疾病的一道天然屏障。

★母乳具有自动调节性和可变性

婴儿出生后生长迅速，两个月体重就可增长一倍。随着婴儿的成长，机体对食物营养成分的需求也会跟着变化，母乳是会随着婴儿的这种需求变化而变化的：

分娩后头 7 天的乳汁称为"初乳"，含有更多的抗体和白细胞，亦含有生长因子，可刺激新生儿未成熟肠道的发育，也为肠道消化吸收成熟乳做了准备，并能防止过敏性物质的刺激。产后 7~14 天的乳汁是初乳向成熟乳的过渡，蛋白质含量逐渐减少，脂肪和乳糖的含量逐渐增加。大约 2 周后乳汁分泌量会增加，而且其外观与成分都有所变化，乳汁呈水样液体，这就是含有丰富营养成分以供婴儿生长发育所需要的成熟乳。

这种变化完全是为了适合不同月龄婴儿的生长发育的需要而定的，母乳之所以珍贵就在于它能按需变化。而且，母乳中所含的维生素，不仅较全面、含量合适，而且会随着婴儿不同时期生长发育的需要随时调整含量，所以最适合婴儿每个阶段成长所需。

2. 哺乳有利于妈妈的身心健康

给孩子哺乳的妈妈都能感觉到，自从哺乳后，自己在性格和情感方面有了一些变化，不知不觉地改变了因青春年少养成的只关注自我、意识内倾的习惯，变得更关注孩子、关注他人，更温柔宽厚、更善解人意了，感情也由此变得更丰富细腻，这是一种很有价值的成熟。

进行母乳喂养，妈妈身体的各方面都要配合，消化道的功能要加强，以吸收更多的营养供成长中的婴儿所需，同时也要保证自身的营养；呼吸功能、排泄功能、生血功能等都要加强，以配合泌乳的需要。可以说，全身功能此时都会处在很旺盛、很活跃的状态，抵抗疾病的能力这时也往往处在很强的状态，哺乳期不容易生病这是经历过的人都知道的一个特点，尤其是得乳腺癌的比例会比未哺乳的妈妈低20%。

第一时间给新生儿哺乳

如果妈妈的身体允许，孩子一出生就可以给他喂奶了，这样不仅可以刺激乳房更快、更多地分泌乳汁，而且还会对新生儿产生积极的作用。因为在妈妈子宫内，胎儿是通过腹部的脐带吸收营养以及氧气的，出生后要转变为靠自己的嘴吸收营养、靠排泄系统排出废物、靠肺来呼吸。在妈妈乳头的刺激下，婴儿的口腔吸吮功能、肠胃消化功能、排泄系统的功能和呼吸功能都会较早进入工作状态，并强化活动能力，所以不可小视它的特殊促进作用。

孕时乳房会分泌出一些润液或乳汁，加上出汗等原因，可能乳头上会积有垢痂。在分娩前应该用食用植物油涂抹在乳头的干垢痂上，使垢痂变软，然后用温性肥皂（碱性小的）水清洗，再用温开水洗净乳头，以免第一次哺乳时不洁物进入新生儿口中。哺乳后也可用温水擦洗乳头、乳晕及其周围部分，以清除新生儿吸吮乳房时可能由口腔传播出来的细菌，保证乳房的清洁。

在刚开始的两天里，乳房也许只分泌几滴初乳（分娩后头7天分泌的乳汁称为"初乳"），初乳量很少，而且又稠又黄，但营养成分相当高，含有很多抗体和白细胞，能增加新生儿胃肠道抵抗细菌的能力。初乳中还含有生长因子，可刺激新生儿未成熟肠道的发育，也为肠道消化吸收成熟乳作了准备，并能防止过敏性物质的刺激。所以，初乳绝对不应该浪费，新生儿醒着的时候一定要让他多吸吮。

让新生儿正确含接乳头

有的妈妈在孩子吸吮时痛感会特别强烈，这可能是因为孩子只含住了妈妈的乳头，而没有把整个乳晕部分都含住，必须加以纠正。因为孩子只吸吮妈妈的乳头不仅会造成乳头疼痛、受伤，而且不利于乳汁的分泌。

乳头长时间受新生儿唾液浸泡容易皲裂，因此每次喂奶时间不宜过长，一般以15~20分钟为宜，更不要让新生儿含着乳头睡觉。新生儿吃饱了或吮吸累了会自动松开妈妈的乳头，但有时新生儿还会咬住乳头，这时要注意不要硬拉，否则会拉伤乳头。正确的办法是：用手指轻轻压一下新生儿的下巴或下嘴唇，也可将食指伸进新生儿的嘴角，慢慢地让他把嘴松开，这样再抽出乳头就比较容易了。哺乳结束后滴几滴奶涂在乳头上，让其自然干燥，这样可以减少乳头皲裂发生的机会。这里强调一下，乳头皲裂不单是喂奶时疼痛，它还是感染乳腺引起炎症的一个通道。如果乳头发生皲裂应及时治疗，防止感染。皲裂时最好暂停哺乳，待皲裂伤口愈合后再喂奶。

有些产妇的乳房可能有这样、那样的缺陷，如有的乳头扁平，有的向内凹陷，有的向内翻入，导致婴儿无法含住乳头，不能吸吮，造成哺乳困难。乳汁分泌旺盛的容易造成乳汁淤积，导致乳腺炎。对于乳头扁平或内陷的乳房，应该在妊娠期内就注意矫正，可在平时清洗乳房时用手夹住乳头向外牵引，时间长了乳头就可能会向外凸出；乳头内翻的应进行手术矫正。如果产后乳头仍旧扁平或内陷可用吸乳器的玻璃乳头罩罩住乳头，不断用力一捏一松橡皮头，靠吸力将乳头向外吸出。

新生儿应该按需哺乳

一两个月内婴儿的哺喂可以不定时，按婴儿需要进行哺喂就可以。婴儿的食量大小因人而异，不用拘泥于每天几次，食量大的、要的次数多的可多喂几次，也可间隔时间短些；食量小的可少喂几次或间隔时间长些。

每次喂奶要让孩子一次吃饱。如果孩子吃一小会儿就睡了，可以揉揉他的耳朵，挠挠他的脚心，逗醒孩子，或把乳头撤出再放进孩子嘴里，以保证他一次吃饱。没有必要在规定时间内停止哺乳，有些孩子吃得慢，有些孩子吃得快，可以让孩子自己决定何时停止吃奶。孩子吃饱了会停止吸吮，这时很容易就能从孩子嘴里抽出乳头，要避免养成含乳头睡觉的习惯。

有的妈妈奶水特别多，有时会呛着孩子；还有的妈妈乳房比较大，在喂奶时可能会压住孩子的鼻子。遇到上述情况，妈妈可以用食指和中指夹在乳晕的外周，即可避免上述情况的发生。

防止新生儿打嗝、吐奶

新生儿在喂奶前哭闹，或吃奶时常常会把空气吸进胃里，所以在喂奶后经常打嗝，有时随着嗝会把奶带出来。为避免这种情况，在喂奶前尽量不要让新生儿哭太长时间，吃奶时乳头或奶嘴要填满新生儿的口腔，避免吸入太多的空气。喂奶后还要帮助新生儿打出嗝，将胃里的空气排出。具体方法是：妈妈用一只手托住新生儿的头及后颈，另一只手搂住新生儿的后腰及屁股，让新生儿趴在妈妈的身上，头扶靠着妈妈的肩。这时候，托新生儿头的手就可往下移至新生儿的后背，用手掌轻轻拍新生儿的后背，直到新生儿打出嗝。这里需要注意的是，妈妈给新生儿拍嗝的手后掌部不要离开新生儿，以防新生儿后倾。

因新生儿的胃呈水平状，贲门松弛，喂奶后稍稍活动就会出现吐奶、溢奶的情况。所以，喂奶后除拍嗝外尽量不要让新生儿过多地活动，如洗澡、换尿布等都应在喂奶前完成。为避免意外情况，喂奶后最好让新生儿右侧卧位睡觉，便于胃内容物从右侧的幽门进入十二指肠，也可以防止吐奶或溢奶呛入气管或流入耳道。可在新生儿背后垫上一个枕头或小被子固定其体位。

有些新生儿不能吃母乳

　　患有某些遗传代谢性疾病，如半乳糖血症的婴儿是绝对不能吃母乳的。半乳糖血症是一种先天性酶缺乏而引起的代谢性疾病，由于缺乏酶，人乳中的乳糖不能很好地代谢，乳糖代谢不完全的产物是一些有毒的物质，这些物质聚集在体内会影响神经中枢的发育，造成智力低下、白内障等。所以如果给新生儿喂奶时出现拒乳、严重呕吐、肝脏肿大等表现时应当及时请儿科医生诊治。新生儿有白内障时要高度怀疑此病。一旦怀疑是半乳糖血症就要停止喂奶类食物，改用大豆制品喂养婴儿。

　　另外还有两种不能完全用母乳喂养的疾病，一种是苯丙酮尿症，另一种叫枫糖尿症。这两种病都是氨基酸代谢异常的疾病，如果全部用母乳或动物乳汁喂养，新生儿会出现智力障碍。预防智力障碍的方法就是调整饮食中的氨基酸含量，减少母乳喂养，给予治疗食物。患这两种病的新生儿小便中有很特殊的气味，婴儿还会出现喂养困难、反应差等表现。

混合喂养的正确方法

1. 需要补充配方奶粉的情况

新生儿出现以下症状时就需要考虑补充一些配方奶粉了：

- 出生 5 天后的新生儿，在 24 小时内小便的次数小于 6 次。
- 出生 5 天后的新生儿，每天大便的次数少于 1 次。
- 新生儿总是哭闹，多数时间看上去显得很疲劳。
- 给新生儿喂完奶后，妈妈的乳房显得空空的，摸起来不太柔软，这可能也是新生儿没得到足够母乳的一种表现。

2. 选择配方奶粉的技巧

婴幼儿配方奶粉是在牛奶的基础上，尽可能模仿母乳的营养成分，调整蛋白质的构成及其他营养素含量，以满足婴幼儿的营养需要，其营养价值是鲜奶、酸奶或其他配方食品无法比拟的。

婴幼儿配方奶粉根据适用对象不同可分为以下几类。

- 起始或初生婴儿：适用于0~6个月不能用母乳喂养的婴儿。
- 后继或较大婴儿：适用于6~12个月的婴儿。
- 幼儿配方奶粉：适用于断乳期前或以后的幼儿。
- 特殊医学用途配方奶粉：适用于生理上有异常需要或有特殊膳食需求的婴幼儿，例如为早产儿、先天性代谢缺陷儿（如苯丙酮酸尿症）设计的配方奶粉，为乳糖不耐受儿设计的无乳糖配方奶粉，为预防和治疗牛奶过敏儿设计的水解蛋白或其他不含牛奶蛋白的配方奶粉等。

选择配方奶粉一是要明确适用对象，不同年龄阶段的配方奶粉适用于不同年龄的婴幼儿；不同体质的婴儿所适用的奶粉也是不一样的，比如内热体质的婴儿选择奶粉，就要特别考虑到所用奶粉是否会引起便秘、上火。二是要考虑新生儿有无特殊医学需要，如乳糖不耐受或牛乳过敏等，应选用相应品种的配方奶。三是要仔细阅读产品的成分标志，是否符合婴幼儿的营养需要，是否符合婴幼儿配方奶粉国家标准或有关规定，是否有可靠的、特定的功能。四是要注意该产品是否是著名品牌，厂商是否有足够大的生产规模，有无先进的工艺设备和严格的生产流程。特别要看生产商是否有强大的研发能力，因为验证配方奶粉的安全性和有效性往往需要大量的研究费用。据估计，要验证婴儿配方奶粉中所添加的一种新成分的有效性或安全性约需200万美元，所以一个新品种婴儿配方奶的开发是有相当高的技术门槛的。五是要注意产品的口碑，多向有经验的妈妈请教，多收集品牌的相关新闻，看是否曾有过负面新闻。

3. 补授法和代授法

母乳喂养确有很多好处，但因为母乳量不足或哺乳妈妈因工作关系不能按时给新生儿哺乳时，需加喂配方奶粉，称为"混合喂养"。混合喂养有以下两种方法：

★补授法

每次先喂母乳，然后再补充一定量的配方奶粉。哺乳妈妈应坚持每次让新生儿将乳房吸空，以刺激母乳分泌，不致使母乳量日益减少。补充的乳量要根据新生儿的食欲及母乳量多少而定，在最初的时候，可在母乳喂完后再让新生儿从奶瓶里自由吸奶，直到新生儿感到吃饱和满意为止，这样试几天，如果新生儿一切正常，消化良好，就可以确定每天该补奶多少了。以后随着月龄的增加，补充的奶量也要逐渐增加。若新生儿自由吸乳后有消化不良的表现，应略稀释所补充的奶或减少喂奶量，待新生儿一切正常后再逐渐增加。注意一定不要过多，以免新生儿越来越少喝母乳而趋向喝牛奶。

★代授法

以配方奶粉代替一次或一次以上的母乳喂养。如果哺乳妈妈乳量充足却又因工作不能按时喂奶时，最好按时将乳汁挤出或用吸奶器吸空乳房，以保持乳汁分泌不减少。吸出的母乳冷藏保存，温热后仍可喂新生儿。但每日新生儿直接吸吮哺乳妈妈乳头的次数不宜少于3次。切记不论母乳多少一定不要轻易放弃喂母乳。

4. 给奶瓶消毒的正确方法

在对奶瓶进行消毒前，应先用冷水冲掉残留在奶瓶、奶嘴里的剩奶；再把奶瓶、奶嘴放在温水中用奶瓶刷将其内部刷洗干净；然后，使刷毛位于奶瓶口处，旋转刷子，彻底刷洗瓶子内口；再抽出刷子，洗刷瓶口外部螺纹处和奶嘴盖的螺纹部；最后，用毛刷尖部清洗奶嘴上边的狭窄部分。把洗过的奶瓶用清水冲洗干净，放入锅内煮沸5分钟左右备用，奶嘴用开水烫泡一会儿。有条件的家庭可把备用的奶具放在消毒柜中，没有条件的也一定要把干净奶瓶等盖上煮过的干净毛巾或纱布，放在干净、干燥之处。

妈妈患病时可暂停哺乳

哺乳妈妈如果患感冒、发热、急慢性传染病、败血症，或急性腹泻较重，或乳头开裂严重，有乳腺炎症、乳腺脓肿而无法哺乳，可在患病期间暂停哺乳，但每日应按时挤出乳汁，以免以后无奶。

如果乳胀明显可以先进行乳房热敷，轻轻按摩乳房之后再挤奶。一般情况下可直接挤奶：准备一个敞口的容器，洗净双手。挤奶时，妈妈身体略向前倾，用一只手托起乳房，另一只手大拇指和食指分开，对应地放在乳晕上下方，距乳头根部约2厘米处，这样就能挤到乳晕下方的乳窦上。然后手指固定，不要在皮肤上滑动，而是向胸壁方向有节奏地挤压，以不引起疼痛为宜。注意不可压得太深，否则将引起乳导管阻塞。要反复一压一放，这样乳汁就会出来。待乳汁流速减慢后，手指可向不同方向转动，再重复压放，完成挤奶。挤奶持续时间以20分钟为宜，不要挤得时间太长，免得增加乳房的不适。

乳头开裂、乳腺炎或乳腺脓肿患者最好稍一缓解后尽早让婴儿吸吮乳汁，以免乳汁淤积更加重乳腺炎症，因为婴儿频繁有力的吸吮或用吸乳器将乳房内的乳汁吸空，可以有效防治乳腺炎。

哺乳妈妈最好不吃药

哺乳母亲原则上最好不服药，必须服药时一定要慎重，要在医生的指导下服用。因为婴儿体质稚嫩，许多脏器还处在生长发育阶段，对各类药物十分敏感。比如，妈妈服用四环素类药会影响婴儿的肾脏功能，影响其骨骼和牙齿的生长，使牙齿永久着色；服用青霉素、卡那霉素等抗生素类药可能会对婴儿听觉神经造成永久性不可逆转的损害，使婴儿一辈子耳聋；服用红霉素、氯霉素、合霉素，可能会抑制婴儿的造血功能；服用磺胺类药如复方新诺明等可能会使婴儿出现贫血或黄疸；服用美沙酮会使出生4周内的婴儿出现抽搐；服用阿司匹林、APC和水杨酸会影响婴儿骨骼、血管、肾脏健康，致使血小板减少，甚至出现严重出血；服用乙醚类药会使婴儿出现神经抑制状态，严重的可致死亡；服用香豆类衍生物药可使婴儿出血、脑出血；服用安定类安眠药会使婴儿全身出现淤斑、高铁血红蛋白症、生长迟缓；服用阿托品类药可使婴儿出现呼吸抑制；服用六甲溴铵可使婴儿出现麻痹性肠梗阻、骨骼生长抑制，或得血液病；服用降压药会使婴儿出现嗜睡、鼻塞现象；服用避孕药不仅会减少哺乳妈妈的乳汁分泌，还会使女婴今后易生阴道癌和子宫癌。总之，抗生素类药、磺胺类药、抗甲状腺制剂和碘剂、降血压类药、抗疟疾类药、解热止痛类药、避孕类药、抗结核类药、镇静安眠类药等，都是哺乳期间不宜服用的药。

人工喂养的正确方法

1. 需要人工喂养的情况

★妈妈没奶

专家认为，一般情况下，女性产后都会有乳汁分泌，只要坚持让新生儿吸吮、加强营养并保持信心，都可以进行母乳喂养。但如果产妇身体极其虚弱，营养不良或产时失血过多，给新生儿哺乳会导致产妇身体难以支撑，就只好采用人工喂养了。

★母乳严重分泌不足

有的妈妈不是没奶，而是分泌量很少，而且稀薄，明显不足以喂养新生儿，经过调养后泌乳仍无明显增加，也只好考虑人工喂养。但有此类情况的妈妈最好仍能坚持让新生儿吸吮，因为即使是这样的母乳对新生儿仍是很珍贵的。

★妈妈因病不能哺乳

妈妈如果有结核病、活动期肝炎、艾滋病或其他急性慢性传染病、严重的心脏病、肾炎、贫血等不宜坚持母乳喂养。研究表明，妈妈如感染艾滋病或 HIV 呈阳性，或肝炎正处于活动期，有通过哺乳感染新生儿的危险，一般不宜再考虑母乳喂养新生儿；有严重心脏、肾脏疾病和贫血的，哺乳会过度消耗妈妈营养，不利于身体康复，甚至会造成妈妈身体的更加虚弱，所以也不宜再用母乳喂养新生儿。

2. 人工喂养的注意事项

一般一个出生体重 3 千克的新生儿，在出生后两周内每次喂 60 毫升～100 毫升的奶，每天 7～8 次；在 3～4 周内每次喂 100 毫升～150 毫升奶，每天 6～7 次。这里需要强调的是，因每个新生儿都有个体差异，妈妈应该根据新生儿的哭闹、用嘴找奶头及做出吸吮的动作来决定是否给新生儿喂奶。奶量可以参照上次新生儿吃的量及间隔的时间来决定，比如，上次新生儿吃 60 毫升的奶，间隔了 3 小时再找奶，那基本上就够了，可根据新生儿的年龄逐渐增加奶量。在调整阶段要密切观察新生儿的情况，尽快找出规律。

冲调奶粉要严格按照奶粉包装上的说明进行，不要随便改变浓度，过浓过稀，新生儿的胃肠都不能耐受。配方奶粉不需要再蒸煮加热，那样会破坏奶粉中的某些营养成分。

喂奶前先滴几滴奶在妈妈的手腕或手背上，试一试温度，以不烫、不凉为适度。要绝对避免用大人嘬一口奶的方法来试奶温，因为大人与新生儿的口腔对温度耐受不同，另外也会污染奶嘴。

即便是用奶瓶喂新生儿，妈妈也应把新生儿抱在怀里，让新生儿感受到妈妈的肌肤温暖，听到妈妈的声音，闻到妈妈的气味，更清楚地看到妈妈亲昵的眼神。

用奶瓶喂新生儿时奶液要填满奶嘴，尽量不要让新生儿吸进空气。一般每次喂奶要在 10~15 分钟喂完，有的新生儿边玩边吃，还有的吃一点就睡了。出现这种情况时，可以用把奶嘴从新生儿嘴里抽出来再放进新生儿嘴里的办法，逗引新生儿一次把奶吃完。

3. 足月低体重儿的喂养

合理喂养是提高低出生体重儿存活率的关键，合理喂养可以不影响低出生体重儿体格及智力的发育，防止新生儿发生低血糖、低血钙及高胆红素血症，减少新生儿自身蛋白分解和酮尿症发生的机会，缩短新生儿生理性体重下降的时间。

母乳是低出生体重儿的最佳营养来源，尤其是早期足量的喂养。一般是在生后 4~6 小时开始试喂，以随饿随喂为原则。

若因母乳不足或某种原因不能喂母乳，需混合喂养或人工喂养时，代乳品的选择是很重要的。最好选用专门为低体重儿及早产儿配制的配方奶粉，注意蛋白质要以乳清蛋白为主，能减少代谢性酸中毒或乳凝块儿；脂肪中要以长链或中链脂肪酸为主，以便能适合低体重儿的低胆盐的消化功能；渗透压不应过高，若过高，则易发生坏死性小肠结肠炎。

人工喂养的奶量一般是 100 毫升~160 毫升/每日/每千克，但新生儿的个体差异很大，不能千篇一律，要根据低出生体重儿自身的需要量及耐受情况而定，以保证新生儿的体重每天能增加 25 克~30 克。

4. 早产儿的喂养

妊娠 28~37 周娩出的新生儿为早产儿，体重为 1.0 千克~2.49 千克。我国有 5%~

15%的新生儿属于早产儿。早产儿身体的各个器官发育不够健全，非常赢弱。大约15%的早产儿夭折于新生儿期，即或存活下来也容易产生很多健康问题。

5. 母乳是早产儿的最佳选择

对早产儿最好进行母乳喂养，因为早产母亲的乳汁中所含的各种营养物质和氨基酸较足月分娩的母亲多，能充分满足早产儿的营养需求，更利于早产儿的消化吸收，早产儿吃母乳不容易发生腹泻和消化不良等疾病，还能提高早产儿的免疫能力，对抗感染有很大作用。

6. 把握好开始喂奶的时间

一般在生后 6~12 小时开始喂糖水，24 小时开始喂奶。

7. 掌握正确的喂养方法

早产儿除了消化和吸收能力不如足月新生儿以外，吸吮和吞咽能力也差，常常无力吃奶或不会吃奶。早产儿的胃容量极小，有时多喂几口奶也会因漾奶呛入肺中而夺去微弱的生命。因此，喂养早产儿要十分细心，掌握科学的方法非常重要。

有吸奶能力、体重在 1.5 千克以上的早产儿，如果一般情况好可以直接吃母乳。一开始每天吃 1~2 次，每次 5~10 分钟，第一次喂 2~3 分钟。若早产儿无疲劳现象，可以逐渐增加喂奶时间和次数。吸吮能力差的早产儿，可把母乳挤到奶瓶里，用奶瓶、小勺或滴管喂。吸吮和吞咽能力差的早产儿可使用套有橡胶管的滴管喂奶。

不要让早产儿平躺着吃奶，应采取侧卧位，左右交替侧卧，这样可以使早产儿两侧肺部都能很好地扩张，还可以通过变换体位改善他们的血液循环。更重要的是，婴儿侧卧吐奶时不容易呛咳，能避免呕吐物吸入气管，引起吸入性肺炎或窒息。

对于无法进行母乳喂养的早产儿，一定要选择专门设计的早产儿配方奶粉。这样的配方奶粉总蛋白低，乳清蛋白和酪蛋白的比例为 70∶30，而总热量比一般的配方奶粉要高，有利于早产儿消化吸收和增加体重。当早产儿的体重达到 2.5 千克时应更换婴儿配方奶粉。体重 2 千克左右的早产儿可以每 3 小时喂一次奶，体重 1.5 千克以下的早产儿每 2 小时喂一次奶。

奶量计算法可以参考下列公式：

最初 10 天以内：每日喂奶量（毫升）=（婴儿出生实足天数+10）×体重（千克）/100

出生 10 天以上：每日喂养量（毫升）= 1/5–1/4 体重（千克）

 ## 剖宫产婴儿的喂养

研究发现，剖宫产术后产妇泌乳的始动时间，也就是胎儿娩出至产妇自觉乳胀、挤压乳房时第一次有奶水排出的时间，要比自然分娩的妈妈晚近 10 小时，而且体内的催乳素水平偏低，加之术后的体位限制、疼痛、心理因素等。所以，产后一年内母乳喂养失败风险高于自然分娩的新妈妈。那么，剖宫产的妈妈如何成功进行母乳喂养呢？

1. 尽早给新生儿哺乳

泌乳是一个复杂的生理过程，催乳素在泌乳的启动和维持奶水分泌中起重要作用，频繁吸吮乳头及乳房的排空，是促进催乳素分泌的重要因素。婴儿出生后 24 小时内的初乳中，能够抵御外界病毒、细菌的侵袭的免疫蛋白含量最高，以后逐渐下降，所以产后尽早哺乳是促进和保障母乳喂养的关键。

新生儿出生后 20～50 分钟的吸吮反射最强，如能在此期间充分有效地实施"三贴"，即胸贴胸、腹贴腹、婴儿口腔贴产妇乳房，以及"三早"，即早抚触、早吸吮、早开奶，不仅可巩固新生儿的吸吮反射，还可以刺激乳头神经末梢，从而引起催乳素的释放，使奶水提前分泌，提高泌乳量。因此，剖宫产的妈妈应积极采取早接触、早吸吮等催乳技巧，及早开奶。

2. 减轻剖宫产切口的疼痛

剖宫产术后疼痛不仅影响产妇的休息和睡眠，而且可能抑制泌乳。特别是术后 3 天内，腹部切口疼痛以及不适是最突出的，同时疼痛还会严重影响产妇的活动。这直接导致哺乳姿势受限，影响新生儿对乳头的含接，会使妈妈感到力不从心，甚至失去哺乳的信心。因此，剖宫产的妈妈应该要求医院提供硬膜外镇痛泵。研究表明，术后镇痛对产妇和新生儿都没有不良影响，奶水中检测不到麻醉药物，因此是安全可行的，对成功喂养有很大的帮助。

3. 缓解紧张情绪

刚刚生完孩子，产妇几乎都存在不同程度的焦虑、不安、抑郁、恐惧等心理方面的问题。剖宫产的产妇对于手术本身就存在紧张情绪，加之术后疼痛、行动不便及睡眠欠佳、疲劳的影响，以及对于产后角色的转换的不适应，心理问题更加突出，更易情绪低落，不知所措，对成功哺乳没有足够的信心。而人体神经内分泌的变化很大程度受到心理因素的调控，不良心理因素会影响垂体分泌催乳素，进而影响奶水分泌。家人应该给予更多的关心、照顾、鼓励，注意产妇的情绪变化，通过安慰的话语和实际行动，帮助产妇解除顾虑，使她感受到"初为人母"的喜悦，这样很有助于奶水分泌。

4. 选择合适的哺乳姿势

喂奶的体位直接影响新生儿口腔含接乳头的姿势。平卧位时乳房显得较平坦，乳头及周围乳晕不易凸出，新生儿不易含住乳头及大部分乳晕，侧卧位也不利于形成好的含接姿势。新生儿的含接姿势不好容易造成妈妈乳头疼痛及乳头皲裂等现象。

虽然，坐位哺乳应该是最佳体位，但剖宫产的妈妈最初几天因腹部切口疼痛，或切口受压和摩擦，多采用半坐卧位哺乳姿势。其实，有一种环抱式坐位哺乳方法比较适合剖宫产的妈妈，不仅舒适方便，而且可以使新生儿有效吸吮奶水。

总之，只要能保持良好的心态、及早哺乳、适当镇痛、采取合适的体位，任何一位剖宫产的妈妈都可以成功进行母乳喂养。

新生儿的护理

读懂新生儿的哭声

新生儿没有语言，哭声就是他对外交流的方式。他在需要帮助、陪伴或身体不适时都会用哭声来表示，也就是说在新生儿哭的时候总是有消极因素存在，如疼痛、失望、愤怒等，这时就需要妈妈细心地观察新生儿。一般新生儿哭的时候是没有眼泪的，可从新生儿哭声的大小、持续性还是间断性等来判断新生儿哭闹的原因，并及时给予解决，以减少新生儿哭闹的次数，缩短哭闹的时间，也可避免耽误病情。

1. 我饿了

一般刚出生的新生儿，妈妈没有掌握其生活规律，新生儿就会在饿了、渴了的时候用哭声提醒妈妈。如果马上喂奶或给水喝新生儿就不哭了，证明新生儿确实是因饥饿或口渴而哭闹的。如不及时喂奶或给水喝，新生儿会持续地哭，哭声时高时低。

2. 我的尿布该换了

如果新生儿尿了、拉了，妈妈未发现，新生儿会用哭声提醒妈妈。这时的哭声嗓门不大，也不是特急。如果不到该喂奶的时间新生儿哭了，就要检查新生儿的尿布，如发现有屎或尿要及时给新生儿洗净屁股，更换尿布，新生儿自然就不哭了。

3. 我太热了（太冷了）

如果新生儿居住的房间温度太高，或包裹内的温度太高，新生儿都会烦躁、哭闹。这时的哭声有些沙哑，新生儿的脸一般都较红。要给新生儿少穿盖一点，或想办法降低室温，这样新生儿自然就会安静了。

与房间太热相反的是，如果室温太低，或新生儿包裹内的温度太低时，新生儿也会哭闹。每当新生儿因这种情况而哭时，面色为暗紫或苍白，哭声显得无力。发现这种情况要及时采取措施，或提高室温，或给新生儿增加包被，新生儿感觉温暖就会舒舒服服地睡觉了。

4. 我很累

新生儿特别容易疲劳，这也是新生儿爱睡觉的原因。如果新生儿醒的时间比较长，或是新生儿的居室内人太多，声音杂乱，就会影响新生儿的睡眠，新生儿会因疲劳而又无法睡眠而哭闹。因这种情况而引起的哭闹，在开始时哭声大，有点声嘶力竭，表现为烦躁，如还不能让新生儿安安静静地睡觉，新生儿会哭一会儿睡一下，然后又哭。这时，妈妈应该知道新生儿累了、困了，需要休息，就不要再逗新生儿，要让其他人离开新生儿的居室，保持室内的安静，新生儿就会安安稳稳地睡觉了。

5. 我生病了

有时新生儿会因体内霉菌的感染，口内长满了鹅口疮。新生儿虽然饿了，但奶嘴、奶液的刺激会使新生儿更加疼痛，所以，有鹅口疮时新生儿会在给奶或水时哭得更厉害。这时应积极治疗新生儿的鹅口疮。

如果新生儿常有音调高、发声急的脑性尖叫，应考虑有中枢神经系统的感染或脑出血的可能。如果新生儿号哭不安，伴有面色苍白、出汗等症状，应考虑有急腹症的情况，有上述情况出现时要马上送医院诊治。

6. 抱抱我

在这种时候，新生儿的哭声既不大也不急，哭几声后就会停下来，观察妈妈的反应。每当遇到这种情况，妈妈不要马上抱起新生儿，因为新生儿这时的哭就是在撒娇，想要你去抱他。如果你马上抱新生儿，几次之后就会养成一哭就得抱、不抱就哭起来没完没了的坏习惯。但也不要冷落新生儿，妈妈可以面对新生儿，轻轻地和他说话，也可以放点音乐，让新生儿不感到寂寞。

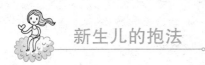

新生儿的抱法

新生儿的脖子软绵绵的，竖不起来，很多新手父母不知道该怎样抱新生儿，生怕抱不好把新生儿弄伤了。下面介绍几种抱新生儿的方法。

1. 从床上抱起新生儿的方法

用右手轻轻托起新生儿的头部，左手拇指与其余4指分开，虎口托住新生儿的头及颈后部；右手退出，托起新生儿的臀部、抱起；托起新生儿坐下，将新生儿的臀部放在自己的腿上，再用右手去轻轻托起新生儿的头部；左手向下移动，托住新生儿的臀部，右手将新生儿的头部放在左肘窝处，抱起或喂奶。

2. 吃奶后竖直抱起的方法

妈妈用右手轻轻托起新生儿的头部，左手退出，拇指与其余4指分开，虎口握住新生儿的颈后，右手托住新生儿的臀背部；将新生儿向上旋转，使新生儿的头偏向一侧，趴在妈妈的肩上；妈妈的身体略向后倾，用左手轻拍背部（也可两手交换过来）。

穿脱衣服的方法

新生儿的衣服最好上下身分开，便于更换尿布。夏天的时候可以穿上纱布的小上衣，下身只垫上尿布即可，但要注意尿布一定不要太厚，否则，厚厚的尿布夹在新生儿的两腿之间，会影响新生儿腿的自然伸直。新生儿出生十几天后可给新生儿穿上小裤子。

新生儿很软，特别是颈部的肌肉还无法支撑起大大的头，所以在给新生儿穿脱衣服时要特别注意。新生儿的上衣最好不要选择套头的款式，应该选择前开襟的和尚服。在给新生儿穿衣服时，先将衣服平放在床上，拉开前襟，一只手扶住新生儿的头，另一只手扶住新生儿的腰，将其平放在衣服上；然后把新生儿的胳膊放入衣袖，妈妈的手从外面伸入衣袖，抓住新生儿的手，并从衣袖中拉出；最后合上前襟，系上带子。

天气冷的时候可以在衣服外面再包裹一层小被子，但要注意包裹时不要强行拉直新生儿的四肢，更不能包裹得太紧、太厚。胸部包裹太紧会影响新生儿的呼吸及胸部运动，从而减少新生儿的肺活量，也影响肺的功能。四肢包裹得太紧、太厚会限制新生儿的活动，不利于运动功能的发育，上肢不能自由地活动，手指无法触摸到周围的物体，不利于新生儿的触觉发展；下肢如果被捆绑得太紧，违反新生儿的自然姿势，易引起髋关节脱臼。包裹得太紧还会影响空气流通，易导致新生儿的皮肤发生脓包疹、臀红，甚至糜烂。包裹得太厚会使包内的温度过高，在给新生儿换尿布或洗澡时，因包内温度和室内温度相差悬殊，而新生儿的体温调节中枢未发育完善，使新生儿的体温在打开包后迅速下降，而导致感冒或腹泻。尽管俯卧对新生儿的大脑及消化、呼吸等功能都有好处，但给新生儿包裹后不宜让新生儿俯卧，以免影响新生儿的呼吸。

包裹的目的一是保暖，二是使刚刚从子宫里出来的新生儿睡得安稳，睡袋可以解决这些问题，完全可以代替包被。根据季节和室温的变化，睡袋可以是单的，也可以是棉的。在睡袋里，新生儿既保了暖，又不会因不适应四周的空旷而睡不安。新生儿醒着时可以有自由活动的小空间，安安稳稳地睡觉时又保持了自然弯曲的姿势。另外，因睡袋内的四周有一定的空间，空气容易流通，因此睡袋中的温度和室温就不会相差悬殊，在给新生儿洗澡和换尿布时可避免新生儿着凉。

如果新生儿在冬天出生，为了给新生儿保暖，上身可以穿一件小衣服，再放到棉睡袋中。如发现新生儿的手脚有些凉，说明不够暖，可用空调、电暖气等将室温尽量升高到20℃~24℃，也可加一层小毯子或小被子，盖在睡袋外面或在睡袋外靠近脚部放一个暖水袋。

 ## 新生儿的睡眠

1. 新生儿大部分时间都在睡觉

新生儿大部分时间都在睡觉，这是因为新生儿大脑发育不健全，易疲劳，需要用睡眠来调整。另外，新生儿需要能量来保证自己快速地生长发育，睡眠是节省能量最好的办法：睡眠时全身肌肉松弛，活动减弱，呼吸心率减慢，脑组织等耗能均减少。所以，新生儿一天需要睡 18~20 小时，每天入睡 7~10 次。

2. 新生儿的睡眠习惯个体差异很大

不同的新生儿，睡觉时间的长短有很大差异，这种差异影响着父母对孩子的态度和与孩子的相互作用方式。只有很少数的孩子连续长时间睡觉，这样的新生儿使父母有足够的休息时间，能够精力充沛地照顾孩子。特别爱哭的新生儿也不多，如我国民间说的"夜啼郎"，这些新生儿的父母要花很多时间哄孩子，如果总是哄不好，他们对孩子的积极情感和自我能力感就会受到伤害。还有些新生儿天生精力充沛，清醒的时间很长，不用说，这样的孩子容易获得较多的社会刺激和探索环境的机会，有利于智力发育。近年来，新生儿机体状态引起了心理学家的很大兴趣，其中尤以对睡眠和啼哭的研究最多。

3. 新生儿睡眠不安的原因

新生儿表达自己不舒服的方法就是哭闹、睡不安，常见的几种影响新生儿睡眠的疾病有缺钙、腹胀，还有皮炎、脐炎等感染性疾病，下面分别介绍一下。

★缺钙

有的新生儿睡觉时总是频繁出现一惊一惊的现象，惊醒后烦躁、哭闹，睡觉时头部有大汗珠。这是因胎内缺钙引起的，要尽快补充维生素 D 和钙。一般新生儿从出生 15 天起每天应常规补充维生素 D400 单位、钙 200 毫克，可纠正因缺钙引起的睡不安。

★腹胀

腹胀也可使新生儿睡不安，有时是喂养不当或对奶不适应，造成新生儿腹胀、腹痛。大便有时也不正常，新生儿肚子鼓鼓的，一敲嘣嘣响，有的新生儿屁特别多。这种情况下新生儿就会睡不安，总是哭闹。这时要及时调整喂养方法，如果是因为吃牛奶不适应要换其他奶制品，如果还是哭闹、睡不安就应请医生来处理了。

★感染性疾病

如果新生儿患了肺炎、脐炎、皮炎、败血症等，都会使新生儿睡不安。新生儿机体反应不敏感，不一定有了感染就会发热。如果新生儿总是烦躁、哭闹、精神不好，又睡不安，找不到原因，就应该到医院检查，不要使感染性疾病加重。

★不适应新环境

新生儿睡觉时一惊一惊的，好像是被大的声音惊吓了似的，其实这是因为新生儿的神经系统发育不全，自身调节能力差，又刚刚离开妈妈的子宫，在妈妈的子宫内曾被羊水等包围着，现在对外界环境不能完全适应。有这种情况时妈妈可将双手放在新生儿的胸前或两臂外侧，给新生儿以安全感，也可将新生儿包在包被里，有近似子宫内的感觉，但包得不要太紧。

★环境温度不适宜

新生儿的居室温度既不能太热也不能太冷，一般在 20℃～24℃ 比较适宜。如果新生儿睡觉时鼻尖等部位出汗，就说明新生儿太热了，新生儿会睡不安、烦躁，手脚乱蹬乱舞，哭声略哑。这时应该给新生儿减少一点包被，或将房间开窗通通风，也可用空调降降温。但要注意，包被不要一下子撤掉太多，要慢慢地减少，室温也不要降得太快。另外两者不要同时进行，以免矫枉过正。

新生儿的生理特征是脂肪少，产热相应也少。如果在冬季屋内温度不够，或新生儿包被内温度不够，新生儿体温太低，新生儿也会睡不安，表现为哭声无力，手脚冰凉，全身皮肤青紫。这时应该采取保暖措施，在新生儿的脚下包被处放暖水袋，或用空调、电暖气等提高室内温度，新生儿感到温暖了也就睡安稳了。

★没吃饱

刚出生的新生儿没有吃饱就会睡不踏实，表现为哭闹、嘴有吸吮动作、头转来转去找奶吃，这也许是母乳不足，也许是妈妈没有掌握好喂养的方法。有时新生儿吃一点就睡了，这时妈妈应该揉揉新生儿的耳朵，挠挠新生儿的脚心，让新生儿吃饱再睡。如果母乳实在不够要加代乳品，以保证新生儿吃饱，新生儿吃饱后就会踏踏实实地睡大觉了。

★没及时更换尿布

因新生儿吃的是流食，每天可以有十几次尿、几次大便，如果新生儿拉了、尿了不及时更换尿布，不给新生儿洗净屁股，新生儿就会睡不安，总在哭闹，给奶也不吃，抱起来后可稍停哭闹，一会儿还是闹。这时要打开包被，看看新生儿是否拉了、尿了或已经有臀红，要及时给新生儿洗净屁股，抹上鞣酸软膏，换好尿布，新生儿就会舒服地睡觉了。

★养成了抱着睡的坏习惯

孩子出生，一家人都很高兴，尤其是妈妈，总是抱着孩子，左看右看，喂时抱，睡时还抱，没有几天就会养成抱着睡的习惯。一旦不抱着睡了，新生儿就会没有安全感，睡不安，哭闹，抱起来拍拍、摇摇就又睡得很踏实。要纠正这个坏习惯，在新生儿要睡觉时妈妈可以靠近新生儿，低音地哼哼，也可将新生儿的双手放在他自己的胸前，渐渐地就可以引导新生儿入睡了。

4. 新生儿黑白天睡颠倒了怎么办

有的新生儿白天睡觉，晚上则哭闹或睡不踏实，这种情况不算是病态，而是出生后环境的变化给新生儿造成的时间错觉，也就是新生儿睡得黑白天颠倒了。有的新生儿家里，把新生儿住的房间弄得暗暗的，又不让出一点声音，晚上这样可以，如果白天也这样，就让新生儿区分不出来白天还是晚上，所以新生儿在白天吃饱后就睡了，到了晚上新生儿的睡眠已经够了，而屋内没有声音，没有光亮，新生儿就会烦躁、哭闹。遇到这种情况就要把新生儿的时差再调整过来。白天让新生儿的房间光线明亮，在新生儿吃饱后放点音乐，或是爸爸妈妈多跟新生儿说话，拿一些颜色鲜艳的球及花环，或带声响的拨浪鼓等逗逗新生儿，这样做有两方面好处：一是在新生儿睡醒时有吸引他的东西，避免白天总在睡觉；二是对新生儿的智力发育有很大促进，对听力、视力都有良好的刺激。到了晚上，要避免新生儿太兴奋，不要这个抱抱新生儿，那个跟新生儿说说，屋里的光线也不要太亮。采取上述措施几天后，新生儿黑白天颠倒睡的问题就可以解决了。

5. 开灯睡觉对新生儿健康不利

为了照顾婴儿方便，有些年轻的家长在晚间开着灯睡觉，这样对新生儿的健康不利。日出而耕、日落而息是自然赋予我们的法则，按自然规律生活，人则表现出规律性的生理节奏，且每个人都有自己的生物钟。夜间长时间处于人工光源的照射下，生物钟就会受到干扰，机体的新陈代谢和生理机制将受到影响，时间久了可能导致某些疾病的发生。特别是对婴儿，人工光线的长期刺激会使婴儿表现出躁动不安、情绪不稳、睡眠不实等。另外，新生儿长时间在灯光下睡眠还会影响其视力的正常发育。长时间在灯光下睡觉，光线持续不断地对眼睛进行刺激，眼肌长期处于疲劳状态，得不到充分休息，对婴幼儿来说极易造成视网膜的损害，影响其功能的正常发育。

 ## 给新生儿洗澡

皮肤是新生儿的第一保护层，也是人体的最大器官，但新生儿皮肤内的油脂腺尚未发达，不能帮助皮肤抵御杆菌类的侵袭。新生儿的皮肤比成人的薄 5 倍，而且每天都要受到乳汁、汗液和大小便的污染，所以皮肤清洁十分重要，而清洁皮肤最好的办法就是洗澡。新生儿一出生即可洗澡，春秋冬季每天一次，夏季可以每天洗 2~3 次。洗澡能促进血液循环和新陈代谢，从而促进新生儿的生长发育；洗澡还可以丰富对皮肤的刺激，以利于新生儿的感知觉的发展；洗澡的过程也是建立亲子关系的过程，在洗澡时妈妈温柔的话语、轻轻地抚摸以及亲昵的眼神、水的滋润和波动，都会让新生儿得到全身心的满足。

1. 洗澡前的准备

● 将室温提高到 28℃～30℃。提高室温可用空调，也可用电暖器。

● 烧好热水备用。

● 给新生儿洗澡的人要摘掉手表、戒指、手镯等金属类物品，以防剐伤、硌伤新生儿。

● 准备新生儿洗澡时所需的物品：浴盆，婴儿沐浴液、洗头液，擦洗用的小毛巾或海绵块，包裹用的大浴巾，擦鼻孔及耳道用的药棉，爽身粉，鞣酸软膏，75% 的酒精（处理脐带用），换洗的衣服和包裹用的单子或小被、尿布等。

2. 洗澡的步骤

● 第一步：浴盆内先放冷水再加热水，水温在 37℃～40℃。可以用手背或手腕测试，感觉温暖不烫即可。

● 第二步：打开包裹新生儿的小被子，再脱下新生儿的上衣，用浴巾包裹住新生儿的下半身。

● 第三步：将新生儿抱到浴盆边，如浴盆放在地上就将新生儿放在大人的腿上；

如浴盆放在高处，就将新生儿的身体托在大人的前臂上，置于腋下。用手托住新生儿的头，手的拇指和中指分别压在新生儿的两个耳朵前，以避免洗澡水流入耳道。也可用左肘和腰部夹住新生儿的臀部和双腿，并用左手托起新生儿的头。

●第四步：用小毛巾或海绵块蘸上水由内向外轻轻擦洗新生儿的面部，具体顺序是：额、眼角、鼻根部、鼻孔、鼻唇沟、口周、颌、颊部、外耳道。需要注意的是，新生儿的面部皮肤非常敏感，给新生儿洗脸只用清水即可，一定不要用任何香皂，包括婴儿皂。

●第五步：给新生儿洗头。先用清水沾湿头发，再涂上婴儿洗头液轻轻揉洗，最后用清水冲洗干净。要注意清洗耳后的皱褶处。

●第六步：洗身子。脐带未脱落的新生儿要上、下身分开来洗。洗上身时要包住下半身，洗的顺序是：先胸腹部再后背部，要重点清洗颈下、腋窝皮肤的皱褶部分。

●第七步：洗完上身后用浴巾包好，将新生儿的头靠在大人的左肘窝，左手握住新生儿的大腿，开始洗下半身。洗的顺序仍是由前至后，重点部位是腹股沟及肛门。女婴的外阴有时有白色分泌物，应用小毛巾从前向后清洗，男婴应将阴茎包皮轻轻翻起来再洗（暂时不能翻起也没关系）。脚趾缝也要分开来清洗。

●第八步：全部洗完后迅速将新生儿放到准备好的干浴巾中，轻轻揾干水，千万不要用力擦干，以免擦伤新生儿的皮肤。

●第九步：在新生儿皮肤皱褶处涂上薄薄的一层爽身粉，绝对不可过多，以防爽身粉受湿后结成块儿而硌伤新生儿的皮肤。

●第十步：脐带用75%酒精擦拭，先擦外周，再换一根棉棍擦脐带里边，最后用干棉棍蘸上脐带粉撒在脐带中。

●第十一步：臀部用鞣酸软膏，薄薄地抹上一层。

●第十二步：把新生儿抱入小被中或包裹单中包裹好或穿上衣服。

●第十三步：用药棉轻轻揾干鼻腔、耳道，以防有水进入后存留。

洗完澡后就可以给新生儿喂奶，然后让新生儿舒舒服服地睡觉。

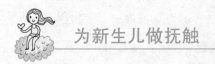 为新生儿做抚触

1. 坚持抚触好处多

皮肤覆盖全身，是人体最大、最基本的感觉器官，有 500 多万个感觉细胞，能接受外界的很多种刺激，如温度觉、触觉、痛觉等。这些感觉传到中枢神经系统后能作出反应，通过神经及体液作出应答。良性刺激可对神经系统起到正面作用，尤其是儿童时期，从胎儿期 6 个月至出生后 2 岁之内神经系统发育很快，这种刺激可促进神经系统的发育。

新生儿处于生理上的快速生长时期，抚触可以提高新生儿的免疫功能，增加体内的免疫物质。观察后发现，新生儿在经过抚触后大都会很安静，睡得香，醒来也很高兴，很乖。那些睡眠有障碍的新生儿在经过抚触以后也能很快入睡，并睡眠平稳。实验还发现，经过抚触的早产儿食欲都有所增加，吃奶量增多，体重也长得快，到产后 42 天复查时发现他们的体重、身长、头围都比没有抚触的新生儿要明显增加。因此，科学正确的婴儿抚触，为其体魄健康、高智商及高情商创造了良好的条件。

2. 抚触前的准备

抚触前要做好充分的准备工作，让新生儿处在温暖的环境中，并保持舒适的体位，周围环境比较安静，没有强噪声，不要在饥饿的情况下或刚吃完奶时抚触。妈妈的双手要清洁、温暖、光滑，指甲要短，无倒刺，摘下戒指、手链等首饰，以免划伤新生儿的皮肤。另外，最好在手里倒些婴儿润肤液，以便在抚触中起到润滑作用。爱心是十分重要的，抚触不是一种机械操作，要和新生儿有很好的沟通和交流。可以一边抚触一边轻轻地和新生儿说话，或播放一些轻柔愉快的音乐。手法要从轻开始，慢慢增加力度，千万不要让新生儿感到不舒服。

3. 抚触的次序

抚触应该从头面、胸、腹部、四肢到手、足、背部有次序地进行，每次时间先从

5 分钟开始，以后逐渐延长到 15~20 分钟，每日 1~2 次。

★头部

①用两手拇指从前额中央向两侧滑动；

②用两手拇指从下颏中央向外上方滑动；

③两手掌面从前额发际向上、后滑动，至后下发际，并停止于两耳后乳突处，轻轻按压。

★胸部

两手分别从胸部的外下侧向对侧的外上侧滑动。

★腹部

①两手轮流以新生儿的脐部为中心顺时针方向按摩；

②右手指腹自新生儿右上腹划向其右下腹并复原，再自右上腹划向左下腹，最后自右下腹经右上腹，左上腹划向左下腹，如此重复。

★四肢

①轻轻抓住新生儿的一只胳膊，从上臂到手腕进行挤捏，并用手指按摩新生儿的手腕。

②在确保新生儿手部不受到伤害的前提下，用拇指从新生儿手掌心按摩至手指。以同法按摩新生儿另一侧上肢。

③双手夹住新生儿的小胳膊，做上下搓滚的动作。

④轻轻挤捏新生儿的大腿、膝部、小腿，然后按摩踝部。

⑤在确保新生儿的踝部不受到伤害的前提下，用拇指从新生儿的脚后跟按摩至脚趾。

⑥双手夹住新生儿的腿做上下搓滚的动作。

★手足

两手拇指指腹从新生儿的手掌末端依次推向指端，并提捏各个手指关节。足与手相同。

★背部

让新生儿呈俯卧位，两手分别置于其脊柱两侧，用指尖由中央向两侧按摩，然后手掌平放于其背部，沿脊柱方从肩部到臀部进行按摩。

4. 抚触的注意事项

●出生 24 小时后的新生儿可开始抚触,一般建议在洗完澡后、午睡或晚上睡觉前、两次哺乳间、新生儿不饥饿、不烦躁时进行。

●给新生儿抚触时室内温度最好在 28℃以上,新生儿全裸时应在可调温的操作台上进行,台面温度在 36℃~37℃。假如环境温度不能达到上述要求,可以在半裸状态下有步骤地分部位脱衣,从头到脚进行抚触。

●抚触时应注意新生儿的个性差异,如健康情况、行为反应、发育阶段等。无论抚触进行到哪个阶段,如果出现以下的反应,如哭闹、肌张力提高、兴奋性增加、肤色出现变化或出现呕吐等现象,都应立即停止。

 ## 新生儿大小便的护理

1. 新生儿的大便

母乳喂养的新生儿多是金黄色的糊状便,有的有少量白色的奶瓣,每天排便次数多少不一,有时一天 1~4 次,有时一天 5~6 次,甚至更多些。有的新生儿常与之相反,经常 2~3 天或 4~5 天才排便一次,但粪便并不干结,仍为软便或呈糊状,排便时要用力屏气,脸涨得红红的,好似排便困难,这是母乳喂养常有的现象,俗称"攒肚"。人工喂养的新生儿大便呈淡黄色或土黄色,且多为成形便,易发生便秘。

如果新生儿的大便有以下问题要引起注意:

●粪便很稀且有臭味,同时伴有呕吐、不吃东西等异常情况,这是腹泻的表现。腹泻对新生儿的威胁很大,甚至可危及生命,不可耽误,要立即请医生诊断治疗。

●如果在新生儿的尿布上见到血,可能是消化系统有问题或是有其他疾病,这种情况也不能耽误,要及时去医院检查治疗。

●如果粪便中有其他不正常的东西令妈妈无从判断时也要去医院检查,以免错过治疗疾病的最佳时机。

2. 新生儿的小便

出生第一天的尿量较少，约 10.3 毫升，出生后 36 小时之内都属正常。随着哺乳摄入水分，新生儿的尿量也会逐渐增加，每日可达 10 次以上，日总量可达 100 毫升~300 毫升，满月前后可达 250 毫升~450 毫升。

3. 新生儿的大小便训练

家长应该仔细观察新生儿大小便的规律，从出生后第 2 周起新生儿可逐渐建立条件反射，可开始训练新生儿"识把"。新生儿常在早上第 2 次喂奶之前排便，排便前把新生儿抱起，背靠大人的前胸，便盆放在小凳子上，大人用双手托扶住新生儿的双腿，在方便排泄的体位上用声音"唔"示意新生儿向下使劲。如果新生儿睡着了或者身体向后挺起，表示没有便意，要马上将新生儿放下。如果某一天新生儿真的解小便或者大便了，解完之后要亲亲他并说："真乖，学会大便啦！"这种表扬能使新生儿感知"这样做会让妈妈高兴"。大多数经过训练的新生儿在满月前就能"识把"了。

自从各种品牌的纸尿裤畅销以来，许多年轻的妈妈已不再费心给孩子把屎把尿了，这样虽然很方便，但会给孩子的健康带来一系列问题。从新生儿期开始训练孩子"识把"，让新生儿可能定时大小便，可使新生儿内脏有充盈感，刺激内脏感受器上升到大脑而支配排泄协作通路。"识把"的新生儿有排泄要求时会用动作或声音发出信号，便于大人及时去"把"他。这种信号是有益的，如同逗笑一样是促进神经回路网建立的一种益智行为，时机不可错过。如果怕费事，让新生儿整天戴着纸尿裤，新生儿的膀胱会失去闭锁功能，可以随时排尿而不被大脑发现，如果到了孩子两三岁入幼儿园前才开始对其进行大小便训练就会十分困难。

 新生儿脐带的护理

脐带是胎儿在子宫里汲收营养、维系生命的纽带，胎儿出生后要剪断脐带。在目前的医疗条件下接生，在剪断脐带时一般不会造成破伤风感染。剪断脐带后脐根部肯定会形成一个创面，加上脐部凹陷，容易积水、积垢，又不易干燥，致病菌有可能从这个创面侵入新生儿的机体，使新生儿患上破伤风、新生儿败血症等。由此可见，新生儿的脐带护理非常重要。

1. 观察新生儿的脐带有无异常

★观察脐带有无出血

新生儿的脐带被剪断后本身就是一个创面，有时会因新生儿腹胀、哭闹而使脐带有少量血的渗出，这时不用慌，将伤口用75%酒精棉擦过后涂一点脐带粉，或上一点氟哌酸粉，以预防出血的伤口被感染。如果出血过多应考虑重新结扎脐带，不过这种情况很少见。

★观察脐带有无红肿

有的时候，一夜间新生儿的脐部就出现了红肿，脐根部有臭味并有脓性分泌物，这就是脐炎了，应尽快找医生来处理。处理的方法一般是：局部用3%双氧水清洗，撒少量的氟哌酸粉，再用抗菌素给予全身抗感染治疗。

★观察脐带内有无肉芽组织生成

正常情况下，为修复被剪断的脐带，需要肉芽组织的生成，但因对脐带的护理不当，肉芽组织有时会增生过度，此时会有液体渗出。这种情况下可以请医生用硝酸银烧一下增生的肉芽组织，然后再用生理盐水冲洗干净就可以了。

2. 正确护理新生儿的脐带

★保持脐带的干燥与清洁

在脐带脱落前，每天都要用75%的酒精清洗、消毒被剪断的脐带周围和脐带的根部。方法是：先用一根酒精棉棍沿脐周擦一圈，然后再换一根新的酒精棉棍擦拭脐带的根部。如果脐带已结痂，将结痂轻轻掀起，再换一根酒精棉棍擦脐带的根部。需要注意的是，用酒精棉棍擦洗脐带的次数每天不要超过2次，因为酒精有时也会烧坏新生儿健康的皮肤。每天给新生儿洗澡后要尽快用消毒棉棍揾干脐带的根部，不要让脐带的根部存水。

★不要包裹脐带

有些妈妈怕弄脏了新生儿的脐带，也怕碰了新生儿的脐带，就用纱布等围绕在新生儿的腰部，将脐带包裹起来，或用一块厚厚的大纱布盖在脐带上，再用胶布粘在新生儿的腹部。其实，这样根本起不到保护脐带的作用，相反会有很多的弊端，如：更易被汗及尿液等污染，在湿润并缺氧的情况下细菌很容易繁殖而引起炎症；脐带内发生什么情况不容易及时发现，甚至于脐带长了肉芽或化了脓都没发现，后果很严重；新生儿娇嫩的皮肤易对胶布过敏，在撕掉胶布时还有可能撕伤新生儿的皮肤。

★ 不要怕碰新生儿的脐带

新生儿的脐带被剪断结扎后形成一个创面，可能有渗血，创面和所渗出的血会结成一个痂块，结痂后如果不去管它，痂块会严严实实地盖住脐带根部。这是细菌很好的生存环境，因为很多细菌是厌氧的，它们在无氧的条件下会很快繁殖，新生儿的机体会由此处受到感染及伤害。因此，不要怕碰新生儿的脐带，尤其是结痂后，每天都应该用酒精棉棍掀起痂块儿擦一擦脐根部。

★ 不要给脐带涂紫药水

紫药水有极强的收敛作用，会在脐带的表面形成一个厚厚的痂，新生儿既不舒服，痂下面也容易发生炎症。如果新生儿的脐带有渗血现象可用酒精棉擦后撒一点脐带粉。

需要注意的是，新生儿脐带脱落后的几天内仍需要有一定的护理。因为，有的新生儿脐带脱落后脐带表面还未完全被上皮细胞覆盖，新生的肉芽组织也会有液体渗出，每当这时脐窝内会有潮湿或米汤样的液体，需要用75%酒精擦拭，2~3天干燥后就不需要什么护理了。另外，因脐窝是凹陷的，易存水，尤其是洗澡后应尽快揾干脐窝中的水，以保持脐窝的干燥。

 新生儿五官的护理

1. 眼部护理

新生儿的眼睛不论在解剖学还是在生理学上都没有发育完善，大约1年后才能获得正常的视觉功能。因此，一定要注意新生儿的眼睛卫生。新生儿的洗脸用具，包括毛巾、脸盆等，一定要专用，给新生儿洗脸的人一定要先洗净双手。洗头、洗澡时注意洗发液、浴液等不要进入新生儿的双眼。不要让强光直射新生儿的眼睛。有时因护理不当，新生儿患了结膜炎，或给新生儿捂盖得太多使新生儿"上火"了，致使眼屎增多、眼结膜充血等现象，这时可以给新生儿用眼药水，用法一般是每只眼每次各滴一滴眼药水，每天4次。

2. 鼻部护理

新生儿因面部颅骨发育不全，鼻及鼻腔相对短小，易产生鼻屎而又不易清除。如发现新生儿有了鼻屎千万不要去掏和抠，因为新生儿几乎没有下鼻道，而且鼻孔小，掏鼻屎时很可能不但掏不出来，反而将鼻屎捅进鼻咽管或气管里。可以往新生儿的鼻孔里点一滴植物油，几秒钟后将新生儿的头抬高，鼻屎可自己滑出来。也可在新生儿的鼻梁上敷一块温热的小毛巾，一可使新生儿的鼻腔湿润；二可软化鼻屎，使其自然滑出新生儿的鼻腔。

新生儿几乎没有下鼻道，没有鼻毛，鼻黏膜柔弱但血管丰富，特别易受感染，即使是普通感冒也可使鼻黏膜感染。鼻黏膜感染时会充血肿胀，使已经非常狭窄的鼻腔更加狭窄，严重时可使鼻腔闭塞而造成新生儿呼吸困难。这时候新生儿会烦躁不安，因吃奶时新生儿会喘不上气，致使新生儿拒乳。如果鼻塞严重或分泌物过多，可用0.5%~1%的麻黄素滴鼻，干燥性鼻炎可用薄荷滴鼻剂进行调理。

3. 耳部护理

新生儿的耳道上下壁很接近，使耳道几乎成缝隙状。羊水、脱落的上皮、皮脂腺分泌物及细菌等都极易存留在新生儿的耳道深处，形成耳耵或造成外耳道炎等；新生儿的咽鼓管短，平卧喂奶时易呛奶至鼓室，以上因素均可诱发新生儿中耳炎等病。因此，护理好新生儿的耳朵非常重要。

给新生儿洗脸、洗头时一定注意不要让水流入耳道，万一流进了水应立即用消毒棉签擦干。新生儿的脑袋时常乱动，一不小心就会损伤耳道、耳膜或发生别的意外，因此，擦洗时最好不要用棉签。给新生儿喂完奶或水后要让新生儿侧身睡，以防新生儿吐奶后流进耳道。新生儿平躺哭泣时，眼泪很容易流进耳道引发炎症，妈妈要及时把新生儿的泪水擦干净。

新生儿易患湿疹，尤其是头面部。头面部发生湿疹后很可能蔓延到耳道，从而诱发外耳道炎，也极易使形成耳耵。耳耵经奶、水等液体浸泡后膨胀，新生儿感觉不舒服，严重者可引起感染。因此，如果发现新生儿的外耳已经患了湿疹要及时治疗：将新生儿的耳道清洗干净，用消毒棉条将湿疹膏轻轻捻入新生儿的外耳道内，一般每天上、下午各1次。

新生儿口腔的护理

新生儿的口腔黏膜上皮非常细嫩，血管丰富，唾液分泌少，所以口腔黏膜比较干燥，容易破溃而感染。破溃的原因有奶及水的烫伤，硬东西的硌伤，擦口腔、挑"马牙"等不良行为造成的擦伤等；还可能因奶瓶、奶嘴消毒得不好或抗菌素的滥用等原因引起鹅口疮。新生儿的抵抗力非常低，来自任何一方的致病菌都会威胁新生儿的健康，尤其是口腔。

1. 注意清洁卫生

★喂奶前洗手

不论是母乳喂养还是人工喂养，每一位护理新生儿的人在给新生儿喂奶、喂水前一定要洗手，洗手时注意手上不要有残留的肥皂液。因为洗手后要马上接触新生儿，所以最好用温水洗手。

★清洗乳头、乳房

母乳喂养的新生儿，妈妈的乳头是新生儿口腔接触最多的地方。而妈妈乳头被污染的机会特别多，如妈妈产后体虚出汗、漏奶等。所以，喂奶前一定要用温水蘸肥皂液清洗乳房、乳头，然后用清水洗干净，这时才能喂新生儿。这里还要告诉妈妈，清洗乳头一方面可以保证乳头的清洁，避免对新生儿造成感染；另一方面，在用温水洗乳头能增加乳头、乳晕皮肤的柔韧度，使新生儿在吸乳时减少妈妈乳头的疼痛，也可避免乳头皲裂的发生。

★奶瓶消毒

凡是接触新生儿口腔的各种物品都不能不经过清洗消毒就给新生儿使用，尤其是人工喂养新生儿所用的奶瓶、奶嘴。清洗、消毒的方法如下。

①奶嘴在使用后要用清水冲洗干净，看看奶嘴的眼是否通畅，不要有奶皮等物的存留。

②奶瓶要用瓶刷清洗干净，注意奶瓶壁不要有残留的奶液。

③将清洗过的奶瓶、奶嘴放入清水中煮沸 2 分钟或蒸 10~15 分钟。

④消毒后的奶瓶、奶嘴如不马上用，要用消毒的纱布盖好保存，以防再污染。

2. 不随便使用抗菌素

人体中有很多菌群，在正常情况下有些菌群并不致病。给新生儿长期服用抗菌素，尤其是广谱抗菌素，会使新生儿身体内的正常菌群被抑制或杀死，霉菌趁机迅速生长繁殖，导致新生儿患上霉菌感染性疾病，比如，霉菌中常见的白色念珠菌可以使新生儿患鹅口疮，轻者给新生儿带来痛苦，并因口腔疼痛而影响新生儿吃奶；重者可全身霉菌感染，如腹泻或呼吸系统的感染，以及皮肤的霉菌感染等。

3. 不要擦新生儿的口腔

前边说过，新生儿的口腔黏膜非常细嫩，又因新生儿的唾液腺发育未成熟，唾液分泌较少，口腔黏膜干燥，稍稍擦拭就可以将新生儿的口腔黏膜擦破。有些新生儿的家里，按老人的习惯用纱布蘸上茶叶水给新生儿擦舌苔和口腔，这是很不科学的。万一擦破新生儿的口腔黏膜是很容易造成感染的。如果新生儿的舌苔黄而厚，可以在两次喂奶之间给新生儿喝点水，不要给新生儿包裹得太多。如果为了去掉吃奶后口腔中残留的奶皮，喂完奶后给新生儿喝一两口水即可。

4. 不挑"马牙"

新生儿的口腔内，上腭的中线旁及牙龈边缘上常常可见黄白色的小点，有芝麻粒大小，这是上皮细胞的堆积或黏液腺的潴留、肿胀所致，我们称其为"上皮细胞珠"，俗称"马牙"。这是正常的生理代谢过程，数周后会自然消失。有时因新生儿先天不足或身体衰弱，"马牙"不能及时脱落，也没有关系，不需要处理。"马牙"并不会给新生儿造成什么痛苦和危害，也不妨碍新生儿吸吮的动作，更不会影响日后乳牙的萌出，所以千万不要硬擦或挑破。因为新生儿口腔黏膜的娇嫩，抵抗力低，擦破、挑破后都容易感染，甚至出现败血症而危及新生儿的生命。

新生儿的皮肤护理

1. 胎脂和脱皮

婴儿出生时皮肤上会带着一层薄薄的乳白色油状物，有些父母觉得不干净，总想擦掉。其实，这层薄薄的油状物是胎脂。胎儿在子宫里时，胎脂可保护皮肤不受羊水浸润。出生后，胎脂不仅保护皮肤，如果环境温度低还可减少身体热量向四周发散，保持体温恒定。一般来讲，胎脂在出生后 1~2 天会自行吸收，不必处理。

刚出生的婴儿，皮肤最表面的角质层薄薄的，表皮和真皮之间的连接也不很紧密。因此，脚踝、脚底和手腕部等部位常常会出现皮肤发干、粗糙、脱皮。一般来讲，这种现象在出生后 1 周时最严重，随后便会逐渐减轻。给新生儿清洗时水温不要太高，不然会加重皮肤干燥或脱皮；也不要过度使用婴儿皂或其他清洗用品，这样也会使脱皮更厉害。

2. 小血点和红斑

刚出生的婴儿，有时在突然大哭，或是因为在分娩时发生缺氧窒息，或是胎头在娩出时受到摩擦，都有可能使皮肤上突然出现一些出血点。有些家长误认为是新生儿的血液出了问题，心里很着急。其实，这种现象与血液病并没关系，是因为新生儿的血管壁渗透性增加、外力压迫毛细血管破裂所引起的皮下少量出血，不需要涂抹什么药物，几天以后便会自然消退下去。如果出血点持续不退或继续增多，请医生进一步检查血小板，排除血液及感染性疾病的可能。

新生儿皮肤表面的角质层还没有完全形成，真皮较薄，纤维组织少，毛细血管网发育良好。因此，一些轻微刺激，如衣物、药物等都常常会使宝贝的皮肤发生充血，出现为大小不等、边缘不清的多形红斑。这种红斑属于正常的生理变化，不需要进行治疗，一般在出生后 1~2 天里就会自行消退。千万不要随便涂抹药物或其他什么东西，新生儿的皮肤血管非常丰富，吸收和透过力也很强，处理不当会引起接触性皮炎。

3. 网状条纹和色素斑

正常情况下，人体的皮肤深处分布着很多细小的血管丛，用来调节温度变化。因此，这些血管网对温度是非常敏感的。当环境温度降低时，血管丛收缩，管腔变小，血流变缓慢，使一些血液滞留在表浅的静脉血管丛中。由于静脉血中的氧含量较低，所以血液的颜色发暗、发蓝。新生儿的皮肤非常薄，所以从外观上看皮肤就好似大理石一样，有暗蓝色网状条纹。

如果新生儿是因身体冷而出现这些网状花纹，不必着急，只要注意身体保暖，这种现象就会消失。但当新生儿体内存在某些疾病时也可能出现这种现象，因此，在排除皮肤受冷的原因后，如果花纹仍不消失，就应去医生检查。

色素斑是皮肤深层色素细胞堆积形成的，时常出现在新生儿的小屁屁和腰部之间；或在骶尾部和背部。外观为青色或蓝灰色、蓝绿色斑，斑块可能只有一大片，也可能有好几块，形状不定、不规则，东方人大部分在刚出生时都会有这种色素斑。一般情况下没有必要进行治疗，这种色素斑会随着孩子年龄增长逐渐变淡，大约在7岁前会消失。如果色素斑的颜色逐渐变为咖啡色，尤其是数量多、范围大时，应该定期带孩子去医院就诊，以防患有神经皮肤综合征中的一种病——脑结节性硬化。

不要错过新生儿筛查

每位父母都渴望自己的孩子聪明健康，但由于受多种因素的影响，在新生命中总有少数孩子患有某些先天性遗传代谢疾病。但这些孩子出生时，看起来和正常孩子没什么两样，不易被早期发现。随着年龄的增长，就会逐渐出现智能和体格发育的落后，最终成为残疾儿。这不仅会给宝贝和家庭带来痛苦，也加重了社会的负担。现在，新生儿出生后，医生仅需在足跟采几滴血，就能检测出某些异常，从而在疾病症状出现之前第一时间发现患儿。特别是目前筛查的这些疾病，都具备了安全简便、经济有效的治疗手段，只要做到早诊、早治，就能避免残疾的发生与发展。

新生儿筛查的主要疾病是先天性甲状腺功能低下和苯丙酮尿症。

1. 新生儿苯丙酮尿症

在大米、面粉、肉类等富含蛋白质的食物中有一种氨基酸叫苯丙氨酸，对于健康人来说，它是必不可少的营养成分，然而，对于苯丙酮尿症患儿来说，它却像砒霜一样可怕。正常人的肝脏有一种特殊的酶，它能把食物里的苯丙氨酸转化为身体必需的营养成分，肝脏里偏偏就缺少这样的一种酶，此时，原本应该被转化成营养成分的苯丙氨酸不能得到正常的代谢，却转化成了一种有害物质——苯丙酮酸。苯丙酮酸随着血液游走于全身各个部位：它会阻碍黑色素的分泌，使其堆积在膀胱，患儿的头发变黄，皮肤变白，尿液发出一种特殊的味道；它会损伤神经系统，使脑组织细胞萎缩、死亡，造成永不可修复的损伤。患儿通常表现为动作不能协调，脾气暴躁，语言发育迟缓，甚至发生癫痫等。我国新生儿苯丙酮尿症的发生率为万分之一。

2. 先天性甲状腺功能减低症

先天性甲状腺功能减低症是由于先天性甲状腺功能发育迟缓，不能产生足够的甲状腺素，致使包括大脑在内的人体器官发育受阻，出现以呆傻为主要表现的发育落后。如果及早发现，合理补充甲状腺素片，就可避免损害。一旦患儿出现了眼距宽、塌鼻梁、躯干长四肢短等临床症状后，再治疗也无法改变智力低下的事实。如果出生后1～2个月即开始治疗，一般不会遗留神经系统损害。

另外，有些城市在筛查上述两病的基础上，还增加了葡萄糖-6-磷酸脱氢酶缺乏症（也称蚕豆病）及肾上腺皮质增生症等疾病的筛查。北京市自1989年开展新生儿疾病筛查，至今已筛查新生儿150万，到目前共确诊先天性甲状腺功能低下和苯丙酮尿症患儿共570余例。其中有90%以上患儿经过治疗，智能和体格发育均能达到正常同龄孩子的水平。

新生儿疾病筛查是早期发现患儿的有效方法，孩子出生后应该按照筛查程序积极进行疾病筛查。抽血前父母需签署知情同意书，并留下真实、准确的联系方式，以备筛查阳性时能及时得到复查通知。采血时间是在孩子出生充分哺乳72小时后，医护人员仅需将几滴足跟血，滴渗到特殊的滤纸片上，送往筛查中心检测即可。父母应该注意保留医院发给的新生儿疾病筛查证明，一旦接到筛查阳性的复查通知，一定要及时带宝贝复查，不可心存侥幸，延误诊治。如果孩子被筛查出患有先天性疾病，父母应从心理上做好长期的准备，这样的孩子将会比正常的儿童更需要家人的关爱和照料。父母需主动去了解更多相关的知识，把疾病对孩子的伤害降低到最小。

 ## 早产儿的特殊护理

1. 注意保暖

早产儿的体温调节功能差，棕色脂肪少，基础代谢低，产生热量少，而体表面积相对较大，同时汗腺发育不成熟，体温易随环境温度变化而变化，常因寒冷而导致硬肿症，家庭护理特别要注意保暖。但保暖并不等于把孩子捂得严严的，那样会出现发热等不适。在家庭护理中，室内温度要保持在24℃~26℃，室内相对湿度55%~65%之间，保持室内空气流通，每天定时打开窗户换气是非常必要的。

加强局部保暖，可用妈妈身体或热水袋对早产儿的下肢及足部进行保暖。提醒一点，使用热水袋时要防烫伤；更换被褥、内衣及尿布时，先用妈妈的身体或暖气预暖，面料要柔软清洁干燥。

2. 清洁很重要

很多家长认为早产儿体质弱，容易感冒，而不太敢给孩子洗澡。这是不正确的，早产儿皮肤薄，更容易受细菌感染，所以清洁更为重要。如果早产儿的体重在3千克以上，每次吃奶达到100毫升，可以与健康新生儿一样洗澡。如果体重低于2.5千克不要洗澡，可用食用油每隔2~3天擦擦脖子、腋下、大腿根部等皱褶处，保持皮肤的清洁和湿润。小屁屁每次换完尿布后要及时用清水清洗并擦干。口腔要用温开水清理，以防口腔感染。

3. 保持恒定的体温

每日为早产儿测量体温4~6次，使体温保持在36℃~37℃。如果最高体温或最低体温相差1℃或以上应采取相应的措施，以保证体温的恒定。

4. 最好限制客人来访

在早产儿出生之后的1~3个月内最好限制客人的来访时间，尽量不让客人碰触孩子。如果一定要近距离接触孩子，请客人务必把手洗干净，让孩子有充分的时间来适应家中的新环境，避免客人可能带来的疾病传染。患有感冒，肺炎等上呼吸道感染的家属或访客，应戴口罩后与早产儿接触。即使家人感冒也一定要使用口罩。在流感季节可询问儿科医师，以决定是否给早产儿打预防疫苗。

5. 多爱抚早产儿

早产儿的早期抚触和语言沟通很重要，给孩子一些爱的传递，有助于早产儿的全面发展。抚触对早产儿生长发育有诸多益处，抚触是一种被动式的运动，皮肤的接触能刺激触觉神经、运动神经等发育，还能增进亲子感情。经过一定时间的抚触，可以使早产儿的奶量明显增加，头围、身长、血经蛋白、体重等指标均明显提高。

 ## 本月预防接种

在人体内有一个专门产生抵抗疾病能力的一系列反应，称之为免疫系统，包括胸腺、骨髓、脾脏、淋巴结等。当人体受到细菌、病毒等致病因素的侵犯时，免疫系统就要有所反应，产生相应的对抗这些病源的免疫球蛋白和多种淋巴因子，以消灭外来的入侵者，保护人体健康。这就是我们所说的免疫反应，俗称"抵抗力"。预防接种就是利用人体抵抗疾病的这种反应原理，将一些引起传染病的病毒、细菌灭活或减毒，制成疫苗，使这些疫苗既保持原来的抗原特性，又可刺激机体产生相应的免疫力。通过适当的途径注入人体，从而防止相应疾病的发生和流行，达到预防、控制和消灭这些传染病的目的。计划免疫就是有计划地进行预防接种。

孩子出生第一个月要接种两种疫苗，第一种是乙肝疫苗，第二种是卡介苗。

1. 接种乙肝疫苗

我国大多数乙肝病毒携带者来源于新生儿及儿童期的感染，这是因为新生儿对乙肝病毒最没有免疫力，而且免疫功能尚不健全，一旦受染，很难清除病毒而成为乙肝病毒携带者。接种乙肝疫苗是预防乙肝病毒感染的最有效方法，所有新生儿都应当接种乙肝疫苗。

乙肝疫苗全程接种共 3 针，新生儿出生 24 小时之内注射第 1 针乙肝疫苗，满月后注射第 2 针，6 个月后注射第 3 针。新生儿的接种部位为大腿前部外侧肌肉，儿童和成人为上臂三角肌中部肌肉。接种后一般反应轻微，少数可能出现低热、接种部位红肿、压痛等症状，一般均在 1~2 天内消失。

乙肝疫苗的免疫成功率为 90% 以上，免疫成功的标志是乙肝表面抗体转为阳性，保护时间一般至少可持续 12 年。接种者可定期复查乙肝三系统，只要表面抗体依然存在，证明免疫能力依旧。

妈妈为单纯表面抗原阳性的新生儿，单用乙肝疫苗就可取得比较满意的效果。但如果妈妈为乙肝病毒表面抗原和 e 抗原双阳性的新生儿，最好联合应用高效价的乙肝免疫球蛋白和乙肝疫苗。具体方法是新生儿采用注射 2 次高效价乙肝免疫球蛋白（出生后立即及出生后 1 个月各注射 1 支，每支 200 国际单位）及 3 次乙肝疫苗（每次 10 微克，生后 2、3、5 月各注射 1 次）；也有采取出生后立即注射 1 支高效价乙肝免疫球蛋白及 3 次乙肝疫苗（每次 15 微克，生后立即及 1 月、6 月各注射 1 次）方案的，两个方案保护的成功率都在 90% 以上。

有血清病、支气管哮喘、过敏性荨麻疹及对青霉素、磺胺等药物过敏者不能接种乙肝疫苗。低体重、早产、剖宫产等非正常出生的新生儿，暂时不宜接种乙肝疫苗。虽然乙肝疫苗对这部分新生儿并无害处，但因其自身的体质状况易发生偶合事件，因此最好推迟接种时间。

2. 接种卡介苗

卡介苗是一种用来预防儿童结核病的预防接种疫苗，接种后可使儿童产生对结核病的特殊抵抗力。凡是足月新生儿均应在出生后 24~72 小时内完成卡介苗的接种。接种卡介苗后约 1~2 周，局部会呈现红色小节结，以后逐渐长大，微有痛痒，但不会发热；6~8 周会形成脓包或溃烂；10~12 周开始结痂，痂皮脱落后留下一个微红色的小疤痕，以后红色逐渐变成肤色。婴儿 3 个月时应到当地的结核病防治所做结核细菌素试验，以检查接种是否有效。

接种卡介苗后局部有脓包或溃烂时不必擦药或包扎，但局部要保持清洁，衣服不要穿得太紧，如有脓液流出可用无菌纱布或棉花拭净，不要挤压，2~3个月会愈合结痂，痂皮要等它自然脱落，不可提早把它抠去。有的新生儿接种后在同侧腋窝偶尔会有淋巴腺稍肿大的现象，家长不必紧张，会自行消失。淋巴腺肿大多在左侧腋下，但偶尔也有在锁骨下或颈部发生。一般可以在发生部位皮下触摸得到可移动性的肿大淋巴腺，如果已经化脓则会与皮肤相连，有时局部会有化脓白点出现。发生淋巴腺肿大的主要原因是与个人体质有关，接种年龄越小越容易发生，此外与接种疫苗的种类或接种太深，如接种在皮下，也有关系。在接种卡介苗3个月内有淋巴腺肿大可以继续观察，如果在3个月后仍然还有肿大，应该到结核病防治所就诊。

早产儿、低出生体重儿（出生体重小于2500克）和难产的新生儿应该慎种卡介苗。正在发热、腹泻、有严重皮肤病的新生儿应该缓种卡介苗。患有结核病、急性传染病、心肾疾患及免疫功能不全的新生儿不能接种卡介苗。

新生儿常见病应对

鹅口疮

有的新生儿嘴里会出现一小片好像奶皮的东西，擦也擦不掉，这种情况就是鹅口疮，俗称"雪口"。那些白色的斑片物是白色念珠菌感染造成的，可能是妈妈阴道感染了白色念珠菌，分娩时感染了新生儿，也可能是奶头、哺乳用具不卫生，使新生儿受到感染。发现新生儿得了鹅口疮要及早请医生诊治，不要用力擦去新生儿口腔里的鹅口疮，否则会引起出血，并引起疼痛。妈妈要注意个人卫生，喂奶前一定要洗手，并清洗奶头或消毒哺乳用具。喂奶后要给新生儿喂一点儿水，保持新生儿的口腔清洁。

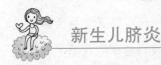

新生儿脐炎

新生儿脐炎是由于断脐时或出生后处理不当，金黄色葡萄球菌、大肠杆菌等化脓菌侵入、繁殖而引起脐部的炎症反应。

1. 主要症状

脐带脱落后伤口多日不愈，有少量浆液性分泌物。症状重者脐部及脐周皮肤明显红肿或溃烂，有多量脓性分泌物，伴有臭味，甚至在脐周形成脓肿或蜂窝组织炎、皮下坏疽，或导致腹膜炎，常伴发热、拒乳、烦躁。如病情继续发展可引起败血症、大腿深部脓肿、脐静脉炎、肝脓肿等。

2. 护理要点

● 脐带结扎后每天都要用75%酒精消毒脐根部，擦洗时用蘸好的酒精棉签从脐根部用螺旋动作向四周擦拭，不可来回乱擦，以免把周围的细菌带入脐根部。保持局部干燥，洗澡时不要让水弄湿脐部。

● 脐带脱落后有些潮湿或少量分泌物可用棉签蘸75%酒精擦净，几天以后就会干燥。

● 脐根部经常有脓性分泌物，周围皮肤红肿，或者有肉芽鼓在脐根部等症状时，应及时送医院就诊。

脐疝

在脐带脱落后，个别新生儿的脐带部有一个软的像小气球状的、凸出脐窝的东西，新生儿哭时或有腹胀、咳嗽时会明显地鼓起来，这就是脐疝。脐疝是在脐带的表皮愈合后，因脐带的肌肉和鞘膜发育不良，腹部深部肌肉层里原来脐带的血管通道仍未闭合，在腹压升高时腹部胀了起来，小肠的一截会被挤进这条通道内，使脐带部凸起，便形成了脐疝。发现新生儿出现了脐疝不要紧张，一般不用怎么处理。随着孩子肌肉的发育，大约在 1 岁就可以自然痊愈。

粟粒疹

　　粟粒疹是孩子出生 3 周内在鼻子和脸颊长出的小、白或黄头的斑疹，是因为新生儿的汗腺未发育健全引起的，汗腺成熟后会自然消失（3 个月内）。这种疹子不痒，而且也不会给新生儿带来不舒服的感觉。妈妈不要对疹子进行挤压，不可给患处涂任何药膏或洗剂。别认为它会使孩子变丑，这是新生儿常有的，放轻松点，让它自然消失。

黏眼

　　黏眼是一种轻度的感染，在出生 1 周以内十分普遍。几乎都是因为分娩时新生儿眼睛沾上异物，如羊水或血液所引起的。眼睛会流脓，而且睡醒后会粘住眼睛。黏眼并不严重，对新生儿的眼睛并没有危险。但是黏眼要立即处理，以防变成严重的结膜炎。

　　●用温开水洗患儿的眼睛。每只眼睛各用一块干净的消毒棉花，由眼睛的外角向下擦。

　　●患儿睡觉时把患黏眼的一只朝上，否则另一只眼睛会通过床单感染。

　　●如果患儿的眼球发红要立即送医院，可能是结膜炎；如果黏眼在 24 小时内没有改善，要尽早送医院治疗。

　　●患儿的眼睛有排出物时要勤洗眼睛。

　　●要常给患儿换床单，以免污染眼睛。

先天性眼睑内翻倒睫

先天性眼睑内翻倒睫是指新生儿的下眼皮上缘或上眼皮向眼球方向翻转（下眼皮内翻的多见），使睫毛倒伏到眼球表面，一般两眼同时发病。

1. 主要症状

● 睫毛倒伏

倒伏的睫毛接触到眼球表面，刺激角膜（黑眼球的表层）和球结膜（白眼球的表层），引起患儿流泪。

● 总眨眼或揉眼

睫毛倒伏刺激眼球，新生儿会很不舒服，常常不自觉地眨眼、揉眼。

● 眼睛发红

睫毛倒伏到眼球上，像毛刷一样摩擦眼球表面，白眼球会充血发红，严重时甚至可见黑眼球表面像毛玻璃一样浑浊。

2. 治疗方法

● 定期复查

如果睫毛倒伏不明显，刺激症状也不重，可以观察，定期（一般3~6个月1次）去医院眼科复查就可以了。随着年龄长大，眼球长大一些后，多数先天性睑内翻倒睫的宝贝，流泪和刺激症状可以得到改善或消除。

● 必要时进行手术

如果孩子6~7岁以后倒睫仍明显，刺激症状仍较重；或者虽然年龄不到6~7岁，但眼睛流泪、充血发红症状很重，角膜表面已有白色斑，则可需要做睑内翻矫正手术治疗。手术比较简单，多数情况不需做皮肤切口，只需缝线缝合法就能矫正。极少数患儿则需要做皮肤切口才能完全矫正。

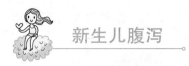

新生儿腹泻

由于新生儿胃肠道发育不够成熟，消化能力差，免疫功能比成人低，生长发育迅速，营养的需求相对较多，胃肠道的负担很重，因而容易发生腹泻。母乳喂养的新生儿一般每天大便 2~6 次，大便呈金黄色糊状或稍稀。人工喂养的新生儿大便颜色为浅黄色，成形，每天 1~2 次。如果大便次数增多、变稀或呈水样，有时带脓血，就有可能是腹泻了。

1. 腹泻的常见原因

腹泻常见的病因是喂养不当，如人工喂养儿奶量增加太多或突然由母乳改为人工喂养，牛奶内加糖过多或不定时喂养。环境过热或过冷也可引起肠道功能紊乱。少数患儿腹泻是对奶制品过敏引起的。

腹泻的另一类病因是感染，如母亲喂奶前不洗手，不注意个人卫生和奶头清洗。人工喂养儿奶嘴和奶瓶不注意清洁消毒，就可能被细菌污染，特别是夏天奶容易变质污染，如喂了已变质的奶可引起肠道感染。此外，新生儿肠道以外的感染如呼吸道感染或败血症等也可以腹泻。

2. 腹泻的处理方法

一旦发生腹泻要及时处理。如果腹泻不严重，由喂养不当所致，应及时调整奶量，1~2 天内减少奶量或把奶稀释为 1/2~2/3，但不要长时间稀释，腹泻减轻已进入恢复期的，喂奶量可逐渐增加，但不能加得太快，以免再次引起腹泻。一般完全恢复原有喂奶量最好要经过 5~7 天。

可用世界卫生组织推荐的口服补液（医院或药店有供应）为患儿补充液体，方法如下：用 1/4 包加水至 250 毫升，每千克体重服 60 毫升，在 6 小时内少量多次喂入；可服妈咪爱，每次 1/3 包，一日 2 次，可以调整肠道正常菌群；或用思密达 1/4 包冲水 15 毫升，每日 2 次，有保护肠道黏膜的作用。以上药物比较安全，有利于腹泻康复。

每次排便后最好能用温水清洗新生儿的臀部，以防臀红发生。如已出现臀部发红、糜烂，应将糜烂发红部位暴露在空气中使之干燥，然后涂以20%鞣酸软膏或凡士林油。

3. 预防新生儿腹泻

新生儿腹泻主要在于预防。母乳是无菌的，而且母乳中有抗体尤其在初乳中抗体很多，对肠道感染有一定的抵抗力，因此母乳喂养可以减少腹泻发生。人工喂养时注意喂养方法和做好奶具清洁消毒，这是预防新生儿腹泻的根本措施。

 新生儿肺炎

新生儿肺炎与新生儿呼吸道发育不成熟有关，是新生儿死亡的主要原因之一。新生儿呼吸道黏膜柔嫩，血管丰富，很容易受感染，加上气道内的"清扫夫"——纤毛运动差，不易将侵入的病原和黏痰清除出来；呼吸道狭小，缺乏弹力组织，咳嗽无力，气道内痰液不易咳出，很容易阻塞气道引起呼吸困难和缺氧。

1. 肺炎的发病原因

新生儿肺炎按发病早晚分为两类，一类是生后不久发病，常常是由于子宫内时细菌或病毒通过胎盘感染胎儿，或在分娩时经产道感染；另一类是出生1周后发病，大都由于环境中的病原感染，如接触呼吸道感染的病人，或是全身感染的一部分。

2. 肺炎的典型症状

新生儿肺炎表现常不典型，多数不发热或只有低热，甚至低体温（低于35℃）。主要表现为不爱吃奶或拒奶，吃奶时呛咳，咳后呕吐或口吐白沫，面色苍白或灰白，口周发青，精神不好或烦躁不安。正常新生儿呼吸每分钟40～50次，患肺炎时在安静状态下每分钟呼吸60次以上。严重时呼吸困难，表现为随呼吸点头、呼吸暂停，甚至可出现吸气时锁骨上窝、肋间隙和心窝部的凹陷（三凹征），并可有鼻翼扇动。

3. 发现后的处理方法

如果发现新生儿吃奶不好、呛奶、口吐白沫、呼吸增快时应立即送医院治疗，但护送途中要注意保暖和呼吸道通畅。

4. 预防新生儿肺炎

预防新生儿呼吸道感染要从产前开始，孕期母亲有感染要及时治疗，出生后卧室内要经常通风（避免过堂风），保持空气清新，有呼吸道感染的成人要避免进入新生儿卧室，母亲有咳嗽时在护理或喂奶时应戴口罩。

 新生儿脱水热

新生儿自身体温调节功能还不完善，很容易出现体温波动。少数新生儿可在出生后 3~5 天出现脱水热，表现为小脸通红、皮肤干燥、哭闹不安，体温达到 39℃ ~ 40℃，持续几个小时甚至 1~2 天。造成脱水热的原因是水分摄入不足、室温过高或衣被太厚，导致体温调节出现问题。

新生儿体温升高时可以给其喂一些母乳或温开水，或 5% 的葡萄糖水，每 2 小时一次，每次 10 毫升 ~15 毫升，使新生儿体温自然降下来。同时将室温调节为 22℃ ~ 24℃，减少新生儿衣被的厚度。如果经过适当的处理，新生儿的体温总是不降，要尽快去医院就诊，千万不要居家滥用退热药物。

如果经过补充水分后仍不见症状好转，或出现其他症状，就要留意孩子是否患新生儿败血症、化脓性脑膜炎、肠炎及呼吸道和消化道病毒感染。尤其是在分娩过程中有胎盘、羊水等感染，均可使孩子在出生前就已被感染，表现为出生后几天内发热。一旦发生这种情况，要马上带孩子去医院，不要耽搁。

对于新生儿来讲，居室温度宜保持在 24℃ ~28℃。尽管刚刚出生，但也不可每天紧闭门窗，给新生儿穿得太厚或包得太严。分娩后应该尽早给新生儿喂足量的母乳，闷热季节，在母乳未足量分泌之前，可在 2 次喂奶间给婴儿喂 20 毫升 ~30 毫升温开水或 5% 的葡萄糖水。

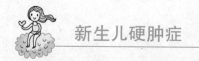

新生儿硬肿症

新生儿硬肿症大多发生在婴儿出生后 1 周内，也称"寒冷损伤综合征"。它主要发生在寒冷季节，特别是北方冬春季节更容易发生。患儿大多是早产儿、低体重儿、出生时窒息以及身体有感染的新生儿。

1. 发病原因

新生儿皮下易发生凝固的饱和脂肪酸要比成人高出 3 倍，且在体温降到 35℃ 时就会出现凝固。新生儿皮下脂肪薄，保温差，皮肤毛细血管丰富，散热快，加之体温调节功能尚未发育成熟，都容易使身体丢失热量，天气寒冷时尤甚。特别是早产儿皮下脂肪更少，身体热量储备能力更差，所以发病率更高。

2. 主要症状

一般发病较急，表现为体温低于 35℃ 以下或不升，具有皮肤发凉、发硬、水肿、颜色发生变化（发病早期呈红色，严重时变成紫红色）等特征。同时，患儿还伴有不吃不喝、不愿活动、哭声微弱等表现。如果肋间肌被波及，患儿的正常呼吸受到影响；如果累及面部，会使患儿不能吸吮。而且，患儿容易并发肺炎、脐炎、败血症等感染。

3. 居家防治

• 婴儿出生后早开奶，并多让新生儿吸吮，保持身体热能的供给。

• 居室温度保持在 22℃~25℃，注意给新生儿的身体保暖，如换尿布时动作要快，洗澡前要将衣物进行预热。

• 经常观察新生儿，看看四肢是否发凉，体温是否在 36℃ 以上。如果四肢发凉、体温低，应该立即进行复温。可采取"袋鼠保温法"，即大人把新生儿搂在怀中，用体温直接温暖新生儿的身体。

• 复温时应采取逐渐使体温恢复正常的原则，不可让体温恢复得太快，一般通过 24 小时使宝贝的体温恢复到 36℃~37℃。

● 如果新生儿体温不回升，做好身体保暖并尽快带去医院就诊。

 新生儿病理性黄疸

新生儿病理性黄疸是指因新生儿体内胆红素过高而引起的一组疾病，严重时可导致新生儿神经系统受损而引发胆红素脑病，影响新生儿的智力发育，是严重威胁新生儿健康的隐形杀手。常见的几种原因包括溶血性黄疸、感染性黄疸、阻塞性黄疸、母乳性黄疸等，有严重黄疸的新生儿应警惕核黄疸的发生，特别是未成熟儿，月龄越小发病率越高，一般可于重黄疸发生后 12~48 小时出现精神萎靡、嗜睡、吮奶无力、肌张力减低、呕吐、不吃奶等症状，此时如及时治疗还可以完全恢复。

1. 居家判断方法

● 生后 24 小时内出现黄疸。
● 黄疸程度深。
● 黄疸进展快，即在一天内加深很多。
● 黄疸持续时间长，或黄疸消退后又出现。

2. 居家防护对策

● 出生后密切观察黄疸情况

孩子出生后要密切观察其巩膜黄疸情况，发现黄疸应尽早治疗，并观察黄疸色泽变化以了解黄疸的进退。

● 尽早开始喂养新生儿

胎便里含有很多胆黄素，如果排出不干净，胆黄素就会经过新生儿的特殊肝肠循环，把胆黄素重新吸收到血液，造成黄疸。早喂养可使胎便尽快排出，胎便从黑色胎便转变为黄色胎便就是排干净了。

● 保证新生儿摄取液体

一正常新生儿每天排尿 6~8 次，如果次数不足有可能是因为液体摄入不够，不利于血液中的胆黄素排泄。

● 及早发现重症黄疸症状

在自然光线下，观察新生儿皮肤黄染的程度，如果仅仅是面部黄染为轻度黄染；躯干部用手指将皮肤按压后抬起，观察皮肤黄染的情况，躯干部皮肤黄染为中度黄染；用同样的方法观察四肢和手足心，如果也出现黄染，即为重度黄染，应该及时到医院检查和治疗。

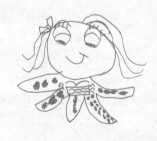

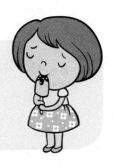

2~12个月宝宝的养育

2~3个月的宝宝

生长发育观察

★体格发育

出生后0~3个月是宝宝第一个生长高峰，体重和身长的增长非常迅速，前3个月的增长值约等于后9个月的增长总值。宝宝满3月龄时体重可达出生时的2倍，身长增加约12厘米。

与体重、身长相似，出生第一年前3个月头围的增长约等于后9个月的增长，宝宝满3月龄时头围比出生时增加约7厘米。胸围的增长速度比头围快，2~3个月时，多数宝宝胸围实际数值开始达到甚至超过头围。如

专家提示

体重是反映近期营养状况和评价生长发育的重要指标。尤其是在宝宝期，体重对判断生长发育是否良好特别重要。

果胸围小于头围，说明宝宝身体较瘦，应增加食量。

前囟2厘米×2厘米，部分宝宝前囟缩小；后囟及骨缝基本闭合。

9 市城区男婴体格发育测量值（1995 年）

年龄组	体重（千克）	身长（厘米）	头围（厘米）	胸围（厘米）
0~3 天	3.30±0.38	50.4±1.7	34.3±1.2	32.7±1.5
1 月龄	5.10±0.63	56.9±2.3	38.1±1.3	37.6±1.8
2 月龄	6.16±0.72	60.4±2.4	39.7±1.3	39.8±1.9
3 月龄	6.98±0.79	63.0±2.3	41.0±1.3	41.4±1.9

9 市城区女婴体格发育测量值（1995 年）

年龄组	体重（千克）	身长（厘米）	头围（厘米）	胸围（厘米）
0~3 天	3.20±0.36	49.8±0.36	33.5±1.5	32.6±1.4
1 月龄	4.81±0.57	56.1±2.2	37.3±1.7	36.9±1.7
2 月龄	5.74±0.64	59.2±2.3	39.2±1.7	38.9±1.7
3 月龄	6.42±0.70	61.6±2.2	40.6±1.7	40.2±1.8

★ 感知觉发育

满月后，宝宝的视觉发育非常迅速。1 月龄时开始出现头—眼协调，头及眼可跟随水平方向移动的物体转动到身体的中线（90°）并注视 20 秒，但当物体移出视线时还不会跟踪；3 月龄时头—眼协调较好，头及眼可随物体水平转动 180°。出生 6 周的宝宝已经能够看清 30 厘米~60 厘米远的物体。已经具备初步的双眼视觉，即利用两眼与物体距离的不同发现物体的远近。有区别颜色的能力，能够看到红色、橙色、绿色和黄色，随后可以看到蓝色。喜欢看图形的细节，喜欢注视带小格子的棋盘图案。

在哭闹或手脚活动时听到突然的声音会停止哭闹或终止活动。会辨别声音的方向，比如在宝宝一侧耳后大约 15 厘米处摇铃，如果宝宝听到了会转过头向发声的方向寻找声源。听到悦耳的声音会微笑并安静地倾听；睡眠中突然听到尖叫或刺耳的音乐时会表现出全身扭动、手足摇动等烦躁不安的样子。对听到的声音有定向能力，

在品尝甜、咸、酸等不同的味道时会表现出不同的反应。对强烈的刺激气味会表现出不愉快。出生后 2 个月对痛刺激反应开始敏锐，女婴对疼痛较男婴敏感。

★ 运动发育

运动发育分为大运动和精细运动两个方面，遵循自上而下、由近到远、从不协调到协调、先正向动作后反向动作的规律。这一阶段，宝宝的大运动发育主要是抬头动作的出现和熟练。新生儿俯卧时能抬头 1~2 秒，慢慢地，抬头的时间会越来越长，也

会越来越稳，不仅在俯卧位能很稳地抬起头，竖抱时和仰卧位被拉起时也能保持头部竖直，还能转动自如。宝宝的视野一下子开阔了很多，观察事物的角度也更加多样化。俯卧位能交替踢腿，这是匍匐的开始。

刚出生的宝宝，手的动作并不受意识的支配，常常是胡乱摇动，碰到物体时可出现抓握反应。1月龄时，用细柄的拨浪鼓触碰宝宝的手掌，他会紧紧握住2~3秒钟不松手。开始发现自己的手，能打开和合拢手指。喜欢玩自己的手，并把手或手里抓住的

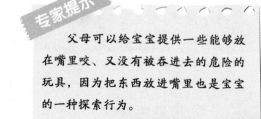

专家提示

父母可以给宝宝提供一些能够放在嘴里咬、又没有被吞进去的危险的玩具，因为把东西放进嘴里也是宝宝的一种探索行为。

物品放进嘴里"尝一尝"。2月龄时能将手中的拨浪鼓举起来，仰卧位时能用手指抓自己的身体、头发和衣服。3月龄时握持反射消失，手不再握成拳头，经常处于张开的状态。看到物体会全身乱动，并企图抓扒。

★ 语言发育

刚出生的宝宝主要通过哭来与家人交流，到了2个月左右，宝宝开始发出"啊—啊—啊"和"喔—喔—喔"这样的元音。如果家人试着回应，他可能又会"啊—啊—啊"地作

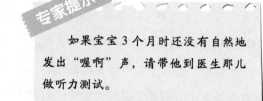

专家提示

如果宝宝3个月时还没有自然地发出"喔啊"声，请带他到医生那儿做听力测试。

答。随后他会发出 a、ai、e、ei、hai、ou 等音节。父母应该经常拥抱宝宝，和宝宝说话，让他熟悉父母的声音，分辨说话声和非说话声。这也是初始的发音训练，让宝宝将自己的声音同听到的声音联系起来，使其对外界的语言刺激更为敏感。

★ 心理发育

满月后，宝宝开始注意经常照顾他的人，并会用目光追随，好像是在说："嘿，我知道你是谁。"喜欢被妈妈拥抱，喜欢听妈妈的心跳。吃奶时眼睛不时看着妈妈，喜欢和妈妈进行目光交流，甚至会手舞足蹈起来。如果宝宝到3个月大后还不会与成人目光接触，应该做一次视力检查，以排除眼睛方面的疾病。

从出生第5周开始，宝宝出现社会性微笑。当父母冲着宝宝微笑时，他会报之以微笑。开始时这种微笑并没有特别的指向，无论谁逗他，他都会表现出这种微笑。渐

渐地，宝宝开始出现有差别、有选择的社会性微笑，对熟悉的人比对不熟悉的人笑得更多，对熟悉的人会无拘无束地微笑，而对不熟悉的人则带有一种警惕的注意。如果家人一直做出鼓励性的微笑，但宝宝3个月大时还没有出现社会性微笑，建议咨询儿科医生。

2~3个月时，当宝宝注意看某种东西，如果当着宝宝的面把这种东西拿走，他会用眼睛去寻找，说明宝宝已有了短时记忆。

 ## 育儿重点提示

1. 调整哺乳时间

母乳的成分是随着宝宝月龄的增加而不断变化的，一般产后15~30天后母乳进入分泌旺盛期，成分由原来的富含抗体、蛋白质和矿物质转变为富含脂肪，分泌量也由原来的每次18毫升~45毫升、每日总量250毫升~300毫升增加到每日总量500厘米~800毫升，3个月后甚至可达1000毫升。

相应地，随着宝宝胃容量的增加，即每次摄入量的增加，宝宝出生56天之后可以逐步由每3小时哺喂1次减为每4小时哺喂1次，大致是上午8时、12时，下午4时、8时，夜间12时，共5次。哺喂时间的调整可以让妈妈得到更好的休息，会更有利于泌乳，对职业妈妈也有利，因为可以适当安排一些工作了。

如果产假在家或是全职妈妈，可按早晨6时，上午10时，下午2时、6时，晚上10时的时间安排定时哺乳，这样可以培养宝宝定时睡觉、定时醒来、定时吃奶的好习惯，有利于妈妈休息和自己的生活安排。当然，具体实施时妈妈还可以根据自己和宝宝的具体情况进行调整。

另外，妈妈要注意减少晚上哺喂的次数，渐渐地改为到晚上不用喂、让宝宝能一觉睡到天亮，这样母子都可安睡一夜，有利于母子健康。如果宝宝已养成晚上吃奶的习惯，他到时就会醒来哭闹着要求吃奶，不喂他无法再入睡，妈妈就只好起来喂奶。所以最好从2~3个月起就开始逐渐减少夜间哺喂次数，以培养宝宝夜间不吃奶的习惯，以使母子、家人都能安静地睡一整夜。

2. 练习用勺子喝水

勺子与奶瓶不同，比较适合喂较稠的液体和半固体食物。让宝宝改变吸吮的方法，学会见勺张嘴需要一段适应过程，但要从满月后开始练习，为以后喂辅食做准备。开始用小勺时盛 1/3~1/2 的液体，将小勺伸进宝宝舌中部，把小勺略作倾斜，将液体倒入宝宝的嘴里，勺子仍留在舌中部，待宝宝吞咽时接住从咽部返流出的液体。宝宝要连续咽两三次才能将嘴里的液体全部咽下，这时再将勺子取出喂第二勺。注意不要用勺子用力压宝宝的舌中部，否则会引起呕吐。

宝宝习惯吸吮，常用吸吮的口形将唇撅起，勺子难以进入舌中部，要稍等片刻，等宝宝把嘴张开。这时最好的办法是同宝宝讲话，大人说"把嘴张开"，并做张嘴动作让宝宝模仿，宝宝张开嘴时马上将勺子放入。经过反复练习，大约到出生第三个月时宝宝就能学会见勺张嘴了，这时就好喂多了，液体也较少在吞咽时返流出来。

3. 培养良好的睡眠习惯

满月后，宝宝开始显示昼夜规律，晚上睡眠时间可延长到 4~5 个小时，白天觉醒时间逐渐有规律。睡眠质量的好坏对宝宝的健康影响很大。睡眠质量好是指能按时入睡、按时醒，睡够应睡的时间，睡得深沉，睡醒后精神饱满、情绪愉快，为此从小就要养成不抱、不拍、按时、自然入睡的好习惯。睡前不要让宝宝过度兴奋，睡前半小时应让他自己安静地玩一会儿，使其情绪平静下来。当宝宝将要上床入睡时，电视的声音要放小一些，灯光也要暗一些，白天应挂上窗帘，大人的说话声应尽可能放低。特别要注意被子不要太厚，避免宝宝有燥热的感觉。

4. 坚持进行体格锻炼

宝宝除了应该得到适宜的护理和喂养外，还应加强体格锻炼，增强体质，提高对外界气候变化的适应能力和对疾病的抵抗能力。一个出生时很健康的宝宝，出生后如果缺乏锻炼，体质会由强变弱；反之，出生时体弱的宝宝，如果出生后注意锻炼，体质可以变弱为强。所以，体质不是一生下来就固定不变的，强与弱在一定条件下是可以相互转化的。

宝宝的体格锻炼主要是通过日常生活进行的，如晒太阳、呼吸新鲜空气、运动、接受一些不同温度的冷热刺激等，也就是充分利用日光、空气和水来锻炼身体。事实上，凡是经过锻炼的宝宝佝偻病的发病率明显下降，呼吸道疾病大大减少，精神焕发，意志坚强，行动活泼，食欲良好，睡眠安静而持久，身体强壮。

★空气浴

人体内必须要有充分的氧气才能使脂肪、蛋白质和碳水化合物充分氧化，供给人体所需要的热量；氧气可以促进人体的新陈代谢，还有杀菌的作用。有些病菌在新鲜空气中就比在混浊的空气中容易死亡，在空气不新鲜的地方容易造成传染病的交叉感染就是这个缘故。空气中含有氧气，越新鲜的空气含氧气越充足。此外，经常在低温中进行户外活动、户外睡眠和体操锻炼可以增强宝宝对冷热环境的适应能力，减少呼吸道疾病。

风和日丽的天气可以带宝宝进行户外活动。通过户外活动和锻炼可以逐步训练开窗睡觉（先开小气窗，逐渐开一扇窗户），利用冷空气的锻炼增强宝宝的体温调节能力。在冬季门窗紧闭，室内缺乏新鲜空气，因此，在冬季也要经常打开门窗，通风换气。

户外睡眠能使宝宝受到阳光、空气和微风的作用，这种方法一年四季都可以进行，特别是在冬天。冷空气的反复刺激能加强宝宝的体温调节机能，提高对寒冷的适应性。冷空气刺激还可以使宝宝睡得快、睡得熟且深长。在天气温暖的季节里，宝宝满月以后就可以在户外睡觉。睡觉时间和次数要慢慢增加，如果已有开窗睡觉的习惯，第一次可以在户外睡 2 个小时左右；三四天后可以再增加一次户外睡眠，即上、下午各 1 次。冬季户外睡眠的时间是上午 10~12 点，下午 1~3 点。

把宝宝抱到户外去以前应当将其包裹暖和，脸上擦点油，鼻子的呼吸要通畅。放到户外的床上后应将被子盖好，被子的厚薄可根据气温的高低而定。户外睡眠用的被褥要与宝宝同时抱出去。如果铺早了，被子太冷，宝宝不容易睡暖。在睡眠过程中要有成人照顾，随时注意宝宝睡觉的情况和气温变化。只要宝宝从小养成户外睡眠的习惯是不会冻病的。训练户外睡眠的习惯可以从夏天开始，渐渐转入冬季；最好先养成开窗睡眠的习惯，然后再移至户外，绝不能在冬季里突然采用这种方法。

★日光浴

日光中含有两种光线，一种是红外线，照射到人体以后可以使全身温暖，血管扩张，增强人体抵抗力；另一种是紫外线，照射到人体皮肤上可以促使皮肤里的 F 脱氢胆固醇转化成维生素D，帮助宝宝吸收食物中的钙和磷，调节钙磷代谢，使骨骼长得结实，预防和治疗佝偻病。适量的紫外线可使全身功能活跃，加快血液循环，也能刺激骨髓制造红血球，防止贫血。此外，它还有杀菌消毒作用，所以经常晒太阳对身体很有好处。

在气候适宜的情况下尽量多暴露一些皮肤在外面，可以让宝宝和妈妈面对面，妈妈抱着宝宝，使其背部迎着阳光，让太阳晒后背，因为背部占体表面积大，产生的维生素D多。若暴露的皮肤少，产生的维生素D就少。通过晒太阳补充维生素D既经济又不用担心中毒。如果在夏秋季，宝宝每天晒太阳超过2个小时就足够生理需要了。

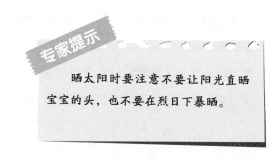

专家提示

晒太阳时要注意不要让阳光直晒宝宝的头，也不要在烈日下暴晒。

★锻炼中应注意的问题

以下4点在任何一种锻炼过程中都要遵守：

●锻炼要循序渐进，开始时给以冷或热的刺激要小，时间要短，慢慢地加强刺激的程度。一种刺激适应了以后再给以另一种刺激，例如户外睡眠，首先要让宝宝习惯开窗睡眠，再从夏季开始户外睡眠，然后才能进入冬季户外睡眠阶段。

●锻炼要从小开始，并且要坚持不懈，让宝宝逐渐养成习惯，并不断地加以巩固。

●要注意个别宝宝的特点。在锻炼过程中，由于各人的体质不同，接受冷热刺激的反应也就不同。一般健康的宝宝较易适应，体弱或是神经不健全的宝宝对冷热的刺激往往反应强烈。所以，开始时间应短一些，变化刺激可以小一些，这样他们就能够接受和坚持锻炼，真正不能锻炼的仅是个别的。

●锻炼要同科学的护理、良好的教养和卫生习惯相结合。虽然通过锻炼可以增强身体的抵抗力，促进发育，但是，如果不注意宝宝身体所必需的营养还是可能得病。所以宝宝的体格锻炼必须和其他各方面密切配合，坚持下去才能收到更好的效果。

5. 进行一次安全检查

1～3个月的宝宝生活全部由家长照料，会有安全问题吗？当然有，并且大多数不安全因素是由家长照料不当引起的。照料者要特别注意以下几点。

★卧室安全

睡觉可是宝宝的头等大事，首当其冲就要检查卧室的安全，要让宝宝睡得舒服、睡得安全！

● 床周围要干净，要远离窗户、电器、窗帘、垃圾桶等会对宝宝造成危险的物品。

● 有些宝宝和妈妈一起睡，这样夜里能随时吃到妈妈的奶。方便之余也存在一些安全隐患，比如大人盖的被子，甚至妈妈的乳房，都有可能盖住宝宝的鼻子和嘴，导致宝宝意外窒息。因此，妈妈最好不要养成夜间躺在床上给宝宝喂奶的习惯，应该坐起来喂奶，避免喂奶时妈妈熟睡，将宝宝鼻口堵塞造成窒息。

● 有些宝宝喜欢趴着睡，小床上松软的被褥、可爱的毛绒玩具都有可能成为睡眠中的杀手，使宝宝窒息。因此，宝宝的被褥、枕头等不宜过于松软，床上不要放置毛绒玩具。

● 宝宝的床上不要放塑料袋或塑料布，以防宝宝舞动手臂时，将其盖在脸上导致窒息。

● 不要在宝宝床上堆叠衣物，以免堆叠的衣物倒下盖住宝宝的口鼻，引起窒息。

● 尽管宝宝此时还不会爬，但也有坠床的危险。因此，宝宝睡觉的床要牢固稳当，床边要有护栏，以避免宝宝坠床。床脚周围最好能放置一些柔软的地毯，一旦宝宝摔下床也不会摔得过猛。

● 床挂玩具的绳长不能超过宝宝颈部的周长，以免绳子缠绕住宝宝的脖子，发生危险。

● 家中不要养带刺、易使人过敏的植物，避免宝宝扎伤、过敏。

● 有宝宝的家庭最好不要养宠物，特别是家有过敏体质或有哮喘的宝宝。如果养宠物，要特别注意卫生，不要让宝宝与宠物密切接触，防止被咬伤或传染上疾病。

● 不要在宝宝的脖子上系任何饰物，以免这些饰物勒到宝宝的颈部。

● 使用家居清洁产品时要注意通风，将宝宝抱到别的房间躲避，以免宝宝吸入混杂在空气中的气体而中毒。

● 宝宝卧室用品和宝宝衣物不要直接和樟脑球等防蛀剂接触，即使是大人存放衣物也应尽量避免直接使用卫生球或樟脑丸，以免衣服上的气味直接影响宝宝的健康。

★喂养安全

● 用奶瓶给宝宝喂奶时水温要适宜，水温过高会把宝宝的口腔黏膜烫伤，过凉则会引起宝宝腹泻。

- 奶嘴的开口大小要适宜，若奶嘴开口过大，宝宝吃奶时容易引起呛奶，甚至窒息。

- 宝宝用药一定要在专科医生指导下服用，避免过量或误服。

★浴室安全

洗澡是宝宝最舒服的时候，如何让宝宝安全沐浴，快乐嬉戏呢？

- 浴室地面要有防滑垫，及时擦干浴室地面，防止大人抱宝宝时摔倒。

- 不要直接用热水器给宝宝洗浴，热水器的水温可能不稳定，有可能烫伤宝宝。给宝宝洗浴最好选用澡盆，并且事先将水温调节好再将宝宝抱入。

- 冬天水温下降比较快，临时需要往浴盆里加热水时，一定要先抱出宝宝，然后再往浴盆里倒热水，把冷热水搅匀了才可以将宝宝再次放入。

- 浴缸内要有防滑垫和扶手，防止宝宝洗浴时跌入水里。即便是仅仅 3 厘米深的水，宝宝就有可能在 1 分钟内窒息而死。当宝宝在浴缸洗浴，父母哪怕只离开一两分钟，宝宝也有可能出现险情。

- 水龙头处要安装橡胶防护，防止撞伤宝宝的头部。

- 浴室中最好安装一部分机，在与外界联络的同时，不影响给宝宝洗澡。

- 浴室中的电线一定要定期检查，保持干燥，防止因潮湿而漏电。

6. 做好预防接种前的准备

★建立儿童预防接种卡

预防接种的各种疫苗都有不同的规定，有了预防接种卡，每次接种后都有明确的记录，可以防止漏种和重复接种，也便于计算接种间隔。此外，儿童患病时预防接种证还可供医生参考，有利于对疾病的正确诊治。

★预防接种前最好测测体温

宝宝体温正常才能进行疫苗接种，而且正常预防接种后部分宝宝可有轻度发热，但这种发热与疾病引起的发热处理方法不同。如果预防接种前不给宝宝测量体温，预防接种后出现发热就不易查找原因。因为宝宝不会用语言表达感受，有低热时仍可照常玩耍，不测体温，有发热容易被父母所忽视。

★注意皮肤清洁

保持皮肤清洁可减少预防接种后的细菌感染机会。预防接种后一般24小时内不再清洗局部皮肤。因此，最好在预防接种前洗澡、换内衣。

★保持良好的精神状态

宝宝在空腹、饥饿和过度疲劳时不宜接受预防接种，应该在进食休息后再接种，这样可减少晕针和低血糖反应。

★不要同时使用抗生素

目前使用的预防接种疫苗一般都是减毒活疫苗和细菌病毒的灭活死疫苗，从理论上讲，抗生素对病毒性疫苗或细菌死疫苗都影响不大，也就是说可以同时使用抗生素。因为一般的病毒疫苗，特别是一些半抗原疫苗，对抗生素是没有反应的。但从另一角度看，疫苗作为外来的抗原，接种后机体要产生相应的免疫反应才能达到预防疾病的目的。而抗生素是杀菌剂，对机体的免疫反应有一定的影响。因此，在预防接种期间应尽量避免使用抗生素，特别是对活疫苗。如果在预防接种期间有必须使用抗生素的病症时，最好推迟1~2周再进行预防接种。

7. 正确处理预防接种后的反应

预防接种一般反应包括局部反应和全身反应。部分宝宝在接种疫苗后12~24小时，接种部位出现红肿浸润并有轻度肿胀和疼痛，少数宝宝可有局部淋巴结肿大或接种局部出现硬结。全身反应主要是发热，多数为低热（38℃以下），部分宝宝在发热同时伴有头疼、乏力和周身不适，个别宝宝可伴有恶心、食欲不振、腹痛、腹泻等胃肠道反应。预防接种的一般反应通常在2~3天内自行消失，无须特殊处理。只是在此期间注意适当休息，多饮开水，注意保暖，防止继发其他疾病。对较重的全身反应可采取对症治疗。

★过敏性皮疹

过敏性皮疹多发生于既往有过敏史的儿童，目前使用的几种疫苗都有可能发生过敏性皮疹。一般在预防接种后数小时或数天内发生，皮疹可多种多样，其中以充血性皮疹最多见，大小不等，浅红色或深红色，压之退色。斑疹或丘疹均可见，严重时可融合成片。不需要特殊处理，一般可在1~3天内自行消退。较重的过敏性皮疹可用抗组织胺药物，如苯海拉明、扑尔敏，必要时也可用肾上腺皮质激素做短期治疗。

★局部红肿

预防接种后发生局部红肿是由于个体差异发生的一种局部特异性反应，多见于过敏体质的宝宝。预防注射后 2~24 小时内局部发生红肿，表皮充血，水肿明显，范围逐渐扩大，严重者可蔓延至整个上臂或整个臀部。个别宝宝有局部发痒、麻木感，或伴有其他部位的过敏性皮疹。小宝宝可表现烦躁、哭闹、不爱吃奶。多数红肿在 2~3 天趋于固定，范围不再扩大。3~7 天红肿逐渐消退，且消退后局部无异常痕迹。一般无须特殊处理，反应较严重者可给抗过敏药物，如扑尔敏；对小宝宝烦躁、哭闹较重者可给解热镇痛剂，如儿童百服宁口服液 1~2 天。

★局部化脓

预防接种后发生局部化脓，多数是由于污染造成的，如疫苗在分装过程中污染了其他化脓菌，或疫苗的包装瓶破裂污染，或疫苗开启后被污染，或由于注射器材及局部皮肤消毒不严格等因素造成污染；另有一小部分属非污染造成，见于注射吸附疫苗后。

临床表现为：预防接种后 2~3 天局部出现红、肿、热、痛，部分宝宝可同时伴有发热、头疼、乏力及食欲减退等全身症状。1~2 周后炎症趋于局限，可出现大小不等的局部硬结，以后逐渐软化，形成脓肿，轻压局部有波动感。极少数严重者可出现注射侧淋巴管炎、淋巴结炎或蜂窝组织炎。化脓感染的初期局部有红、肿、热、痛表现，此时不宜做热敷，一般先观察不处理，如局部红肿明显可用湿毛巾冷敷。伴有全身症状者可给抗菌素治疗（肌注青霉素或口服增效联磺片）。局部脓肿形成后，如无破溃，禁忌切开排脓，可用消毒注射器反复抽脓，一般均可痊愈。如脓肿已破溃或发生蔓延感染，则需外科清创处理，局部也可加用抗菌素治疗。

★无菌性脓肿

无菌性脓肿是指非注射污染造成的化脓感染，多发生于注射吸附剂疫苗后（如百白破三联疫苗、百白破二联疫苗、乙型脑炎疫苗等），是由于注射部位不正确，或注射过浅，或注射剂量过大，或使用疫苗前未充分摇匀等因素所致。

无菌性脓肿一般在注射 1 周左右局部出现硬结，可有肿胀、疼痛，但炎症反应不剧烈。持续 2~3 周后局部硬肿可以液化变软，表面轻压有波动感。轻者可自原注射针孔流出略带淡黄色的稀薄脓液，较重者可形成脓疡并破溃。

无菌性脓肿一般不需要抗菌治疗，多数可于脓肿形成后用无菌注射器抽脓，切忌切开排脓。少数严重者脓肿有破溃，或发生潜行性脓肿伴有间隔空腔，则需要切开引流，必要时需外科清创处理。如有继发感染应加抗菌素治疗，酌情给予口服或外用抗菌素。

8. 本阶段计划免疫

★出生第 2 个月

复种 1 针乙肝疫苗。

★出生第 3 个月

口服小儿麻痹糖丸（脊髓灰质炎减毒活疫苗），以预防脊髓灰质炎（小儿麻痹症）。疫苗采用口服的方式，用清洁的汤勺将糖丸研碎，然后溶于冷开水中服用。切忌用热开水溶化或混入其他饮料中服用，以免将疫苗中的病毒杀死，影响免疫效果。接下来的两个月每个月服 1 次，即 3 月龄、4 月龄连续服 2 次，每次间隔时间不得少于 28 天。如果由于特殊原因当时不能服用，一定要把糖丸放在冰箱冷藏室内。糖丸在 20℃～22℃只能保存 12 天，而在 2℃～10℃则可保存 5 个月。

专家提示：不要在哺乳后 2 小时之内服用，因为母乳中可能有抵抗该病毒的抗体存在，使糖丸失去活性。应在哺乳前半小时或 1 小时空腹服用。

口服疫苗前 1 周有腹泻的宝宝或发热、患有急性病的宝宝应该暂缓接种。有免疫缺陷的宝宝和正在使用免疫制剂（如激素）的宝宝应禁用疫苗。对牛奶过敏的宝宝可服液体疫苗。出生第三个月还应该带宝宝到结核病防治所检查卡介苗接种是否有效。

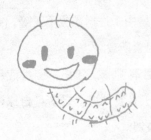

4~6个月的宝宝

 生长发育观察

1. 体格发育

从出生第4个月开始，宝宝头围的增长速度慢于胸围的增长速度，胸围实际数值已经超过头围。前囟为1厘米×2厘米。大多数宝宝在6个月前后出第一颗牙。

9市城区男婴体格发育测量值（1995年）

年龄组	体重（千克）	身长（厘米）	头围（厘米）	胸围（厘米）
4月龄	7.56±0.81	65.1±2.2	42.1±1.2	42.3±1.8
5月龄	8.02±0.88	67.0±2.3	43.0±1.2	43.0±1.9
6月龄	8.62±0.94	69.2±2.4	44.1±1.3	44.0±1.9

9市城区女婴体格发育测量值（1995年）

年龄组	体重（千克）	身长（厘米）	头围（厘米）	胸围（厘米）
4月龄	7.01±0.75	63.8±2.2	41.2±1.2	41.3±1.8
5月龄	7.53±0.77	65.5±2.3	42.1±1.2	42.1±1.8
6月龄	8.00±0.90	67.6±2.4	43.0±1.3	42.9±1.9

2. 感知觉发育

4~6个月是味觉发育的关键期，4月龄的宝宝对食物的微小变化已很敏感。

4月龄的宝宝两眼可以一致运动注视物体。在这之前，宝宝难以通过视觉来确定一个物体的位置、大小和形状，因此还无法准确地在大脑中获得信息，以指导他伸手去拿到一个玩具,现在宝宝可以完成伸手拿玩具的动作。能够注意动来动去的玩具,当物体运动时能把该物体从背景物体中分离出来。当玩具掉在宝宝看得见的床面上,或当宝宝正在明确注视玩具时大人移动玩具,宝宝能转头去寻找。6 月龄的宝宝,目光可随上下移动的物体垂直转动 90°,并可改变体位以协调动作。

由于视敏度的发展,开始能辨别更多的颜色。能够把各种颜色归于红、蓝、黄、绿 4 个范畴,这和我们成人的红、绿、蓝三原色已经相当接近。在 4 个月宝宝的眼里,两种不同的蓝色都被看成蓝色,但如果你给他们看黄色和绿色的两个东西,他们就能分辨出来。喜欢看明亮鲜艳的颜色,不喜欢看暗淡的颜色。心理学家认为,这种对颜色的分辨能力似乎是天生的,因为这个年龄的宝宝还不可能通过语言学会各种颜色的名字。

初步形成视觉的大小恒常性(同一物体不管远近都知道是一样大)。能够通过局部辨别出一个物体,这是萌生物体永恒性概念(即当暂时未看到一件物品的时候知道这件物品仍然是存在的)的初步征兆。因此,这时宝宝特别喜欢玩儿藏猫猫的游戏。

视觉的集中时间可达 7~10 分钟,对视觉刺激的记忆可以保持 24 小时。能精细地区分不同的面孔,能分辨两张中等相似程度的陌生人的照片,还能认出妈妈的照片,看到妈妈的照片时会高兴地笑起来。

对于熟悉的声音,如隔壁房间传来的声音、室外动物的叫声或其他响亮的声音,能主动寻找声源。更加主动积极地倾听周围人们的说话,喜欢把注意力集中于母语的有意义的语音变化上。对发声的玩具很有兴趣,如八音盒、摇铃、拨浪鼓、各种形状的吹塑捏响玩具等。

3. 运动发育

出生 3 个月后,宝宝的运动能力发展很快,开始由无意识变为有意识。3~4 个月是翻身能力发展的关键期,也是身体协调性、腰臂力量、手脚力量和平衡能力发展的关键期。宝宝开始出现被动翻身的倾向,到 6 个月时就能比较自如地翻身了。学会翻身可以扩大宝宝的视觉范围,使其接收到外界更多的信息和刺激,还可以增强四肢肌肉及腰腹肌肉力量,为日后学爬打下基础。翻身还可以促进宝宝空间智能进一步发展,刺激宝宝的前庭平衡觉,促进感觉统合功能发展,对促进宝宝的智能发展有重要意义。在大人的帮助下,能从侧卧位转到俯卧位,也能从俯卧位变成侧卧位。90% 的宝宝在出生后 2~7 个月时能从仰卧位转到侧卧位（达到该技能的平均年龄是 4.5 个月）。6 月龄左右，宝宝可有意识地从俯卧位翻到仰卧位，或者从仰卧位翻到俯卧位。

俯卧时四肢喜欢乱踢腾，用手顶住宝宝的脚掌心，宝宝可以随着蹬腿动作向前移动。腰肌开始发育，先是大人扶着宝宝的髋部时能坐，慢慢地会用双手撑住身体像蛤蟆样靠坐，逐渐到自己放手坐稳。90% 的宝宝在出生后 5~9 个月时会独坐（达到该技能的平均年龄是出生后 7 个月）。用双手扶着宝宝的腋下让宝宝站起来，然后松手（手不要离开），宝宝能在短时间内保持直立姿势，然后臀部和双膝弯下来。

平躺在床上时双手会自动在胸前合拢，手指互相接触，双手呈相握状。在握住拨浪鼓后能将它保留在手中 1 分钟左右，能够摇动和注视拨浪鼓，但如果拨浪鼓掉了，还不知道再把它拿起来。把宝宝抱到桌前，不论桌面上是否有玩具，他的手指都会比较活跃地摸、抓桌面。当桌上有宝宝感兴趣的东西时，宝宝会尝试着去拿东西，但对距离判断还不准确。喜欢用手敲打玩具，让其发出声音以引起大人的注意。

这一阶段，宝宝抓握物体的方式出现了新的变化：会用 5 个手指和手掌心抓握小玩具，5 个指头几乎并拢，将东西紧贴手心，这种拿法叫作"大把抓"。经过大把抓式握物之后，会进一步以拇指和其他 4 个手指相对将物握稳，这种握物法称为"对掌握物"。学会对掌握物后，满 6 个月时能两只手同时各抓住一个玩具，开始学习对敲和传手。无意的传手发生在宝宝出生后 140~150 天，有些宝宝在学会双手合抱吊起的物体后，在玩的过程中会放掉一只手，只用其中一只手握住玩具，一会儿又双手合握，玩一会儿再放掉另一只手，使玩具传到不同的手上。有意地将一物从一只手放入另一只手中大概发生在宝宝出生后 170~180 天或者更迟一些。传手是手技巧进步、双手协调的标志。

4. 语言发育

从这个月开始到宝宝满 8 个月，心理学家将这一阶段称为"连续音节阶段"，宝宝能辨别一些语调、语气和音色的变化，经常发出连续的音节，发音内容大多是以辅音和元音相结合的音节为主，并且有一个从单音节发

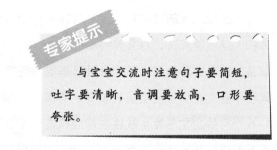

专家提示

与宝宝交流时注意句子要简短，吐字要清晰，音调要放高，口形要夸张。

声过渡到重叠音节发声的过程。6月龄的宝宝能够听懂大人叫自己的名字。

父母应该利用各种机会多跟宝宝进行简单的对话交流，不断重复日常生活中能够接触到的事物或活动，比如，给宝宝喂奶前和宝宝说"吃奶"，给宝宝洗澡前说"洗澡"，拿一个苹果，一边指着苹果一边告诉宝宝"苹果"。无论宝宝是否能听懂都要耐心、反复地讲，这是帮助宝宝积累词汇的有效方法。

5. 心理发育

4~6个月的宝宝已能识别高兴、悲伤、生气和恐惧等面部表情，但还不能把照片上的表情同生活中成人的相应情绪联系起来。已经能认识亲人，见到熟人时能自发地微笑，出现主动的社交行为。开始对周围的一切事情产生兴趣，还会表现出满意或不满意的表情。如果大人抱着宝宝坐在镜子对面，轻轻敲动玻璃，吸引宝宝注意镜子中的影像，宝宝能明确地注视自己，并与镜中的自己微笑或"说话"。吃奶时会将自己的双手放在妈妈的乳房或奶瓶上轻轻地拍打。看到大人在为其准备食物或玩具时会露出兴奋的表情。

 育儿重点提示

1. 充分认识添加辅食的好处

辅食即母乳或配方奶以外的富含能量和各种营养素的泥状食物（半固体食物），它是母乳或配方奶和成人固体食物之间的过渡食物。

★能提供更丰富的营养

在宝宝成长的过程中，出生后的前6个月是一生中生长发育速度最快的阶段，身体和大脑迅速发育，对营养物质的需求越来越高、越来越全面，宝宝出生时从母体中储备的铁等营养素到三四个月时已基本消耗完了，母乳或配方奶所供给的能量及营养素已不能完全满足宝宝生长发育的需要了，特别是铁和维生素D的含量较低。因此，4~6个月的宝宝易发生缺铁性贫血和维生素D缺乏性佝偻病，而及时添加辅食则可补充乳类中铁和维生素D的不足，确保宝宝健康成长。

★能强化宝宝的消化功能

添加辅助食品可增加宝宝唾液及其他消化液的分泌量，增强消化酶的活性，促进牙齿的发育，训练宝宝的咀嚼、吞咽能力。咀嚼能力代表儿童消化功能发育的成熟，口腔阶段的咀嚼动作是宝宝食物转换所必须具备的饮食技能，只有具备了这种技能才可能扩大宝宝食物的范围和种类。咀嚼行为学习的敏感期在宝宝出生后4~6个月，7个月左右可训练宝宝咬嚼指状食物、从杯中呷水，9个月可教宝宝自己用勺子把食物送入嘴里，1岁时可学习用杯子喝奶，到1岁半时就可以自己拿勺子吃粥或其他东西了，3岁左右就可学会用正确的方法拿筷子，这些训练均有利于宝宝的口腔发育。宝宝各个器官的成熟和功能的完善都有相应的关键期，错过了这个阶段，被压抑的潜能就无法再充分挖掘，也就错过了某些器官，如胃肠道功能、咀嚼功能等发育的关键期。

★能促进宝宝的智力发育

宝宝一出生就具有许多原始反射行为，他们通过视觉、嗅觉、味觉、听觉、触觉等感知觉与外界建立联系，这些与外界的联络途径需要不断完善、开发，为他们以后的生长发育打下良好的基础。科学地添加辅食可以让宝宝在学习吃的过程中促进感知觉的发育，包括人类12对脑神经中的嗅神经、视神经、动眼神经、听神经、舌咽神经等神经潜能的开发与完善。也就是说，添加辅食不仅关系到宝宝是否能摄取到充足的营养，而且对宝宝的智力发育，特别是语言发育非常有帮助。

★有利于从小养成良好的饮食习惯

及时、科学地为宝宝添加辅食有助于他从小培养良好的饮食习惯，如通过尝试多种食物的味道，养成宝宝不挑食、不偏食的饮食习惯；给宝宝做辅食时少放调料，尤其是要少放盐，从小养成宝宝清淡的口味；饮食定时定量，不随意给宝宝零食吃；自己吃饭，吃饭时不说话、不看电视等，对宝宝一生的健康都非常有益。同时父母要注意自己的饮食习惯，因为父母不爱吃的食物可能给宝宝做得也少，或者流露出不爱吃食物的表情，这些都会影响宝宝。为了宝宝，也为了父母自己的健康，从宝宝添加辅食开始放弃那些不好的饮食习惯，和宝宝一起吃出营养、吃出健康。

2. 灵活掌握添加辅食的时机

一般来说，宝宝在4个月以前如果母乳充足，完全可以不添加任何辅食。4个月后宝宝由于生长迅速，需要摄入的营养量会增加，而且许多器官迅速发育，功能不断完善，如牙齿开始萌出，面部肌肉及咀嚼肌发育迅速，胃肠道消化吸收流质、半固体食物的能力增强，淀粉酶等酶系统更为成熟，都为吃人生的第一口饭做好了准备。因此，育儿专家普遍认为宝宝4~6个月添加辅食最理想。但宝宝的成长速度各不相同，机体需求也会有相当的差异，有的宝宝纯母乳喂养到6个月时也无须添加辅食。妈妈要注意宝宝的吃奶状况，母乳够喂时就不要太早添加辅食。开始添加的时间应该不早于4个月、不晚于6个月。

纯母乳喂养的宝宝，如果母乳供应充足，母乳的质和量都有保证，宝宝生长发育指数正常，可以在纯母乳喂养至6个月时再添加辅食，但要注意预防宝宝缺铁性贫血的出现。宝宝出现缺铁性贫血一般症状较轻，不易被发现，如脸色稍显苍白，易疲劳、烦躁等，如怀疑宝宝贫血应该到医院进一步检查确诊。哺乳期的妈妈应多吃一些含铁量较高和含维生素C较丰富的食物，以增加母乳中铁的含量，如瘦牛肉、瘦猪肉、鸭血、鸡血、鸡蛋黄、豆制品、黑豆制品、哺乳妈妈专用奶粉、鱼、虾、虾皮、海带、紫菜、苋菜、菠菜、紫洋葱、西蓝花、木耳、大枣、坚果等。

3. 及时发现添加辅食的信号

4~6个月是一个长达两个月的时间段，具体到自家宝宝应该在何时添加呢？许多新妈妈都在这个问题上拿不定主意。其实，当宝宝从生理到心理都做好了吃辅食的准备时，他会向妈妈发出许多小信号，只要妈妈细心观察就会发现：

●宝宝吃母乳或配方奶后还有一种意犹未尽的感觉，宝宝还在哭，似乎没吃饱。《父母必读》杂志曾给出参考数据：母乳喂养的宝宝每天喂8~10次，配方奶喂养的宝宝每天的总奶量达到1000毫升，仍然表现出没吃饱的样子。

●宝宝开始对大人吃饭感兴趣，大人咀嚼的时候宝宝会盯着看，有时候小嘴还会发出"吧唧"声，像只小馋猫。

●宝宝头部已经有一定的控制能力，可以倚东西坐稳了。

●喜欢将物品放到嘴里，有咀嚼的动作。当你把一小勺泥糊状食物放到他嘴边，他会张开嘴，不再将食物吐出来，而能够顺利地咽下去，不会被呛到。

●在你带宝宝去做每个月的例行体检时可以向医生咨询，医生会告诉你宝宝的身高、体重增长是否达标，如果宝宝身高、体重增长没达标就应该给宝宝添加辅食了。

4. 辅食添加的基本原则

★添加数量要由少到多

所谓"由少到多"是指食物量的控制，因为此前宝宝还没有接受过除奶制品以外的其他食物，最初1~2周内辅食的添加只是尝一尝、试一试。比如添加米粉，最初每次只给5~10克，稀释后用小勺喂给宝宝吃。如果第一次想给宝宝添加少量鸡蛋黄，一次也只能喂1/8个煮熟的鸡蛋黄，用奶稀释或用温开水稀释后用小勺喂食，每天只添加1次，观察宝宝对新添加食物的反应，能不能消化吸收，大便有无变化，例如，辅食添加后大便次数有没有明显增加；大便中的水分有没有明显增多，甚至出现水样便；大便的颜色有没有明显变化，如大便的颜色由黄色、棕黄色变成绿色、墨绿色，甚至出现许多泡沫。有时宝宝会有腹胀感，屁比较多。以上现象均说明宝宝对添加的食物不太适应，可以减少辅食的量，如果减量后大便仍然不正常，可以在征得医生的同意后暂停添加辅食。也可以参考宝宝身高、体重增长指标进行判断，这些体格发育的指数应该到医院保健科定期测查。

★添加速度要循序渐进

所谓"循序渐进"是指食物添加量的进程，添加的速度不宜过快，一般可以从每日添加1次过渡到每日添加2次，每次添加的数量不变；也可以每日添加的次数不变，只改变每次添加食物的数量，使宝宝的消化系统逐渐适应新添加的食物。一般如果添加了三四天或1周左右宝宝很适应，可以考虑添加一种新的辅食。宝宝生病时或天气太热应该延缓添加新的品种。

有的妈妈生怕宝宝营养不足影响了生长，早早开始添加辅食，而且品种多样，使劲喂，结果使宝宝积食不化，连母乳都拒绝了，这样反而会影响宝宝的生长。开始先添加稀释的配方奶粉，上午、下午各添半奶瓶即可，或者只在晚上入睡前添半奶瓶配方奶，其余时间仍用母乳喂养。如半瓶吃不下可适当减少。

★食物性状要由稀到稠

辅食的添加应由流质到半流质，然后再到半固体和固体，辅食中食物的颗粒也要有从细小到逐步增大的一个演变过程，使宝宝逐渐适应。

★辅食应该少糖、无盐

中国营养学会妇幼分会编写的《中国孕期、哺乳期妇女和0~6岁儿童膳食指南

（2007）》建议，给12个月以内的宝宝制作辅食应少糖、无盐、不加调味品。

"少糖"即在给宝宝制作食物时尽量不加糖，保持食物原有的口味，让宝宝品尝到各种食物的天然味道，同时少选择糖果、糕点等含糖高的食物作为辅食。如果宝宝从添加辅食开始就较少吃到过甜的食物，就会自然而然地适应少糖的饮食；反之，如果此时宝宝的食物都加糖，他就会逐渐适应过甜饮食，以后遇到不含糖的食物自然就表现出拒绝，形成挑食的习惯，同时也为日后的肥胖埋下了隐患。吃糖过多不仅会引起肥胖，还会影响宝宝对蛋白质和脂肪的吸收和利用；引起维生素 B_1 的缺乏；还可因血糖浓度长时间维持在高水平而降低孩子的食欲；若不及时刷牙还会增加龋齿的发生。

"无盐"即12个月以内的宝宝辅食中不用添加食盐。因为12个月以内的宝宝肾脏功能还不完善，浓缩功能较差，不能排出血中过量的钠盐，摄入盐过多将增加其肾脏负担，并养成孩子喜食过咸食物的习惯，不愿接受淡味食物，长期下去可能会形成挑食的习惯，甚至会增加成年后患高血压的危险。12个月以内的宝宝每天所需要的盐量还不到1克，母乳、配方奶、一般食物中所含的钠足以满足宝宝的需求。给1岁以上的宝宝制作食物时可以加一点盐，但量一定要适当。因为儿童期常吃过咸的食物易导致成年期高血压发病率增加；吃盐过多还是上呼吸道感染的诱因，因为高盐饮食可能抑制黏膜上皮细胞的增殖，使其丧失抗病能力。患有心脏病、肾炎和呼吸道感染的儿童更应严格控制饮食中的盐摄入量。需要提醒的是，酱油、鸡精等调味品以及买回来的现成食品中都含有盐。所以，如果添加了这类食品或调味品，还要再减少盐量。

★最好不添加味精

宝宝的辅食最好不添加味精、香精、酱油、醋、花椒、大料、桂皮、葱、姜、大蒜等调味品。因为辛辣类的调味品对宝宝的胃肠道会产生较强的刺激性，而且有些调味品（如味精）在高温状态下将分解释放出毒素，会损害处于生长发育阶段宝宝的健康。另外，浓厚的调味品味道会妨碍孩子体验食物本身的天然香味，长期食用还可能养成挑食的不良习惯。许多妈妈担心辅食中不加调味品，宝宝会不爱吃，其实母乳或配方奶的味道都比较淡，如果从最初加辅食开始就做到少糖、无盐、不加调味品，宝宝自然会适应清淡的食物口味，因为比起母乳和配方奶，辅食的味道已经丰富多了。如果开始添加的辅食含有盐和调味品，宝宝适应了味重的食物，很可能不愿尝试清淡的食物了。3岁以后，儿童的消化功能已发育成熟，各种消化酶发育完全，肠道吸收功能良好，基本可以耐受各种口味的食物。此时可以给宝宝吃带有调味品的食物了。

即便如此，为了宝宝，也为了家庭所有成员的健康，建议仍选择少盐、少糖、适量油的饮食习惯为宜。

★可适量添加植物油

植物油主要供给热量，在烹调蔬菜时加油，不仅使菜肴更加美味，而且有利于蔬菜中脂溶性维生素的溶解和吸收，可酌情、适量添加。一般6~12个月每天5克~10克为宜；1~3岁每天20克~25克；学龄前儿童每天25克~30克。各种植物油的营养特点不一样，植物油中葵花子油、豆油、花生油、玉米油必需脂肪酸的含量较高；橄榄油、茶树油、葵花子油、芝麻油、核桃油不饱和脂肪酸的含量较高。因此，应经常更换种类，食用多种植物油。

5. 本阶段可以添加的辅食

4~6个月添加辅食的目的主要是让宝宝逐渐熟悉各种食物的味道和感觉，适应从液体向半固体食物的过渡。可添加的食物主要有：泥糊状食物，如宝宝米粉、蔬菜泥、水果泥、蛋黄泥（有过敏家族史的宝宝要到6个月以后再喂蛋黄）等，也可以添加一些果汁。

谷物类	蔬菜水果类	鱼/肉/蛋类	奶类	辅食添加次数
米粉 米粥/汤 10倍粥到5倍粥	果汁 菜汁 果泥 菜泥	蛋黄：1个 鸡肉/猪肉泥	120毫升~180毫升/次， 每天5~6次	1次

可以将苹果、香蕉、橘子、番茄等洗净，用开水烫一下，去皮后放在榨汁机中榨碎，再将果泥直接喂给宝宝；也可将青菜、菠菜等蔬菜煮熟后捣碎成泥喂给宝宝。如果宝宝对蔬果泥开始不适应，有消化不良情况发生，可以先掺一些开水稀释一下，也可以将水果泥加入粥或其他食物中，一般适应几天宝宝就会接受。

6. 注意补充含铁食物

此阶段，孕后期储存在宝宝肝脏的铁已接近耗竭，需补充含铁食物。补铁能使宝宝髓磷脂合成加快，促进神经系统发育，促进宝宝的学习和记忆。可以给宝宝加喂一些熟枣泥、动物肝泥、蛋黄、菠菜泥、青菜泥等，可以在上午、下午两次喂奶之间加喂一两勺含铁丰富的食物泥，也可找医生开一些适合宝宝服用的含强化铁的补剂，但两者之间，食补总比药补好，所以应首选食补。

蛋黄含铁量较高，宝宝也较易接受。将鸡蛋煮熟后剥出蛋黄，将蛋黄放在碗里用勺子研碎即可。注意不要直接用蛋黄泥喂宝宝，蛋黄泥太干，容易噎着宝宝，可用温开水或橙汁稀释喂宝宝。4个月的宝宝先每日1/4小勺，如无消化不良或减少奶量等情况发生，两周后或一个月后可适当增加至1/2个，宝宝的食量差异很大，尤其是体质较瘦弱的女婴，会比同月龄较胖的男婴食量小很多。所以如是食量大的宝宝可以增加得多一些、早一些，而食量小的宝宝就可少增加或减少一些。蛋黄泥喂得过早会使宝宝胃中积食，出现食欲下降、不想吃奶等症状。一旦给宝宝喂食蛋黄后出现这样的情况，可以先停喂蛋黄；如果宝宝的食欲还是没有改善，可以先饿宝宝一天，等他很饿、急于进食时再开始喂奶。

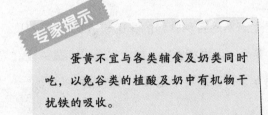

专家提示

蛋黄不宜与各类辅食及奶类同时吃，以免谷类的植酸及奶中有机物干扰铁的吸收。

除了蛋黄之外，动物肝脏也是很好的补血食物，可以给宝宝吃一些肝泥。将鸡肝或猪肝煮熟后，取一小块放碗里用勺子研碎。最好选择鸡肝，因为鸡肝质地细腻，味道比别的肝类鲜美，宝宝喜欢吃，也容易消化。猪肝相对比较硬，即使捣碎成泥后还会有硬颗粒，吃起来口感不如鸡肝，也容易出现积食。放极少许煮熟的酱油拌匀，用粥汤或牛奶将肝泥调成糊状喂宝宝，也可加入粥中喂宝宝。注意同样不要直接用肝泥喂宝宝，肝泥由于质地较干也易噎着宝宝。喂肝泥后宝宝如果出现与喂蛋黄后一样的积食症状，处理方法同上。

7. 适当给宝宝吃些粗粮

所谓粗粮是指除精白米、富强粉或标准粉以外的谷类食物，如小米、玉米、高粱米等。宝宝从4~6个月加辅食后就可以考虑吃点粗粮了。

★ 常吃粗粮的好处

清洁体内环境： 各种粗粮以及新鲜蔬菜和瓜果，含有大量的膳食纤维，这些植物纤维具有平衡膳食、改善消化吸收和排泄等重要生理功能，起着"体内清洁剂"的特殊作用。

预防宝宝肥胖： 膳食纤维能在胃肠道内吸收比自身重数倍甚至数十倍的水分，使原有的体积和重量增大几十倍，并在胃肠道中形成凝胶状物质而产生饱腹感，使宝宝进食减少，利于控制体重。

预防小儿糖尿病：膳食纤维可减慢肠道吸收糖的速度，可避免餐后出现高血糖现象，提高人体耐糖的程度，利于血糖稳定。膳食纤维还可抑制增血糖素的分泌，促使胰岛素充分发挥作用。

解除便秘之苦：在日常饮食中只吃细不吃粗的宝宝，因缺少植物纤维，容易引起便秘。因此，让宝宝每天适量吃点膳食纤维多的食物，可刺激肠道的蠕动，加速排便，也解除了便秘带来的痛苦。

有利于减少癌症：儿童中癌症发病率上升，与不良的饮食习惯密切相关。英国剑桥大学营养学家宾汉姆等曾分析研究，食用淀粉类食物越多，大肠癌的发病率越低。

保护心血管：如果经常让宝宝吃些粗粮，植物纤维可与肠道内的胆汁酸结合，降低血中胆固醇的浓度，起到预防动脉粥样硬化，保护心血管的作用。

预防骨质疏松：宝宝吃肉类及甜食过多，可使体液由弱碱性变成弱酸性。为了维持人体内环境的酸碱平衡，就会消耗大量钙质，导致骨骼因脱钙而出现骨质疏松。因此，常吃些粗粮、瓜果蔬菜可使骨骼结实。

有益于皮肤健美：宝宝如吃肉类及甜食过多，在胃肠道消化分解的过程中就会产生不少毒素，侵蚀皮肤。若常吃些粗粮、蔬菜，能促使毒素排出，有益于皮肤的健美。

维护牙齿健康：经常吃些粗粮，不仅能促进宝宝咀嚼肌和牙床的发育，而且可将牙缝内的污垢除掉，起到清洁口腔、预防龋齿、维护牙周健康的效果。

★学合理吃粗粮

适量：对正处于生长发育期的宝宝，每天推荐摄入量为年龄加上5克~10克。对小胖墩、经常便秘的宝宝，可适当增加膳食纤维摄入量。有的宝宝吃粗粮后会出现一过性腹胀和过多排气等现象，这是一种正常的生理反应，逐渐适应后，胃肠会恢复正常。宝宝患有胃肠道疾病时要吃易消化的低膳食纤维饭菜，以防止发生消化不良、腹泻或腹部疼痛等症状。

粗粮细作：把粗粮磨成面粉、压成泥、熬成粥或与其他食物混合加工成花样翻新的美味食品，使粗粮变得可口，增进食欲，能提高人体对粗粮营养的吸收率，满足宝宝生长发育的需要。

取长补短：粗粮中的植物蛋白质因所含赖氨酸、蛋氨酸、色氨酸、苏氨酸低于动物蛋白质，所以利用率较低。弥补这一缺陷的办法是提倡食物混吃，以取长补短。如八宝稀饭、腊八粥、玉米红薯粥、小米山药粥，大豆配玉米或高粱面做的窝窝头，麦面配玉米或红薯面蒸的花卷、馒头，由黄豆、黑豆、青豆、花生米、豌豆磨成的豆浆等，都是很好的混合食品，既提高了生理价，又有利于胃肠道消化吸收。

均衡多样：饮食讲究的是全面、均衡、多样化，任何营养素要想发挥作用都需要多种营养素的综合作用。在日常饮食方面，应限制脂肪、糖、盐的摄入量，适当增加粗粮、蔬菜和水果的比例，并保证优质蛋白质、碳水化合物、多种维生素及矿物质的摄入，才能保证营养的均衡合理，有益于宝宝健康地生长发育。

8. 开始给宝宝用枕头

3个月以后，宝宝颈部脊柱开始向前弯曲，应开始让他睡枕头。一开始，枕头的高度以3厘米~4厘米为宜，根据宝宝发育情况，可逐渐调整枕头的高度。枕头的长度应与宝宝的肩部同宽。枕芯质地应柔软、轻便、透气、吸湿性好，可选择蒲绒等作为材料填充，民间常用的荞麦皮和茶叶也都是很好的填充物，可以防止宝宝生痱子或长小疖肿。枕芯的软硬要适中。过去一些家长爱给宝宝睡硬一点儿的枕头，认为可以使头骨长得结实，脑袋的外形长得好看，其实这是没有科学道理的。枕套最好选用半新的棉织品制作。

宝宝新陈代谢旺盛，头部出汗较多，睡觉时出汗易浸湿枕头，汗液和头皮屑混合易使致病微生物黏附在枕面上，极易诱发颜面湿疹及头皮感染。因此，宝宝的枕芯要经常在太阳底下曝晒，枕套要常洗常换，保持清洁。

9. 本阶段计划免疫

★出生第4个月

第2次口服小儿麻痹糖丸，注射百白破三联疫苗。百白破疫苗是百日咳、白喉、破伤风三联混合制剂的简称，是由白喉类毒素、百日咳菌苗和破伤风类毒素按适当比例配置而成的，用来预防白喉、百日咳、破伤风3种疾病。这3种疾病都是儿童常见病、多发病，严重危害着儿童的健康。据世界卫生组织统计，在没有疫苗预防的时代，全世界每年约有6000万儿童患百日咳，年死亡人数在50万~100万人，白喉和破伤风的危害更为严重，发病急，死亡率高。

目前我国使用的是含有吸附剂的百白破疫苗，如果在皮下接种过浅或疫苗中吸附剂未充分摇匀，可以引起无菌性化脓。因此，注射后局部出现硬结要及时热敷，促进吸收。一旦化脓切忌切开，可用注射器将脓液抽出。有继发感染时应及时用抗生素治疗。

发热、急性病或慢性病急性发作期的宝宝应缓种。有中枢神经系统疾病（如癫痫）的宝宝、有抽风史的宝宝、严重过敏体质的宝宝禁用。

★ 出生第 5 个月

第 3 次口服小儿麻痹糖丸，注射第 2 针百白破三联疫苗。

★ 出生第 6 个月

注射第 3 针百白破三联疫苗。

7~9 个月的宝宝

生长发育观察

1. 体格发育

脑重达 700 克左右，比出生时增加 1 倍，已达成人脑重的 1/2。前囟为 1 厘米×2 厘米。牙齿 0~4 颗。

9 市城区男婴体格发育测量值（1995 年）

年龄组	体重（千克）	身长（厘米）	头围（厘米）	胸围（厘米）
7 月龄	8.91±0.94	70.6±2.4	43.10±1.3	44.0±1.9
8 月龄	9.19±1.0	72.0±2.5	45.1±1.3	44.8±2.0
9 月龄	9.42±1.1	73.3±2.5	45.4±1.3	45.2±2.0

9 市城区女婴体格发育测量值（1995 年）

年龄组	体重（千克）	身长（厘米）	头围（厘米）	胸围（厘米）
7 月龄	8.32±0.9	69.1±2.4	42.1±1.3	42.9±1.9
8 月龄	8.65±0.97	70.6±2.5	44.1±1.3	43.9±1.9
9 月龄	8.87±0.97	71.9±2.5	44.4±1.3	44.0±1.9

2. 感知觉发育

双眼视觉已经发展得相当好了，能够利用双眼视觉来察觉物体离自己的远近，从而调节手臂的动作去够摸物体。心理学家的一项最新研究证明，只要把东西从宝宝够得着的地方放得稍微远一点，使他们够不着，他们就会戏剧性地放弃够摸的努力。视敏度已接近成人，更加关注那些出现在视野中的小东西，并试图用手捡起来。能以平稳、细腻的眼动跟踪运动的物体，即使物体不运动也能根据其特征把它从背景物体中分离开来。能看出图形的边界，并且能知觉到仅存在于主观头脑中的物体轮廓线，如下图，能像成人一样知觉到一个正方形，在知觉的同时也力图去理解它。

7 月龄的宝宝能确定声源，并能区别语言的意义。当刺激皮肤某点时手可准确地抚摸被刺激的部位，开始对芳香的气味有反应。

★运动发育

这一阶段是宝宝大运动发育的爆发期，会有很多重要突破：他不再靠双手向前撑着独坐，8 月龄时已经能自己坐得很稳，并能左右转身。7~8 个月是爬行能力发展的关键期，宝宝开始出现爬行的动作，但自己爬的能力还比较差。俯卧位时能手膝协同、腹部挨着床面用手和脚推动身体匍匐向前移动，有的能用胳膊和膝盖把身体支撑起来，摇来晃去，在原地打转。爬行有助于胸部和臂力的发育，使宝宝的活动范围明显增大，有利于宝宝空间智能和感觉统合能力的发展，也有助于认知的发展，意义重大，应该加强练习。早的 5 个月时就开始爬行，晚的要到 11 个月时才会爬，90% 的宝宝都在这个时间段掌握了该技能，但也有一些宝宝没有学会爬就直接学习走路了。宝宝学爬需要几周，甚至几个月的时间，父母大可不必因为宝宝开始爬得不好而焦虑，只要给孩子多提供爬的场地和机会就可以了，孩子的成长需要时间。

这一阶段，宝宝不仅能坐会爬，如果大人扶他或者自己扶着栏杆能站立片刻。

6 个月后，宝宝手的动作明显灵巧了：看见玩具或其他东西不再两手同时伸出够取，而是伸出一只手去够。能手指弯曲做耙弄和搔抓动作，还会用拇指和其他手指一起把身边的物品耙到自己手边。如果大人先给宝宝一个小玩具，等他拿住后再给他另外一个玩具，宝宝会把第一个玩具换到另一只手里，再去接第二个玩具，这就是倒手。

宝宝到了 8 个月，手的动作会变得更加灵活：能用拇指和食指捏取绳子和桌上的小东西。食指的能力有了很好的发展，能独立操作，会抠洞、按开关、拨转盘。喜欢把物品扔出去，然后再去寻找。倒手的动作更加熟练。

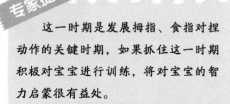

专家提示

这一时期是发展拇指、食指对捏动作的关键时期，如果抓住这一时期积极对宝宝进行训练，将对宝宝的智力启蒙很有益处。

3. 语言发育

在正常的保育条件下，生后六七个月是语言逐渐发生的时期，也是训练宝宝语言模仿能力、发音准确性的关键阶段。这个月，宝宝已经能够发出许多音节了。当宝宝发现通过舌头的动作可以发出各种不同的声音时，他会持续不断地发出"咿咿呀呀"的声音。同时，他还会通过改变口型发出不同的声音，表示不同的要求，如饥饿、疼痛、不满等，但是音节不够清楚。有时候宝宝会故意发出一些响亮的声音，试一试他的声音能够传多远。有的宝宝会发"ba-ba""ma-ma"或"da-da"的声音，这一定会使爸爸、妈妈非常兴奋，但这时宝宝的发音并不是真的在叫"爸爸、妈妈"。

妈妈与宝宝讲话时要让宝宝看见自己的口型，用纯正的语音教他。

能够听懂家庭主要成员的名字和熟悉的物品的名称，能够明白一些简单的词组，如"再见""没人""给我"等。当大人和宝宝说话时他会做回答性的动作，比如摇头表示不行，点头表示同意，用动作表示欢迎、再见、你好等。这时候要很好地引导他，要将语言和实物联系起来。例如指着电灯说"这是电灯"，以后你问他电灯在哪里，他就会转向电灯的方向，并用手指着，同时发出声音。这种发音虽然还不是语言，但是他在锻炼发音器官，为模仿成人的语言打下了基础。

7~9 个月的宝宝更喜欢听分句与分句之间自然停顿的句子，而不喜欢听那些非自然停顿的句子。约 9 个月时，这种对语言的切分节律的敏感扩展到一个个词上。这一年龄的宝宝对符合母语的重音规则的口语更感兴趣，听的时间也比较长，他们像切分词那样去知觉它。

4. 心理发育

7个月是宝宝心理发育的重要时期，他已经开始懂得表现自我。在镜子中看到自己时会对着镜中的自己做出拍打、亲吻的动作，或做出微笑的表情。

对父母或者其他照顾者的依恋表现得更为明显，并且会更为积极地以自己的方式去接近和寻找依恋对象，依恋对象离开时会哭起来。陌生人走近会表现得比较警惕，继而放声大哭。尤其在生病的时候，或处于不熟悉的环境时，这种反应会表现得更为强烈。

7个月以后，宝宝开始知道高兴是好情绪，而悲伤、害怕是坏情绪。即便这些表情由不同的人以非常轻微的形式表达出来，他们也能识别。如果批评他，他会不高兴或是放声哭起来；如果给他快乐的表情，他会表现得很活跃。宝宝能够看懂成人的表情和情绪是非常重要的进步，这种能力将推动他们社会关系的发展，帮助他们调节自己对环境的探索。

对周围环境越来越感兴趣，会发现越来越多有趣的事物，并且将注意力集中到这些有趣的事物上，在没人陪伴的情况下能自己独自玩10分钟左右。已经会模仿简单的动作，如果大人做拍手动作，他会跟随拍手。多次训练后，一听到"拍手"这个词就会做出拍手的动作。

育儿重点提示

1. 本阶段可以添加的辅食

专家提示

咀嚼有利于语言的发育、吞咽功能的训练和舌头灵活性及搅拌功能的完善。

这个月宝宝开始学习爬行了，随后活动量日益增大，热量需要明显增加。能消化的食物种类日益增多，可以添加烂面条/面包、馒头、豆腐、肝、鱼、虾和全蛋，每天的喂奶次数可以减少1~2次，而添加辅食的次数则可以增加 1~2 次，但乳类及乳制品仍是宝宝阶段主要的营养来源。辅食的性状也发生了变化，从汤粥糊类发展为稠面条、面包、馒头，从菜泥、肉泥变成了菜末、肉末。由于肉末比蛋黄泥、肝泥和鱼泥更不易被宝宝消化，所以最好到宝宝 8~10 个月后喂给。谷物中钙与磷的比例不合适，要重视钙剂的适量补充。应鼓励宝宝自己动手吃，学吃是一个必经的过程。

谷物类	蔬菜水果类	鱼/肉/蛋类	奶类	辅食添加次数
米粉 米粥 烂面条/面包 馒头	果汁 菜汁 果泥 菜末	豆腐 肝泥/动物血：1~2 次/周 肉末：1 次/日 鱼泥/虾泥：2~3 次/周 蛋黄：1 个/日	120~210 毫升/次， 每天 4~5 次	2~3 次/日

6 个月后也可在晚上入睡前喂小半碗稀一些的掺奶的米粉糊，或掺半个蛋黄的米粉糊，这样可使宝宝一整个晚上不再因饥饿醒来，尿也会适当减少，有助于母子休息安睡。但初喂米粉糊时要注意观察宝宝是否有较长时间不思母乳的现象，如果有可适当减少米粉糊的喂量或稠度，不要让它影响了母乳的摄入。

7~9 个月的宝宝肠道上皮发育尚未完全成熟，故此阶段宝宝吃鸡蛋时可以不吃蛋清，以防引起过敏性皮肤疾患，若宝宝已经添加了鸡蛋清，又无引起不适，可以继续吃。这以后要添加的是米糊、软面条、米饭等，以便宝宝逐渐过渡到以辅食为主食，1 周岁后与成人一样吃饭。

6 个月后宝宝可吃 1 个蛋黄做成的泥，肝泥可以吃两勺。动物肝脏和动物血含血色素铁，较蛋黄铁易吸收，吸收率达 22%~27%，不易受谷物植酸和蔬菜中的草酸干扰。绿色蔬菜、有色水果和黑木耳都含铁，但不如血色素铁容易吸收。

专家提示

这个阶段，宝宝见到食物会很兴奋，会有伸手抓东西的欲望。可以给宝宝准备一些手指状的食物（如小饼干等），让宝宝拿着吃。

2. 让宝宝练习咀嚼

出生后 6~12 个月要让宝宝学会咀嚼，接受固体食物，这样才有利于宝宝的成长。让宝宝练习咀嚼可使其牙龈得到锻炼，利于乳牙萌出。1 岁前未学会咀嚼固体食物的宝宝牙龈发育不良，咀嚼能力不足，未养成吃固体食物的习惯，就会拒绝吃干的东西。如果所有淀粉类食物都弄成糊吃，不经咀嚼便咽下，一来未经口腔唾液淀粉酶的消化，二来半固体食物占去胃的容量，会使奶类的摄入量减少，不利于宝宝生长发育。

给宝宝1个手指饼干，妈妈自己也拿1个，用牙咬去一点儿，慢慢咀嚼。妈妈的动作会引起宝宝模仿，宝宝也会咬一小口，学着用牙龈去咀嚼。宝宝即使未萌出乳牙，或只有下面两颗小门牙，但他的牙龈有咀嚼能力，能将饼干嚼碎咽下。有些宝宝虽不会咀嚼，咬下饼干后会用唾液浸泡软后直接咽下。有时由于浸泡不均，部分未泡软的饼干会引起呛噎。妈妈可多次示范，用夸张的咀嚼动作引起宝宝的兴趣，使宝宝学会咀嚼。

3. 让宝宝学会拿勺子

9个月的宝宝喜欢伸手去抓勺子，平时喂辅食时可以让宝宝自己拿一个勺子，让他随便在碗中搅动，有时宝宝能将食物盛入勺中并送入嘴里。要鼓励宝宝自己动手吃东西，自己用手把食物拿稳，为拿勺子自己吃饭做准备。宝宝从8个月起学拿勺子，到1周岁时可以自己拿勺子吃几勺饭，到15~18个月时就能完全独立吃饭了。

4. 开始学习用杯子喝水

现在宝宝可以从水杯里喝水或其他液体了，妈妈可以尝试着在杯子里盛上一些宝宝喜欢的奶、饮料，吸引宝宝练习使用杯子。宝宝可能因为好奇把杯子里的东西倒出来，看看是什么东西。因此，每次盛入杯中的液体不要超过杯子的1/3，而且要准备好抹布以便随时清理。宝宝很喜欢模仿成人的动作，妈妈可以自己也拿一个杯子，动作夸张地举起杯子，喝一口里面的水，然后说："好喝、好喝！"然后把杯子放在桌子上。这样反复几遍，宝宝会乐此不疲地学着妈妈的样子喝水，很快就会掌握这一技能。

5. 缓解宝宝的出牙不适

每个宝宝出牙的时间不完全相同，早一些的在出生后4个月，晚一些的大约在10个月时，大多数宝宝都是在出生后6~7个月长出第一颗乳牙。乳牙分为切牙、尖牙和磨牙，下牙要比上牙先萌出，并成双成对，即左右两侧同名的乳牙同时长出。最先萌出4颗下切牙，随后长出4颗上切牙，大多都在1岁时长出4个上切牙和4个下切牙。

然后，再长出上下4颗第一乳磨牙，俗称"板牙"。乳磨牙的位置离前面的切牙稍远，这是为即将长出的乳尖牙也就是虎牙留下生长空隙。此后，略微停顿后，4颗尖牙会从牙龈留下的空隙中"脱颖而出"。一般来讲，在1岁半时萌出14~16颗乳牙，最后萌出的4颗乳牙是第二乳磨牙，它们紧紧靠在第一乳磨牙之后。2~2岁半时20颗乳牙全部出齐，上下牙龈各拥有10颗乳牙。

宝宝出牙前或出牙时会出现一些反应，比如容易哭闹、夜睡不安、食欲下降、轻微发热等。家长不必过于担心，这些不适现象只是暂时的，待乳牙萌出后就会很快好转或消失。家长需要做的是，多陪伴宝宝玩耍，多搂抱宝宝，多与宝宝说说话，帮助宝宝保持平稳的情绪。另外，出牙期间抵抗力会有所下降，容易发生感冒或出现一些异常情况，要加强护理。

宝宝开始长牙的时候会咬手指、玩具、衣被，适当吃磨牙食物非常必要，父母可以为宝宝准备一些磨牙饼干。一些特制的磨牙饼干对出牙期的宝宝很适宜，不仅可以通过咀嚼减轻宝宝的牙龈不适，而且有助于乳牙萌出，促进牙弓和颌骨发育。也可以让宝宝啃咬牙胶，帮助宝宝减轻牙龈的不适感。

如果宝宝过了10个月，但乳牙还迟迟没有萌出，医学上称"萌出延迟"，应该带宝宝去看一下口腔科医生，尽早查找出原因，以采取针对性的治疗措施。

乳牙萌出期间，每次给宝宝吃完奶、喂完食物或每天晚上睡觉前，应给宝宝喂些温开水，并用手指牙刷帮助宝宝擦洗齿龈或刚刚露出的小乳牙。乳牙完全萌出之后要继续使用手指牙刷，从唇面到舌面轻轻擦洗小乳牙，并轻柔地按摩齿龈，帮助宝宝减轻不适。在平时生活中要注意将宝宝经常咬的物品进行清洗，并保持小手的清洁，还要勤给宝宝剪指甲，以免引起齿龈发炎。

当发现宝宝有吃手指、咬嘴唇或啃东西等坏习惯时，父母要引起注意，尽快想办法纠正，以防形成错乱的牙齿关系，导致牙齿长得东倒西歪，很不整齐。

龋齿是食物经过口腔中正常寄存细菌的发酵，产生酸性产物，对牙齿的珐琅质进行腐蚀，使牙齿发生脱钙、坏掉而造成的。一般来说，奶水对乳牙的损害程度与吃奶次数的频度、每次吃奶时间的长短及持续不良哺喂习惯的时间成正比。因此，尽量不要让宝宝养成睡前吃奶的习惯。如果一时难以纠正，可用温开水替代，但同时也要注意纠正。当宝宝长到能够自己抱着奶瓶喝奶时，尽量让宝宝在20分钟之内喝完，不要养成边喝边玩的习惯，以免喝奶时间过长，增加牙齿受腐蚀的时间。

6. 带宝宝做一次口腔检查

在宝宝出生6个月或长出2个下切牙时，应该做第一次口腔检查。一般来讲，0~5岁时最好每隔2~3个月检查一次。6~12岁时最好每隔半年检查一次，12岁以上最好每年检查一次，请医生仔细检查孩子的牙齿有无龋齿或生长错乱的现象，以便及早发现问题，采取必要的预防和治疗疾病的措施。

7. 人工喂养儿开始换Ⅱ段奶粉

6~12个月的宝宝应选择蛋白质含量较高的宝宝配方奶粉Ⅱ段。6个月以后，宝宝自母体中带来的先天免疫力会逐渐消失，提高宝宝自身的免疫力刻不容缓。选择配方奶粉时要注意补充β-胡萝卜素，增强宝宝对疾病的抵抗力。

8. 用声音和动作表示大小便

6个月~1岁的宝宝小便减少到一昼夜15次，每次约60毫升。在把宝宝大小便时大人要发出声音，如"嘘"是小便，"嗯"是大便。经常反复练习后，宝宝除了用打滚、发愣、停止活动等方式表示大小便之外，还会加上声音表示，便于大人照料。让宝宝学习自理，先要在便前作出表示，同时要自己控制，等待大人把大小便再排泄。这两方面的要求有时会因宝宝玩得太专注，或者突然来生人等临时干扰偶尔失败。只要平时基本上能与大人配合，都应及时表扬以巩固成绩。

9. 本阶段计划免疫

6个月后，宝宝从母体中带来的免疫力降低了，容易受感染，同时易引起全身性的病变。因此，不要带宝宝去人多的公共场所，还要记住按时接种疫苗。

专家提示

流脑疫苗在多数地区属于季节性疫苗，每年在固定的月份接种。如果因为种种原因未能按时接种，可在第二年相应的月份再进行补种。

★出生第七个月

注射第三针乙肝疫苗和A群流脑疫苗。A群流脑疫苗主要用于6月龄~15周岁的儿童，每年12月6月龄的宝宝需要接种第一针，全程2针，第二针在次年的12月接种。接种后反应比较轻微，偶有短暂低热，局部有压痛感，一般可自行缓解，不用特殊处理。

★出生第八个月

除了逢 5 月要注射乙型脑炎疫苗或逢 1 月注射流脑疫苗之外，本月无特别的预防接种。7 个月以上患有哮喘、先天性心脏病、慢性肾炎、糖尿病的宝宝或体弱的宝宝，家长可以考虑为其接种流感疫苗。但过敏体质，尤其是对鸡蛋过敏的宝宝不宜接种，感冒、发热的宝宝要等病好后再接种。

★出生第九个月

产后 8 个月妈妈泌乳量逐渐减少，基本上都用配方奶粉喂养宝宝并添加辅食。宝宝从母体得到的抗体减少，易感染传染病，故应接种麻疹弱毒疫苗。患过麻疹的宝宝不必接种。正在发热或有活动性结核的宝宝、有过敏史的宝宝（尤其是对鸡蛋过敏）禁用。注射丙种球蛋白的宝宝间隔 1 个月后才可接种。

 10～12 个月的宝宝

 生长发育观察

1. 体格发育

1 岁时体重增至出生时的 3 倍。前囟为 0～1 厘米×1 厘米。牙齿 2～8 颗（下门牙 2～4 颗，上门牙 0～4 颗）。

9 市城区男婴体格发育测量值（1995 年）

年龄组	体重（千克）	身长（厘米）	头围（厘米）	胸围（厘米）
10 月龄	9.65±1.04	74.6±2.6	45.8±1.4	45.5±2.0
11 月龄	9.9±1.04	75.9±2.6	46.1±1.4	45.9±2.0
12 月龄	10.16±1.04	77.3±2.7	46.5±1.3	46.3±1.9

9 市城区女婴体格发育测量值（1995 年）

年龄组	体重（千克）	身长（厘米）	头围（厘米）	胸围（厘米）
10 月龄	9.09±0.99	73.3±2.6	44.8±1.2	44.5±1.8
11 月龄	9.3±1.02	74.6±2.6	45.1±1.2	44.6±1.8
12 月龄	9.52±1.05	75.9±2.8	45.4±1.2	45.2±1.9

2. 感知觉发育

能识别垂直距离，害怕高处和边缘，当发现自己快要从床上掉下来的时候就会停止活动。

3. 运动发育

这个月宝宝已经能够爬得很好，当妈妈把宝宝放在地板上，他会自己开始爬。他用左右手和膝盖交替着爬，把身体的重量放在两膝和一只手上，另一只手可以伸出来拿自己想要的东西，还能从爬的姿势转变为坐的姿势。

这一阶段是学站、学走的关键期，是身体平衡能力、身体与四肢协调能力获得发展的重要时期。能够自己站起来是大动作发展最重要的里程碑之一，因为这显示了腿和躯干的稳定性及力量，而这些都是行走所必需的。从 9 个月开始，宝宝扶着小床或围栏时会自发地抓住栏杆站起来，直到身体完全直立，但还不能从站位坐下，10 月龄时可有意识地从站到坐，并控制身体坐下时不跌倒。宝宝双手扶站时要蹲下用一只手拾物，就只能用一只手扶站，这将为逐渐练习独立站稳做准备。有的宝宝到快 1 岁时能自己站一会儿（2 秒钟以上），早的 10 个月时就能独站，晚的要到 1 岁 3 个月时才会独自站立，90%的宝宝都在这个时间段掌握该技能。

喜欢扶着家具从一处走到另一处（一边移动手一边抬脚横着走），对房间进行探索。如果爸爸、妈妈扶着宝宝的双手，给予一定的鼓励，宝宝会努力做出交替迈出双腿向前走的动作。10 月龄时可用双手扶着栏杆，一边移动手一边抬起脚在围栏里横着走 3 步以上。11 月龄时可独站片刻。

能有意识地模仿父母敲击积木（双手合到中间，用一块积木击打另一块积木，而不是偶尔将两块积木碰到一起）。能从杯子里取出积木，还能将积木拿起投放到杯子中。喜欢双手拍掌。手眼协调又有长进：能打开用纸张包裹的玩具；会用手剥开食物包装袋，从中取到食物；会从图形板上取出图形块，还会将图形块放回去。用拇指和食指的指端捏起小东西的动作已经比较熟练、迅速，如果将小药片等放在桌面上，宝宝会伸手去抓，一两次就能抓到。如果将绳子放在宝宝能抓到的桌面上，他也能用拇指和食指的侧面很快地把绳子捏起来。快满周岁时会将硬币投入钱罐的小缝隙中。会拿蜡笔乱画。喜欢推、拉或者扔东西，喜欢开关橱柜的门。

4. 语言发育

从出生后第十个月起，宝宝的理解能力突飞猛进，大人对他说的话几乎都能听懂。虽然他的语言表达能力还比较有限，不会说太多的话，但是在父母的眼里他已经越来越有思想了。开始进入学话萌芽期，经常会发出一连串看似毫无意义的元音，很快这些音节将变成独立而有意义的词。有的宝宝会有意识地称呼爸爸或妈妈，这会使家长十分欣慰。会用固定的单音节称呼一些东西，如"汪"是狗，"咩"是羊等。如果自己家的孩子还未学会也不必着急，因为出生后 14 个月之内学会都算正常。有的宝宝还喜欢模仿大人的咳嗽声和打喷嚏声。

明显表现出听故事书的兴趣，在接下来的几周或几个月里宝宝会一直保持这种兴趣。妈妈应该每天抽出一定的时间给宝宝讲故事，这对宝宝的语言和情感发展很有帮助。不少宝宝会竖起食指表示自己 1 岁了。

5. 心理发育

9 个月之后，宝宝进入新异性探索阶段，对一些已经熟悉的事物不再那么感兴趣，而是对一些新异事物和现象表现出明显的喜好和兴趣。父母要注意保护宝宝的好奇心，尽可能为宝宝创设丰富多彩的环境，给予其更多的新异刺激，让宝宝的好奇心获得进一步发展。

1 岁左右的宝宝处于空间知觉和时间知觉的萌芽阶段，能意识到客观物体永存的概念，但对客观物体之间的空间关系尚不理解。开始理解大和小。可以学认第一种颜色——红色。可以跟着背数 1~3 或 1~5。能留心家人的谈话至少 1 分钟而不会被其他声音干扰。

1. 进入断奶过渡期

宝宝9~10个月时已长出门牙，肠胃中消化各类食物的酶分泌已大大增加，消化其他食物的能力大有提高。随着开始直立并学习行走和说话，身体的活动量也大增，对营养的需求也就更多，而此时母乳分泌已不足以应付宝宝身体迅猛生长的需要，其中易缺乏的钙、磷、铁和维生素也会影响宝宝的进一步成长，所以该考虑给宝宝断奶了。断奶的准备可从以下几方面入手。

★逐步以辅食代替母乳

断奶不要太突然，9~10个月可作为过渡期，逐步给宝宝添加更多的辅食，让他适应更多品种的辅食。适当减少母乳喂养量和次数，以辅食补足量。可通过辅食浓度、稠度的增加而延长间隔时间，争取过渡到一日三餐两点的进餐模式，三餐以辅食为主，中间以母乳或点心作辅助。10个月后可增加一次米粉糊喂养，并可在米粉糊中加入一些碎肉末、鱼肉末、胡萝卜泥等，也可适当喂小半碗烂面条。配方奶上午、下午可各喂一奶瓶，此时的母乳营养已渐渐不足，可适当减少几次母乳喂养（如上午、下午各减1次），以后随月龄的增加渐次减少母乳喂养次数。当辅食已占据主导地位、宝宝逐渐不再依恋母乳时，也就是在1周岁左右时是断奶的最好时机。

★争取自然过渡

妈妈尽量少出现在宝宝面前，争取让其他家人或保姆喂宝宝辅食，宝宝会渐渐淡忘母乳。有些妈妈安排得好可以自然过渡到断奶，宝宝在断奶前已不那么依恋母乳，母乳也在逐步减少的哺喂过程中减少了分泌量，并可以自然过渡到回乳、无乳阶段。断奶最好不要选择过于炎热的夏天或宝宝生病时，否则宝宝的身体会出现不适应，加上有些宝宝因断奶而消耗性地大哭，对健康会更不利。

2. 本阶段可以添加的辅食

10个月以后，宝宝的舌头不仅能够前后、上下运动，而且能够左右运动，可以将较大的食物用前牙咬住并推到牙床磨碎。这个阶段35%~40%的营养来自母乳，60%~65%的营养可从其他食物中获取。每天的喂奶次数可以减少1~2次，而添加辅食的次数则可以增加到3次。辅食的种类更丰富，新添加了烂饭、饺子等带馅的食物。辅食的性状也发生了变化，从菜末、肉末变成了碎菜、碎肉。

谷物类	蔬菜水果类	鱼/肉/蛋类	奶类	辅食添加次数
米粉、米粥 烂面条、烂饭 面包、馒头、饺子等带馅的食物	食物 果汁 菜汁 碎菜 水果	肉末、碎肉：1次/日 鱼、虾：2~3次/周 全蛋：1个/日 肝泥：1~3次/周	120毫升~240毫升/次， 每日3~4次	3次/日

3. 让宝宝学习自己吃饭

10~12个月的宝宝已经可以享受固体食物了，能够用手拿起切成小块儿的水果、蔬菜，并且非常渴望能够自己拿着吃，甚至试图使用勺子。父母应该抓住这个时机，让宝宝学习自己吃饭。刚开始他肯定会弄得一身一脸满地都是，可以事先给宝宝穿好围裙，让他坐在宝宝餐桌椅上，下面铺上一些报纸或垫上一块塑料布，以便于饭后打扫。

不要因为怕宝宝吃得满身满地都是而阻止他自己吃的行为，顺应并辅助宝宝的内在要求会使他的某种能力在敏感期内得到迅速发展，当一个敏感期过去后，另一个敏感期会自然到来。研究发现，那些被顺应了需求的宝宝在1岁时已经能很好地自己用勺吃饭了，同时发展起来的不只是自理能力，还有手眼协调性和自信心。

还可让宝宝同大人一起吃饭。把宝宝的餐桌椅放在大人饭桌的旁边，让宝宝同大人一起在桌上用餐。宝宝坐在妈妈身边，自己拿勺吃1~2勺，妈妈也帮着喂几勺。宝宝喜欢尝大人的菜，尝到各种味道，有时大人评论这道菜很"鲜""咸了一点""放点儿醋更好""要加些酱油"等，宝宝一面品尝一面理解大人的话。单给宝宝喂饭时宝宝躲避，或者不爱吃，但是和大人一起吃饭胃口就变好了，因为大家在吃饭时都很高兴，各种菜都摆开，味道较多。宝宝不愿意吃单为他准备的东西，大人吃饭时他要抢筷子，要尝大人的食物。和大人同桌吃饭可以使宝宝得到满足，对词汇的理解能力也能得到较快的提高。

4. 训练宝宝按时坐盆

9个月的宝宝已经能单独稳坐，因此从9个月开始，可根据宝宝大便的习惯，训练他定时坐便盆大便。大人应在旁边扶持，并发出"嗯—嗯"的声音，帮助宝宝排便。便盆周围要注意清洁，每次必须洗净；冬天注意便盆不宜太凉，以免刺激宝宝，抑制大小便排出；也不要把便盆放在黑暗偏僻的角落里，以免宝宝害怕不安而拒绝坐便盆。此外，要注意别给宝宝养成在便盆上喂食和玩耍的不良习惯，对宝宝不好的行为要明确地表示禁止，好的行为要加以鼓励。

5. 让宝宝学习配合穿衣服

这个阶段，宝宝在动作方面有了长足的进步，开始在吃饭和穿衣等自我照顾方面表现出一些独立意识。在心情好的时候，家人帮宝宝穿衣服时，宝宝会有一些肢体配合，表现为伸出脚穿鞋，将胳膊伸直或伸进袖子里，不久便会自己将腿伸入裤子内。

有些宝宝不主动配合穿衣服，仍然等着大人给穿，用布娃娃示范可使宝宝学得更有兴趣。妈妈说："宝宝，你看娃娃真懒，不会自己穿衣服。你做给它看，让它向你学习。"宝宝很乐意当娃娃的老师，他会努力做给娃娃看，从而学会了主动伸手穿衣和主动伸腿穿裤。宝宝做好了要让他坚持下去，每次穿衣服时把娃娃放在前面，让娃娃看着宝宝怎样穿，他会越来越熟练地自己穿上两只袖子。宝宝暂时还不会系扣，待2岁半前后会慢慢学会。

让宝宝自己用手脱去鞋袜，而不是用脚将鞋袜蹬掉。用手去脱可以将鞋袜放好，用脚蹬掉的鞋袜就难以找回来。宝宝能够坐在地上或小椅子上先将鞋脱去，然后把袜子脱去，把袜子塞进鞋里，把鞋放在平时放鞋的地方，然后再坐下来玩，养成把东西放在固定地方的习惯。宝宝越早学习自理就越能干。

6. 确保宝宝的居家安全

现在，宝宝的活动能力更强了，他的好奇心会让他对那些以前未曾探索过的新领域更加感兴趣，比如储物间、抽屉、橱柜等完全属于大人的"领地"。宝宝会觉得打开任何一扇门、一个抽屉，将里面的东西拿出来玩是一件让他非常高兴的事情。因此，需要重新对家居安全进行一次检查。

★防止摔伤

● 对于蹒跚学步的宝宝来说，家中的实木地板或普通地砖随时有意外滑倒的危险。因此，家中的实木地板或普通地砖应铺装防滑地垫；地板打蜡后或地砖湿滑时要特别注意看护宝宝。地面上的水渍或凹凸杂物应及时清理干净。

● 因为宝宝很快就能够利用室内的凳子爬到高处，那些以前宝宝根本不可能够到的地方都有可能成为危险地带。移开靠窗户放置的桌、椅、沙发等家具，防止宝宝借助这些家具爬上窗台。

● 窗户应该设安全锁或防护栏，防止宝宝爬上窗台后自己打开窗户，从窗户或阳台跌落、摔伤甚至死亡。

● 如果宝宝爬上了沙发，大人要时刻看护。沙发垫的夹缝中不要残留有碎屑、针线、硬物、剪刀等危险物品，以免宝宝活动时被扎到。

● 玩具尽可能放在地板上，减少宝宝因为攀爬拿玩具而引发的危险。

● 浴室如果有窗户，要确定下面没有攀爬物，在通风的同时保证宝宝的安全。

★防止烫伤

● 有暖气的家庭要用毛巾盖好，或者隐藏到家具后面，用游戏的方式让宝宝从小就知道暖气热，不能摸，同时避免撞伤。

● 可以购买那种饮水龙头处带门的饮水机，用儿童锁将水龙头锁住。

● 成人喝热饮的时候要时刻注意宝宝的动向，防止他撞过来被烫伤。

● 热水器最好有自动调温器，浴霸要安装在宝宝够不到的地方，防止烫伤危险的发生。

● 不要让宝宝进入厨房玩耍，更不能在加热食物或烧水时把宝宝单独留在厨房中。

● 不要让宝宝靠近点着火的炉灶，更不能抱着宝宝在厨房里做饭菜。

● 炉灶上的锅暂时不用时，锅柄要向里放。

★防止夹伤

● 这个阶段，宝宝喜欢开门、关门，或者打开柜门、抽屉翻看，如果屋门关上时或柜门、抽屉弹回时都有可能夹伤宝宝的手指。另外，如果屋门无意中被宝宝从里面反锁上又打不开时还可能发生其他意外情况。因此，家里的内屋门最好不要上锁，可加装防撞安全门卡。可能打开的抽屉、柜子内不要放置家居化学清洁剂、杀毒剂、药品、剪刀、打火机、玻璃器皿等危险品，抽屉、柜门可加装保护锁。

可以为宝宝腾空一个抽屉或者橱柜，让他可以藏自己的玩具，宝宝会很高兴地在这个抽屉或橱柜前玩很长时间。这样，妈妈就可以一边做家务一边看着宝宝，就不会出现安全隐患了。

★防止窒息

• 衣橱衣柜要随手锁上，防止宝宝躲进去，或者不小心把自己关在里面。时刻关注宝宝的情况，一旦发现宝宝突然失踪，赶紧去翻翻衣橱衣柜，以免宝宝误入导致窒息。

• 要定期检查浴室门锁，确保门可以从外面打开，防止宝宝独自进入被反锁在里面。

• 对于蹒跚学步的宝宝来说，冲水马桶很神奇，常常喜欢扒着马桶边探头往里看，很容易一头栽倒在马桶中。因此，家中的卫生间最好随手关门，不要让宝宝单独在里面玩耍。抽水马桶要盖好盖，必要时加装保护锁，以免宝宝跌入。

• 在任何时候，都不要把宝宝独自留在有水的浴缸或浴盆内，洗澡后要及时把水排空，宝宝淋浴时也要有人陪伴。

★防止误擦误服

• 所有小电器，如剃刀、吹风机等都要及时收好，避免伤到宝宝。

• 所有的化妆品、清洁用品都要锁到柜子里，防止宝宝误擦误服。

• 父母尽量不要当着宝宝的面吃药，这个动作宝宝很喜欢模仿，药瓶、药片要放在宝宝够不到的地方。有些儿童的药品，使用了需用力按下才能拧开的瓶盖，这样比较安全。

★其他安全问题

• 经常检查天然气或煤气开关，选择有熄火保护功能的灶具，炉灶开关可加装保护罩。

• 火柴、打火机等要放在宝宝够不到的地方。

• 最好安装煤气或烟雾报警器，并准备家用灭火器。

• 厨用刀具、热容器等要放在橱柜中宝宝拿不到的地方。

• 厨房小电器不用时要及时切断电源，不要让宝宝接触到电源开关。

7. 本阶段计划免疫

★出生第十个月

注射第二针A群流脑疫苗。

★出生第十二个月

除非遇到5月注射乙型脑炎疫苗、12月至1月注射A群流脑疫苗，否则在周岁时没有特殊预防注射。

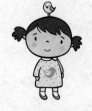